ディサースリア
臨床標準テキスト

西尾正輝 著

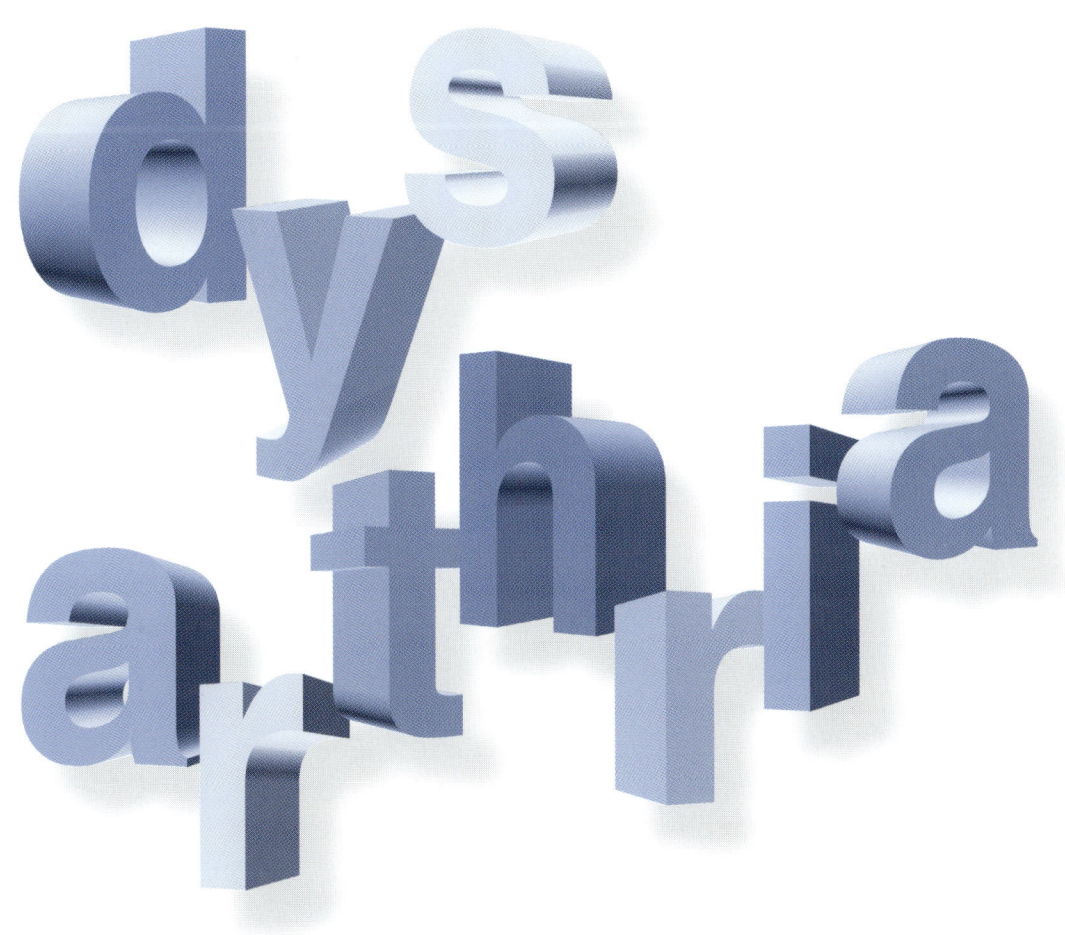

医歯薬出版株式会社

執筆者

西尾 正輝（新潟医療福祉大学 医療技術学部 言語聴覚学科 准教授）

This book was originally published in Japanese under the title of :

DISĀSURIA RINSYŌHYŌJUNTEKISUTO

(Standard Textbook in Clinical Dysarthria)

NISHIO, Masaki
　Associate Professor,
　Department of Speech, Language and Hearing Sciences,
　Niigata University of Health and Welfare

©2007 1st ed.

ISHIYAKU PUBLISHERS, INC.
　7-10, Honkomagome 1 chome, Bunkyo-ku,
　Tokyo 113-8612, Japan

推薦のことば

　まず書名にもなっている用語「ディサースリア」について述べなければならない．従来，dysarthria は，神経・筋疾患による構音器官の運動麻痺によって生じる発音の障害と定義され，運動障害性構音障害と邦訳されており，多くの成書ではその用語が用いられてきた．しかし，本書において著者は，さらに広い概念として超文節的特徴であるプロソディや呼吸・発声の障害も含め，従来の用語と区別する意味で，あえて邦訳をせず，dysarthria の発音に最も近いカタカナ表記として「ディサースリア」という用語を用いている．つまり従来から用いられてきた運動障害性構音障害にプロソディや呼吸・発声の異常を含んだ発話（speech）の障害としてdysarthriaをとらえている．こうした解釈は，Darleyらが1960〜1970年代に提唱したものである．このようなところに著者のこの領域に対する，執念とも言うべき熱意を感じる．本文のなかで，この領域を学ぶ者は「①神経・筋系の病変，②発声発語器官の運動機能障害，③発話の障害」について学ぶべきであると述べている．「発話の障害」のなかには，プロソディの障害，ひいては自然性の異常も含まれることが第5章，第6章で締めくくられている．

　著者の基本的な姿勢は，客観的事実に基づいて臨床方針を決定しようということである．医療の分野でよく言われている Evidence Based Medicine（EBM），Evidence Based Practice（EBP）である．EBPに関して言語病理学の領域で中心的役割を担っているのが，Academy of Neurologic Communication Disorders and Sciences（ANCDS）である．ディサースリアの領域での臨床的ガイドラインの作成を行っており，本書では，それに準拠した標準ディサースリア検査（AMSD）をevidenceの中心にすえている．これからのディサースリアの臨床では標準的なものとして取り上げられるであろう．AMSDについては，2004年に著者の西尾博士が上梓した「標準ディサースリア検査」に詳しく解説されているが，本書の第6章でも，その概要がまとめられている．

　全体を通して，わかりやすい図表が適切に用いられており，加えて文章が，わかりやすい印象を受ける．著者の説得力のある文章力を評価する．

　「よい書物」である条件を私なりにあげてみると，わかりやすいことなどは当然のことであるが，加えて，読者の知識欲を刺激することである．その点，本書は，歴史的事実から最新の考え方まで解説が加えられており，さらに文献が豊富に紹介されていることは特筆されよう．文献を参照しつつ読み進むことによって，読者は知識欲が満足され，将来への学問的展望を得ることができるのである．

　各章の終わりに実力テストが提示されている．著者は教科書として国家試験を念頭においているのだろうが，有資格の言語聴覚士にとっても，自分の知識がどの程度，身についているかを確認するのに有用である．最近の欧米の教科書にはよくみかけるスタイルである．

　これから言語聴覚士を志す学生諸氏にとっても，臨床の場で働いている者にとっても，ディサースリアを理解し，質の高い診療を行うためにぜひ一読を薦めたい．

2007年5月

国際医療福祉大学言語聴覚センター長・教授
東京大学名誉教授

新美 成二

序　文

　本書は書名が表しているとおり，言語聴覚士のためのディサースリア（dysarthria）の標準的な教科書として，また臨床現場で活躍する言語聴覚士の標準的なガイドラインとして活用されることを目的としてまとめた．

　標準的な教科書として今日学際的に認められるには，少なくとも以下の3つの条件が必須であろう．①国際的動向に準拠していること，②エビデンスに依拠していること（科学的で客観的な態度で著されていること），③初学者にも理解しやすく解説されていること，である．しかし，その条件を満たす作業は容易ではなかった．医歯薬出版に本書の出版についてご相談申し上げたのは1999年のことであり，それから今日の刊行までに8年もの歳月を費やしてしまった．しかも，同年にご相談したさいにはすでに本書の原案ができていたにもかかわらず，である．それはなぜかといえば，当時の国内におけるディサースリアの学問的ならびに臨床的状況が，国際的動向からあまりにも遠くかけ離れた水準にあったからである．こうした時代的背景を鑑みつつ，本書の意義について考えてみたいと思う．

　ディサースリアの歴史は，「診断の時代」，「治療の時代」，「臨床方針決定の時代」の3期に区分される（Yorkstonら，1999）．第一期である「診断の時代」は，1969年に発表された古典的なDarleyらによるメイヨー・クリニックの報告をもって完結し，1970年代に全盛期を迎えた．1980年代の「治療の時代」に入るとディサースリアの評価ならびに治療技術が進展し，一連の手法が開発された．こうした時代を経て，エビデンスに基づいて臨床方針を決定する今日の「臨床方針決定の時代」に入っている．

　今日の「臨床方針決定の時代」の中心的役割を担っているのは，Academy of Neurologic Communication Disorders and Sciences（ANCDS）である．ANCDSは，コミュニケーション障害のある成人ならびに小児のQOLの向上を目的として，1983年に設立された高度に科学的な学術組織である．今日に至るまで，コミュニケーション障害の領域におけるエビデンスに基づいた臨床の発展に関して，国際的に指導的役割を果たしてきた．ディサースリアの領域においても，YorkstonやDuffyたちが中心となって積極的にevidence based practice（EBP）を推進し，臨床ガイドラインの作成にとりくんできた．

　ところが，国内におけるディサースリアの領域では，残念ながらDarleyらが築いた「診断の時代」でその歩みが滞ってしまった感は否めない．本書を執筆している間にもディサースリアに関するいくつかの専門書が国内で刊行され，総説が著された．しかし，いずれもDarleyらが築いた「診断の時代」を超えるものではなかった．筆者はこれを，「空白の25年間」と呼んでいる．学会でシンポジウムのテーマとしてディサースリアがとりあげられることがあっても，国際的動向にそった討論が展開されることはほとんどなかったように思う．半世紀前の欧米がそうであったように，dysarthriaがなおも「構音障害」として呼ばれ続ける国内の学際的情勢が，その遅滞ぶりを反映していた．このため，国内の言語聴覚士の多くは，1980年以降に米国を中心として発展し体系化された臨床的技術について教育を受ける機会も乏しいまま，古典的なアプローチを臨床の場で施行してきたというのが実態ではないだろうか．

国内には推定で約65〜70万人前後のディサースリア例が存在し（西尾，2006），失語症例と比較してその事例数がはるかに多いと推察するのが近年の傾向である（Duffy, 2005）．そのなかにはパーキンソン病例のように，言語治療を受けることで高い効果を期待することができるにもかかわらず，実際にはほとんど受けていない疾患群が複数存在する．脳卒中後のディサースリア例で言語治療を受けている事例は少なくないようだが，国内で行われている言語治療のレベルは，やや古典的であり，最新レベルに達してはいないというのが現状と思われる．国際的にはエビデンスに基づいて，新しい科学的なスタイルで的確にリハビリテーションを施行すると，ディサースリアという障害はほとんどすべてのタイプである程度の言語の治療効果が得られることが実証されつつある時代を迎えているだけに，このような国内の実態は非常に遺憾であった．

こうしたなかで，筆者は時が熟するのを冷静に見守ってきた．1999年当時，筆者がYorkstonたちを中心とする米国の進展状況について熱意をもって語っても，ディサースリアが「構音障害ではない」ことを説いても，国内では広く理解を得ることは難しかった．また当時はANCDSにおけるディサースリア部門のガイドライン化の作業は緒についたばかりで，今日のようにその成果が形となっていなかった．さらに何よりも，海外からの借り物ではなく，自分たちの手で日本語を母国語とするディサースリア例を対象とした基礎研究データと臨床研究データをエビデンスとして蓄積して体系化するまでは「標準」と書名に謳える書籍を出すまいと，心に固く誓ってきた．

そして今や，機が熟した．ANCDSの臨床ガイドラインもある程度体系化された．筆者らが過去15年間ほどの間に発表し続けてきた科学的エビデンスもある程度満足できる程度にまで蓄積され，言語治療成績を検討する段階にまで辿りつき（西尾ら，2007），基礎データと臨床データを体系的に整理して扱う局面を迎えた．国内のディサースリアの領域における一般情勢も変動した．ディサースリアは発話障害として正しく理解される時代を迎えつつあり，筆者たちが長年にわたり講演やセミナーで伝え続けてきた多様な言語治療技法が有効であることを臨床の場で実感する言語聴覚士たちの輪は全国的に大きく拡大した．国際的動向に関心を寄せて米国の言語治療セミナーに積極的に参加したり，学会で旺盛に言語治療効果を発表し始めた若手の言語聴覚士たちの成長ぶりは目覚ましい．

冒頭で述べたように，本書は言語聴覚士を目指す学生と現任の言語聴覚士のために著した．より着実に学習を進めることができるように章ごとにそのエッセンスを実力テストとしてまとめたので，読者が自らの知識を確認・再学習するのに活用していただきたい．また，現任の言語聴覚士が基礎から最先端の知識・技法までをわかりやすく学ぶことができるようにも配慮した．とくに第7章の「ディサースリアの言語治療」には多くのページを割き，多種多様な言語治療手技について具体的に解説した．治療手技の解説にさいしては，基本的にはANCDSから発表されている臨床ガイドラインに依拠するとともに，筆者らが日本ディサースリア臨床研究会の協力を得て行ったディサースリアの言語治療効果にかかわる研究から得たエビデンスに基づいた．

また，学生や諸種のセミナーや講習会などで出会った現任の言語聴覚士の方から寄せられた多くの要望に対して，本書をもって応えるように努めた．たとえば，「ディサースリアの基礎理論が難しくて苦手意識を拭いきれない」という声はしばしば聞き及ぶものであり，本書の第1章〜第5章でわかりやすく具体的に解説した．「標準ディサースリア検査

（AMSD）の解釈の仕方について教えてほしい」という声もしばしば耳にするものであり，第6章で詳しく解説した．

「空白の25年間」を乗り越えて質の高い言語聴覚士が育成され，そしてそれによりディサースリアのある人が国内のどこの施設でも一定水準のリハビリテーションを受けることができるために，本書がわずかでも寄与することができれば，筆者としてはこれほど嬉しいことはない．

最後に，本書の完成を長年にわたり待ち続けて出版にまで導いて下さった医歯薬出版の担当者に心よりお礼申し上げます．

2007年5月

西尾　正輝

目　次

推薦のことば ……………………………………………（新美 成二）● III
序　文 ……………………………………………………（西尾 正輝）● IV

第1章　ディサースリアとは何か

1 コミュニケーション障害とディサースリア …………………………… 1
2 ディサースリアの定義 ………………………………………………… 2
3 ディサースリアの障害構造 …………………………………………… 3
4 臨床的プロフィールの特徴 …………………………………………… 4
　●文　献 ……… 5　　●実力テスト ………… 6

第2章　ディサースリアの基礎理解

1 発症時の年齢 …………………………………………………………… 9
2 発現率と患者数 ………………………………………………………… 9
　　1）発現率…9　　2）患者数…10
3 タイプ分類 ……………………………………………………………… 11
4 原因疾患 ………………………………………………………………… 14
5 運動系における障害される部位 ……………………………………… 14
6 発声発語器官の運動機能障害 ………………………………………… 16
　　1）運動麻痺…16　　2）筋力低下…17　　3）痙性…17　　4）弛緩性…17
　　5）運動失調症…17　　6）筋固縮…17　　7）不随意運動…17　　8）筋萎縮…18
7 聴覚的な発話特徴 ……………………………………………………… 18
　　1）呼吸・発声機能…18　　2）鼻咽腔閉鎖機能…19　　3）口腔構音機能…20
　　4）プロソディー機能…20　　5）呼吸・発声機能…21　　6）鼻咽腔閉鎖機能…21
　　7）口腔構音機能…21　　8）プロソディー機能…22
8 臨床経過 ………………………………………………………………… 22
9 社会復帰状況 …………………………………………………………… 22
　●文　献 ……… 23　　●実力テスト ………… 25

VIII　目　次

第3章　運動系の基礎理解

1. 運動系の概要 …………………………………… 29
2. 錐体路系 ………………………………………… 30
3. 錐体外路系 ……………………………………… 32
4. 小脳系 …………………………………………… 32
5. 下位運動ニューロン …………………………… 33
6. 筋（骨）系 ……………………………………… 35
   - ●文　献 ……… 36　●実力テスト ………… 37

第4章　運動系の障害

1. 錐体路系の障害 ………………………………… 41
2. 錐体外路系の障害 ……………………………… 43
   1）運動低下…44　2）運動過多…46
3. 小脳系の障害 …………………………………… 48
4. 下位運動ニューロンの障害 …………………… 49
5. 筋の障害 ………………………………………… 51
6. 脊髄損傷 ………………………………………… 51
   - ●文　献 ……… 51　●実力テスト ………… 52

第5章　タイプごとの病態特徴と重症度

1. 弛緩性ディサースリア ………………………… 57
   1）運動系の損傷部位…57　2）原因疾患…57
   3）発声発語器官の運動機能障害…57　4）聴覚的な発話特徴と重症度…64
2. 痙性ディサースリア …………………………… 64
   1）運動系の損傷部位…64　2）原因疾患…64
   3）発声発語器官の運動機能障害…64　4）聴覚的な発話特徴と重症度…65
3. 失調性ディサースリア ………………………… 65
   1）運動系の損傷部位…65　2）原因疾患…65
   3）発声発語器官の運動機能障害…65　4）聴覚的な発話特徴と重症度…66
4. 運動低下性ディサースリア …………………… 67
   1）運動系の損傷部位…67　2）原因疾患…67
   3）発声発語器官の運動機能障害…67　4）聴覚的な発話特徴と重症度…68

5 運動過多性ディサースリア ………………………… 68
1）運動系の損傷部位…68　2）原因疾患…68
3）発声発語器官の運動機能障害…68　4）聴覚的な発話特徴と重症度…69

6 UUMNディサースリア ……………………………… 70
1）運動系の損傷部位…70　2）原因疾患…70
3）発声発語器官の運動機能障害…70　4）聴覚的な発話特徴と重症度…71

7 混合性ディサースリア ……………………………… 71
［筋萎縮性側索硬化症（ALS）］
1）運動系の損傷部位…71　2）発声発語器官の運動機能障害…71
3）聴覚的な発話特徴と重症度…72
［多発性硬化症（MS）］ ……………………………………………… 72
1）運動系の損傷部位…72　2）発声発語器官の運動機能障害…72
3）聴覚的な発話特徴と重症度…72
［ウィルソン病（WD）］ ……………………………………………… 73
1）運動系の損傷部位…73　2）発声発語器官の運動機能障害…73
3）聴覚的な発話特徴…73

8 タイプ間の発話の重症度の比較 ……………………… 73

●文 献 ……… 74　●実力テスト ………… 76

第6章　ディサースリアの評価

1 臨床の流れ ……………………………………………… 81
1）入院から退院までの臨床の流れ…81
2）病期別にみたリハビリテーションの流れ…81

2 ディサースリアにおける評価と検査 ………………… 83

3 言語病理学的鑑別診断 ………………………………… 84
1）失語症との鑑別…84　2）発語失行との鑑別…85

4 ディサースリアの臨床で行う標準的検査の概要 …… 88
1）一般的情報の収集…88　2）発話の検査…90　3）発声発語器官検査…92

5 標準ディサースリア検査結果の解釈の仕方 ………… 98
1）呼吸機能…99　2）発声機能…100　3）鼻咽腔閉鎖機能…101
4）口腔構音機能…102

6 関連スタッフから得る情報 …………………………… 105
1）医師・歯科医師からの情報…106　2）看護師からの情報…106
3）医療ソーシャルワーカーからの情報…106
4）理学療法士・作業療法士からの情報…106　5）管理栄養士からの情報…107

x 目次

7 国際生活機能分類（ICF）に基づいたディサースリアの評価 ……… 107
  1) 国際生活機能分類（ICF）…107　2) ICFに基づいたディサースリアの評価…108
  3) ディサースリアにおけるICFの言語治療への応用…109

8 検査結果のまとめ方 …………………………………………………… 111

● 文　献 ……… 118　　● 実力テスト ……… 120

第7章　ディサースリアの言語治療

1 治療アプローチの分類 ………………………………………………… 125
2 言語治療目標 …………………………………………………………… 126
3 運動療法的アプローチの基本 ………………………………………… 126
  1) 運動の種類…126　2) 筋力増強訓練…127
4 タイプごとの言語治療ガイドライン ………………………………… 129
  1) 脳血管障害に伴う弛緩性ディサースリア…131　2) 脳血管障害に伴う痙性ディサースリア…131　3) 脊髄小脳変性症などに伴う失調性ディサースリア…131
  4) パーキンソン病などに伴う運動低下性ディサースリア…132　5) 脳血管障害に伴うUUMNディサースリア…132　6) ALSに伴う混合性ディサースリア…132
  7) 頭部外傷に伴うディサースリア…132
5 脳卒中後の中枢神経系の再組織化とリハビリテーション ………… 134
6 誤った言語治療 ………………………………………………………… 137
7 呼吸機能へのアプローチ ……………………………………………… 138
  1) 姿勢の調整…140　2) 脊柱・胸郭の関節可動域の拡大訓練…140
  3) 呼吸筋力増強訓練…142　4) 補装的アプローチ（腹帯の活用）…144
  5) 胸腹部の圧迫…144　6) リスク管理…145
8 発声機能へのアプローチ ……………………………………………… 145
  1) 声のハンディキャップ指数（Voice Handicap Index：VHI）…145　2) 声帯内転訓練…145　3) あくび−ため息法…148　4) リー・シルバーマンの音声治療（The Lee Silverman Voice Treatment：LSVT）…149　5) バイオフィードバック法…152
  6) 痙攣性発声障害に伴う運動過多性ディサースリアに対するアプローチ…153
  7) 拡声器の活用…154　8) 電気式人工喉頭の活用…155　9) 発話改善装置の活用…155　10) 有声−無声の調節訓練…156
9 鼻咽腔閉鎖機能 ………………………………………………………… 156
  1) 持続的陽圧呼吸療法（CPAP療法）…157　2) バイオフィードバック法…157
  3) 補装的アプローチ（軟口蓋挙上装置の利用）…159
10 口腔構音機能 …………………………………………………………… 162
  1) 舌の機能的訓練…163　2) 口唇の機能的訓練…165　3) 下顎の機能的訓練…170
  4) 構音訓練…171

11 発話速度の調節法 …………………………………………… 172
1) 概説…172　2) ペーシングボード…174　3) タッピング法とモーラ指折り法…176
4) ポインティング・スピーチ…176　5) フレージング法…177　6) リズミック・キューイング法…177　7) 遅延聴覚フィードバック（delayed auditory feedback：DAF）法…178

12 拡大・代替コミュニケーション・アプローチ ………………… 178
1) 概説…178　2) ジェスチャー…181　3) 筆談…182　4) 絵, シンボル, 文字板, 透明文字板, 日用用語集を用いたコミュニケーション・ノートなど…183
5) VOCA（voice output communication aids：音声出力コミュニケーション・エイド）…188　6) 意思伝達装置と関連機器およびソフトウェア…190　7) 重度ディサースリア例とのコミュニケーションの効果を高めるための技法…198

●文　献 ……… 199　　●実力テスト ……… 203

和文索引 ……………………………………………………………… 209
欧文索引 ……………………………………………………………… 218

第1章 ディサースリアとは何か

1 コミュニケーション障害とディサースリア

　成人の領域における主なコミュニケーション障害として，ディサースリア，失語症，発語失行がある．ディサースリアは，失語症や発語失行とは明確に区別される．この点について理解するために，まず，話しことば（speechの訳語で「発話」ともいう）がつくられる過程について考えてみよう．**図1-1**に，発話の生成過程の模式図を示し，同時に各コミュニケーション障害との対応関係についても示した．

　まず，相手に伝えようとする情報内容を概念化する認知過程がある．認知過程は，国内では思考過程と呼ばれることもある．この過程の障害に相当するものが認知症である．

　概念として形成された抽象的な伝達内容は，一定の言語学的規則に従って言語形式に組み立てられる．これは言語という特殊な符号（記号）体系に組み立てられる言語学的符号化の過程であり，大脳の高次神経系（言語中枢）の活動によって営まれる．この過程の障害に相当するものが，失語症である．

　次に，発話のなかでも構音運動を企画する過程があると考えられている．この過程の障害に相当するものが，発語失行である．この用語ならびに概念は，ダーレィ[2,3]によって米国言語聴覚

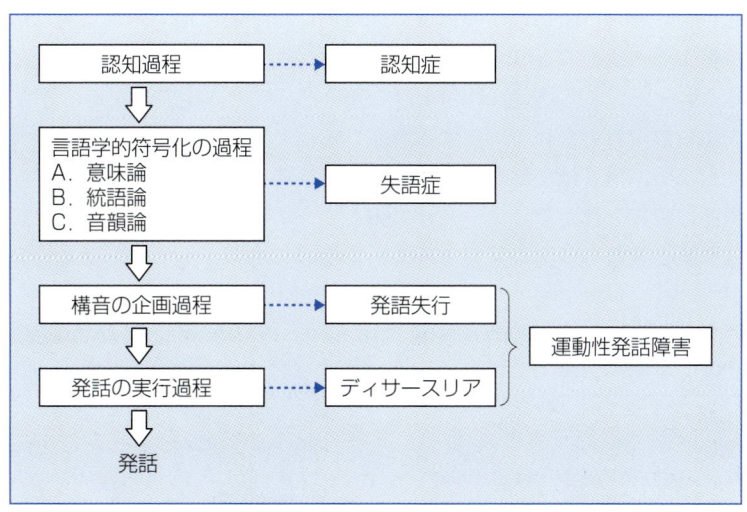

図1-1　発話の生成過程の模式図（左）と各障害との対応関係
　　　　8, 10) を参考として作成

協会(ASHA)にて発表されたものである．構音運動の企画が営まれている部位として，大脳皮質のなかでも運動前野(中心前回下部)が重視されている．

最後に，話しことばとして意図を表出するために，大脳皮質の運動野から運動指令が発せられ，中枢および末梢の運動性伝導路を経て発声発語器官を構成する各器官(呼吸器系，喉頭，鼻咽腔，口腔構音器官*)に伝達される．各器官は，運動指令に従って複雑・精緻な働きによって協調的に活動する．この過程は，発話の実行過程と呼ばれる．この過程の障害に相当するものがディサースリアである．

ディサースリアと発語失行を併せて，運動性発話障害(motor speech disorders：MSDs)という．また，構音の企画過程と発話の実行過程をあわせて，生理学的過程ともいう．失語症が言語(language)の障害であるのに対して，発語失行とディサースリアは発話(speech)の障害である．

* ：口腔構音器官(oral articulator)とは口腔内に存在する構音器官という意味であり，具体的には舌，口唇，下顎のことをさす．これらにかかわる機能のことを口腔構音機能という．

2 ディサースリアの定義

ディサースリア(dysarthria)とは，「神経・筋系の病変に起因する発声発語器官の運動機能障害による発話(speech)の障害」と定義される[2]．これはダーレィら[6]の定義を簡潔に表記したものである．他の発話ないし構音の異常との関係において，①心因性によるもの，②発声発語器官の構造的異常に起因するもの，③吃音，はいずれもディサースリアに含まれないことに注意しよう．

ディサースリアは，かつては構音器官のレベルで生じる構音の障害と定義された．しかし1960年代に入った頃から次第に発声発語器官全体の，あるいはいずれかのレベルで生じる発話の障害として拡大して解釈されるようになり，国際的に見解の一致が得られるに至った．この点で，ダーレィら[4〜6]は大きな功績を残した．

国内ではディサースリアに関する基礎的理解，評価技術，治療技術が大きく遅れた．その結果，なおも一部ではディサースリアが「構音障害」と呼ばれ，表1-1のような古典的分類に従い解釈されてきた．しかし，今日言語病理学の領域で国際的に標準的に用いられる発話障害の分類体系をまとめると，表1-2のように示すことができる．

国内では，ディサースリアを「構音障害」と呼びながらも，その定義のなかに呼吸，発声，共鳴・構音，プロソディーの障害も含める，とする者がいる．しかしこれは，構音という用語の誤用以外のなにものでもない．構音は発話を構成する一連の構成要素のなかの一つにすぎない．構音の側面だけが選択的に障害されたディサースリア例というのは実際には希であり，ほとんどのディサースリア例は発話の複数の側面が障害されているものである．さらに，運動性発話障害とディ

表1-1　国内で用いられてきた古典的な構音障害の分類

- 1)器質性構音障害
- 2)機能性構音障害
- 3)運動障害性(麻痺性)構音障害(dysarthria)

表1-2　今日国際的に標準的な発話障害の分類体系

1. 機能性構音障害(音韻障害)
2. 器質性構音障害
3. 運動性発話障害(motor speech disorders)
    1)ディサースリア(dysarthria)
    2)発語失行
4. 吃音
5. 音声障害

サースリアを同一視する基本的誤解も散見される．

　ディサースリアは，ほかの言語もしくは音声言語の障害を合併することもあるし，単独で発現することもある．

　なお，ディサースリアのなかでも，最も重度の発話不能の状態のことをさして，アナースリア（anarthria）という[1, 7, 9, 10]．しかしアナースリアを失行という枠でとらえる見解も存在し，構音失行もしくは失構音と呼ばれ，純粋語亜あるいは発語失行と同義で用いられることもある．

3 ディサースリアの障害構造

　図1-2に，ディサースリアの障害構造について示した．すなわち，ディサースリアは神経・筋系の病変に起因して発声発語器官の運動機能障害が生じ，これによって発話の障害が出現する．根本的な原因となる神経・筋系の病変は，脳血管障害，パーキンソン病，脊髄小脳変性症などの神経変性疾患のほか，多様である．先天性ディサースリアと後天性ディサースリアに分けられる[7, 11]．こうした病変によって中枢神経系，末梢神経系，筋系から成る運動系のいずれか，あるいは複数が損傷される．

　神経・筋系の病変に起因して，運動麻痺，異常筋緊張，筋力低下，協調運動障害，不随意運動などの運動機能障害が発声発語器官に認められる．これらの運動機能障害は，しばしば発声発語器官を構成する複数の器官に認められる．すべての器官に障害が及ぶこともある．

　さらにこうした機能障害により，様々な発話の障害がみられる．呼吸・発声機能に関しては，発話の短いとぎれ，声量の低下，嗄声（させい），声の高さの異常，声のふるえなどがみられる．鼻咽腔閉鎖機能に関しては主に開鼻声が，口腔構音機能に関しては主に構音の歪みがみられる．プロソディー機能に関しては，発話速度の異常，発話速度の変動，音の繰り返し，声の大きさの単調性，声の高さの単調性，声の大きさの過度の変動などがみられる．

　神経・筋系の病変に起因して発声発語器官の運動機能障害を認めても，発話の障害が生じなければディサースリアの存在は否定される．たとえば脳血管障害に起因して舌と顔面に一側性の運動麻痺が生じても，発話が正常であれば，ディサースリアは否定される．

　また，発声発語器官に運動機能障害が生じ，これによって発話の障害が出現しても，根本的な原因が神経・筋系の病変によるものでなければ，ディサースリアの存在は否定される．たとえば，先天的な構造もしくは形態的な異常に起因して鼻咽腔閉鎖不全が生じて開鼻声を特徴とする発話障害を呈しても，ディサースリアと分類しない．

　図1-3-a～cに，脳血管障害，パーキンソン病，脊髄小脳変性症に起因するディサースリアの障害構造の典型例を示した．脳血管障害に起因して舌と顔面に運動麻痺が生じ，その結果として構音の歪みとプロソディーの異常を認める，というディサースリア例は非常に多い．パーキンソン病が進行すると，これに起因して連続的な発話運動時に発声発語器官の運動範囲が全体的に狭小化し（制限され），その結果として構音が歪み，声量が低下し，発話速度（構音速度）が異常に速くなり，嗄声を認めるようになる，というディサースリア例は少なくない．オリーブ橋小脳萎縮症などの脊髄小脳変性症が進行すると，これに起因して連続的な発話運動時に発声発語器官の運動が不規則で変動的となり，いわゆる断綴性（だんてつ）発話と呼ばれる特有の異常発話症状を呈するようになる．

　以上から，読者はディサースリアについて学ぶということは，①神経・筋系の病変，②発声発語器官の運動機能障害，③発話の障害について，学ぶことが重要であるということがわかる

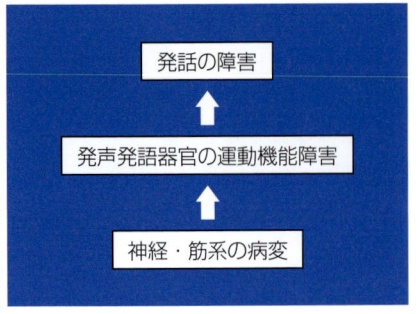

図1-2 ディサースリアの障害構造

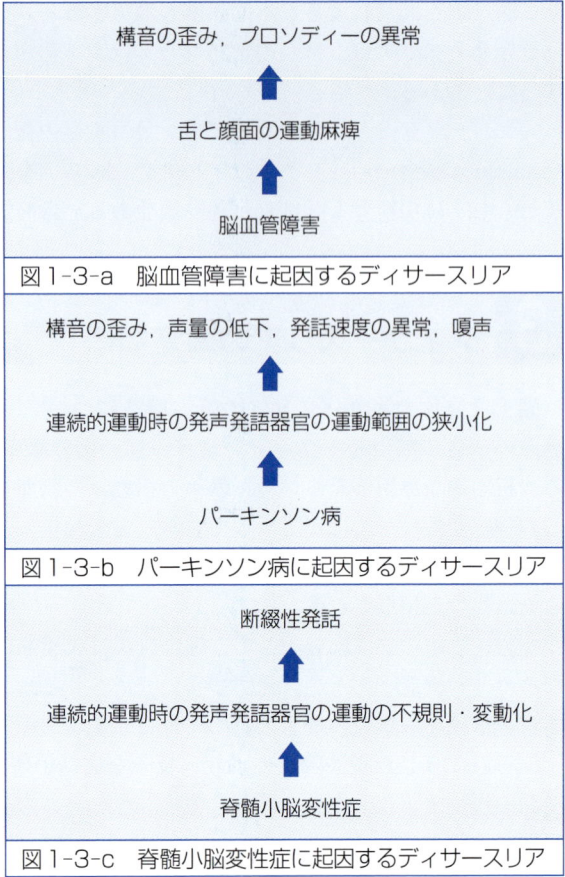

図1-3 ディサースリア障害構造の例

だろう．

臨床的プロフィールの特徴

　先に，ディサースリアとは運動性伝導路の障害によって発現するものであることを学んだ．この点についてさらに理解を深めるために，**表1-3**にディサースリアと発語失行，失語症の症状を比較して示した．

　もし純粋なディサースリア例であれば，運動性発話（motor speech）の実行の側面だけが，選択的に障害される．換言すると，発声発語器官における筋活動の側面の選択的障害といえる．言語（language）の機能は良好であるため，聴覚的理解，読字，書字のいずれの言語モダリティにも問題はみられない．したがって，正常に相手が話している伝達内容を聞いて理解したり，正常に文書を読んで理解することができる．上肢に障害がなければ，正常に伝達内容を書いて相手に伝えることができる．

　運動性発話というのは，発話の生成過程のなかでも，運動性伝導路を用いて発話運動を随意的に制御する生理学的レベルの機能のことをいう．初心者は，運動性発話と，言語学的レベルにおける符号化の過程を意味する「発話」との違いを理解しておこう．運動系については，第4章で学ぶ．

表1-3 ディサースリア，発語失行，失語症の症状の比較

		ディサースリア	発語失行	失語症
言語	聴理解	○	○	×
	発話	○	○	×
	読字	○	○	×
	書字	○	○	×
運動性発話	企画	○	×	○
	実行	×	○	○

○は機能が良好に保たれることを示し，×は機能が低下することを示す

　発語失行例であれば，運動性発話のなかでも構音運動を企画する側面だけが選択的に障害される．失語症例であれば言語という記号の体系を操作する機能が障害されるため，自分の考えを的確に言語形式に形成したり耳から入ってくる話しことばの符号を解読することが困難となり，言語モダリティが全体的に障害される．しかし運動性発話の側面に異常は認められない．

　実際にはディサースリアに発語失行や失語症が合併することも少なくないが，ディサースリアにおいて特有に障害される側面と合併症状とを区別して理解しておくことはきわめて大切である．

文　献

1) Darley, F. L., Spriestersbach, D. C.：Diagnostic method in speech pathology, Waveland Press, 1963.
2) Darley, F. L.：Apraxia of speech：107 years of terminological confusion. American Speech and Hearing Association convention, 1968.
3) Darley, F.：The classification of output disturbances in neurologic communication disorders. A presentation at the American Speech and Hearing Association convention, Chicago, 1969 a.
4) Darley, F., Aronson, A., Brown, J.：Clusters of deviant speech dimention in the dysarthrias. *Journal of Speech and Hearing Research*, 12：462〜496, 1969 b.
5) Darley, F., Aronson, A., Brown, J.：Differential diagnostics patterns of dysarthria. *Journal of Speech and Hearing Research*, 12：246〜269, 1969 c.
6) Darley, F., Aronson, A., Brown, J.：Motor Speech Disorders. Philadelphia, Saunders, 1975.
7) Duffy, J. R.：Motor Speech Disorders：Substrates, differential diagnosis, and management (2nd ed), Mosby, 2005.
8) Itoh, M., Sasanuma, S.：Articulatory movement in apraxia of speech. Apraxia of speech (J. C. Rosenbeck, M. R. McNeil, and A. E. Aronson (Eds.)), College-Hill Press, 1984, pp135〜165.
9) Love, R. J.：Childhood Motor Speech Disability. Allyn & Bacon, 1992.
10) Morris, D. W. H.：Dictionary of Communucation Disorders (2nd ed), Whurr Publishers, London, 1993．
11) Yorkston, K. M., Beukelman, D. R., Strand, E. A., Bell, K. R.：Mmanagement of motor speech disorders in children and adults. Pro-Ed, 1999（伊藤元信，西尾正輝，監訳：運動性発話障害の臨床―小児から成人まで―．インテルナ出版，2004）．
12) 西尾正輝：標準ディサースリア検査（AMSD）．インテルナ出版，2004．

実力テスト

問題	解答
1 発話の生成過程の模式図を用いて，失語症とディサースリアとの違いについて簡潔に答えなさい．	1 失語症は言語学的符号化の過程の障害であるのに対して，ディサースリアは発話の実行過程の障害である．
2 発話障害に分類されるものには，どのような障害があるか答えなさい．	2 機能性構音障害，器質性構音障害，ディサースリア，発語失行，吃音，音声障害
3 ディサースリアと発語失行との違いについて，発話の生成過程の模式図から簡潔に答えなさい．	3 ディサースリアは発話運動を実行する過程が障害されるのに対して，発語失行は構音運動を企画する過程が障害される．
4 運動性発話障害（motor speech disorders：MSDs）の定義について簡潔に述べなさい．	4 ディサースリアと発語失行を併せて運動性発話障害という．
5 ディサースリアの定義について正確に述べなさい．	5 神経・筋系の病変に起因する発声発語器官の運動機能障害による発話（speech）の障害
6 以下のなかで，ディサースリアに含まれないのはどれか． 　a．心因性による構音障害 　b．発声発語器官の構造的異常に起因する構音障害 　c．吃音 　d．脳性麻痺に伴う発話障害 　e．軟口蓋麻痺に伴う発話障害 　　①a　②a, b　③a, b, c　④b, c, e　⑤d, e	6 ③
7 アナースリア（anarthria）の定義について簡潔に述べなさい．	7 ディサースリアのなかでも，最も重度の発話不能の状態．
8 神経・筋系の病変に起因する発声発語器官の運動機能障害として，どのようなものがあるか5つ答えなさい．	8 運動麻痺，異常筋緊張，筋力低下，協調運動障害，不随意運動
9 ディサースリアにおける呼吸・発声機能にかかわる発話の障害として，どのようなものがあるか答えなさい．	9 発話の短いとぎれ，声量の低下，嗄声，声の高さの異常，声のふるえ
10 ディサースリアにおける鼻咽腔閉鎖機能にかかわる発話の障害として，どのようなものがあるか答えなさい．	10 開鼻声
11 ディサースリアにおける口腔構音機能にかかわる発話の障害として，どのようなものがあるか答えなさい．	11 構音の歪み

12 ディサースリアにおけるプロソディー機能にかかわる発話の障害として、どのようなものがあるか答えなさい．

12 発話速度の異常，発話速度の変動，音の繰り返し，声の大きさの単調性，声の高さの単調性，声の大きさの過度の変動

13 ディサースリア例における言語（language）機能について，以下から正しいものを選択しなさい．
① すべての言語モダリティが障害される
② 符号化の過程が重度に障害される
③ 読字と書字でとくに障害される
④ 書字でのみ障害が生じる
⑤ すべての言語モダリティが良好に保持される

13 ⑤

14 発語失行例における臨床的プロフィールについて，以下から正しいものを選択しなさい．
① 言語（language）機能のすべてのモダリティが障害される
② 言語学的符号化の過程と構音運動の企画の過程が障害される
③ 構音運動の企画の過程と実行過程が障害される
④ 発話の実行過程だけが障害される
⑤ 構音運動の企画の過程だけが障害される

14 ⑤

MEMO

第2章 ディサースリアの基礎理解

1 発症時の年齢

ディサースリアは，年齢にかかわらず発症する．先天的な場合もあるし，後天的な場合もある[6, 21, 27]．

2 発現率と患者数

1）発現率

ダフィ[6]がメイヨー・クリニックの音声言語病理部門で，①1987年～1990年まで，②1993～2001年までの間に後天性コミュニケーション障害と診断された14,269例を対象とした大規模な調査では，運動性発話障害（ディサースリア＋発語失行）が41％と最も出現率が高く，失語症は19％であった（図2-1）．これらの事例のなかで神経原性のコミュニケーション障害と診断された10,444例を抽出してその内訳をみると，ディサースリアが54％と圧倒的に高く半数以上を占め，発語失行は4％，失語症は24％であった（図2-2）．

国内では，東京都老人医療センターに1985～1989年の5年間に入院した221例を対象として

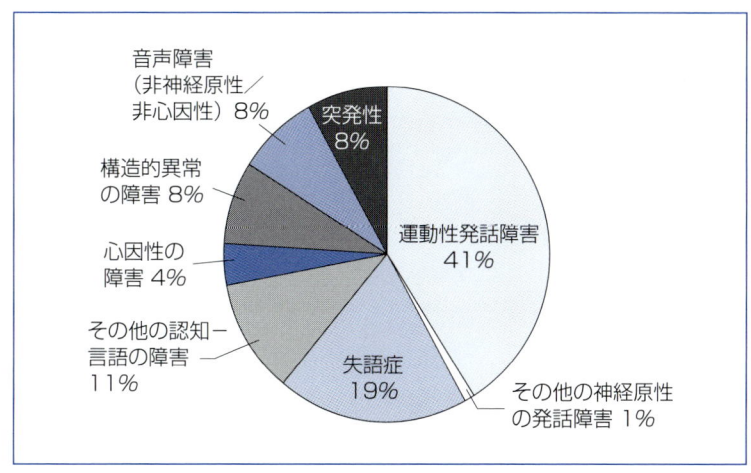

図2-1　メイヨー・クリニックの音声言語病理部門（1987～1990年，および1993～2001年）において後天性コミュニケーション障害と診断された14,269例の内訳[6]

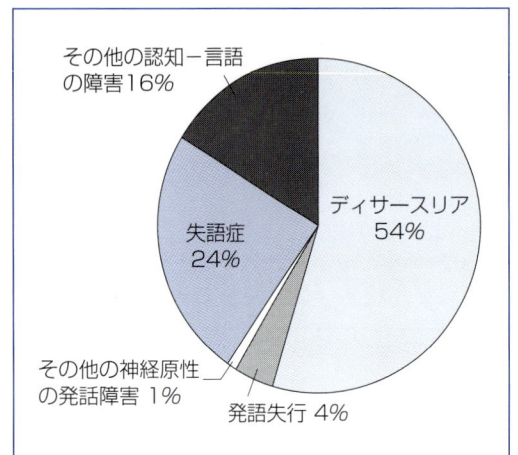

図2-2 メイヨー・クリニックの音声言語病理部門（1987～1990年，および1993～2001年）において後天性の神経原性コミュニケーション障害と診断された10,444例の内訳[6]

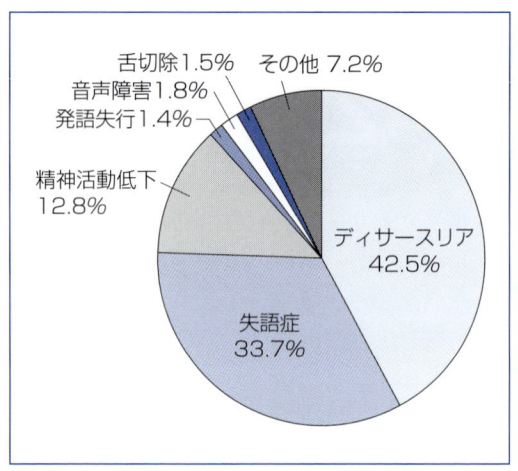

図2-3 西尾らによるディサースリア全国実態調査結果による成人のコミュニケーション障害の内訳[35]
（合併者を含む．N=11,857）

調査した物井の報告[41]によると，高齢者のコミュニケーション障害のなかではディサースリアの出現率がやはり最も高く（65％），次に全般的精神活動低下に伴うコミュニケーション障害（51％），失語症（47％）の順であった．

西尾ら[35]が全国レベルで実施したアンケート調査結果（以下，ディサースリア全国実態調査）では，成人のコミュニケーション障害11,857例のなかで，ディサースリアは42.5％と最も高く，失語症は33.7％であった（**図2-3**）．この結果は，比較的ダフィ[4,6]によるメイヨー・クリニックでの報告結果と類似している．また，ディサースリア例において失語症が合併する割合は16.8％であった．ディサースリア例における性別内訳では，男性が63.9％，女性が36.1％であった．

星ら[39]の急性期の脳血管障害13,760例を対象とした大規模かつ精緻な調査では，脳血管障害におけるディサースリアの発現率は31.4％と高く，失語症の発現率を大きく上回っていた．その他，村上[40]の調査では，成人の脳血管障害1,395例のうちディサースリアは発症初期では43.3％で認め，その後の追跡調査では27.5％で認めたという．

欧米のデータをみると，脳血管障害例におけるディサースリアの発現率は29～71％とバラツキが大きい[10,19,25,26]．

以上のエビデンスから，成人のコミュニケーション障害のなかではディサースリアの発現率が最も高いと判断して良いであろう．

ディサースリアと失語症の合併率についてはその他東京都老人医療センター言語聴覚科にて行われた福迫ら[38]の報告があり，19％とされている．この数値は前述の西尾らのディサースリア全国実態調査結果（17％）と酷似するものである．

性別内訳については，失語症全国実態調査報告[31]では，失語症男性は62.8％，女性37.2％とされ，男性の方が多いとされている．この報告と前述の西尾らの報告を比較すると，ディサースリアと失語症とでは性別の割合にほとんど差がみられないことが示唆される．

2）患者数

脳血管障害例におけるディサースリアの発現率については，前述のように国内では星ら[39]の13,760例を対象とした大規模かつ精緻な調査がある．他方で，厚生労働省編「平成14年患者調査

（全国編）」（以下，全国患者調査）によると，国内の脳血管障害の総患者数＊は，約137万例と報告している．

仮に国内で最も母集団数の多いデータを扱っている星らの報告に基づいてディサースリアの発現率（31.4％）から算出すると，国内には脳血管障害を原因とするディサースリア例だけでも430,180例程度は存在すると推定される．

このようにして，西尾[37]はディサースリアの主要な原因疾患ごとに，ディサースリアの発現率と国内における総患者数を割り出し，国内における患者数を算出している．その結果，国内にはパーキンソン病関連疾患に起因するディサースリア例は約14.1万例，脳性麻痺に起因するディサースリア例は約5.4万例，脊髄小脳変性症（SCD）に起因するディサースリア例は約1.2万人，多発性硬化症に起因するディサースリア例は約0.6万人と推察している．その他に，中枢神経系の新生物（腫瘍），外傷，脳炎，脳症，髄膜炎，染色体異常，脳形成異常，中毒，代謝異常などに起因するディサースリア例などが存在する．

以上の資料を勘案して国内におけるディサースリア例の総患者数を推定すると，65〜70万例前後であろう．1997年の厚生省健康政策局医事課のまとめでは，失語症患者数は33万人と推定しているので，ディサースリア患者数はおよそ失語症の2倍程度とみることができる．この推察は，コミュニケーション障害の発現率について先にみたダフィ[6]（図2-2）の大規模なデータともほぼ一致する．

＊：総患者数とは，「調査日現在において，継続的に医療を受けている者の数」を指す

3 タイプ分類

成人のディサースリアの領域において，1970年代以降，国際的に標準的に用いられてきた分類方法はダーレィら[1〜3]によって確立されたものである．この分類システムは1990年代になって一部変更され，一側性上位運動ニューロン性（UUMN）ディサースリアが加えられ，今日では**表2-1**のように7つのタイプに分類される[4〜8, 11, 12, 16]．ダーレィらによって築かれたこの分類は，表2-1のように運動系における神経解剖学的な損傷部位と対応している[3]．ディサースリアのタイプについて運動系の損傷部位と対応させて分類するこのシステムは，言語病理学の領域全般において広く国際的に支持されてきた[13]．

表2-1　7種のディサースリアのタイプと運動系における損傷される部位との対応関係

ディサースリアのタイプ	運動系における損傷される部位
弛緩性ディサースリア	下位運動ニューロン
痙性ディサースリア	皮質延髄路（両側）
失調性ディサースリア	小脳系
運動低下性ディサースリア	錐体外路系
運動過多性ディサースリア	錐体外路系
UUMNディサースリア	皮質延髄路（一側）
混合性ディサースリア	複数の運動系

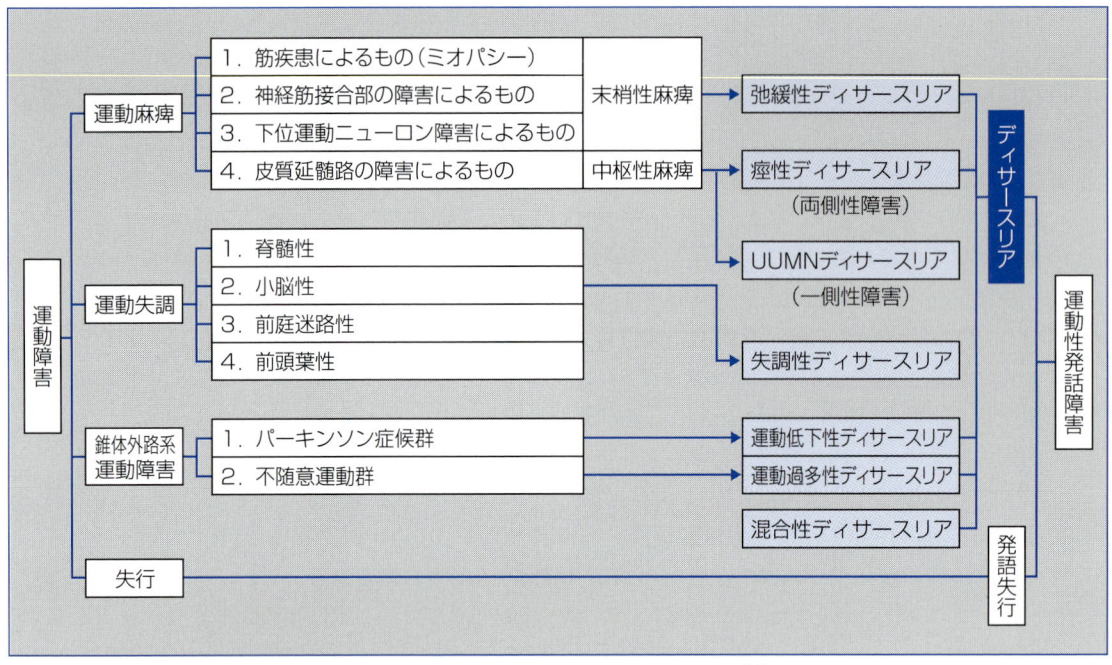

図2-4 運動系における損傷部位とディサースリアのタイプとの対応関係[37]
失行は広義の運動障害に含まれるが，狭義の運動障害に含まれない

　図2-4に，運動系の損傷により生じた各種の運動障害，各運動障害を引き起こす損傷部位ないし医学的診断名とディサースリアのタイプとの対応関係を示した．ディサースリアについて学ぶうえで運動系に関する知識は重要であり，第3と第4章で学ぶことにする．表2-2に，ディサースリアのタイプごとの原因疾患と神経筋機能の病態特徴について整理して示した．
　臨床的にこのタイプ分類を行う手法として，ダーレィらは，熟練した言語臨床家は聴覚的にクライアントの発話特徴からディサースリアのタイプ分類を行うことができると主張した．この聴覚的評価システムは，現在もなお，学際的には標準的なディサースリアのタイプに関する鑑別診断手法とされている[6,9,18,24]．他方で，主観的な聴覚的な発話特徴だけで正確にタイプ分類を行うことが困難であるというデータも提出されてきた[28]．ラドゥロウら[17]，ローゼンベックら[23]，ケント[14,15]も，聴覚的手法だけで鑑別診断を行うことの危険性を端的に指摘している．
　結論として，聴覚的な発話特徴は重要な情報であるが，医学的診断名，画像所見，発声発語器官検査で認められる神経学的所見，など一連の情報を統合的にとらえて，運動系における損傷部位を同定し，鑑別診断を行うのが臨床的に最も妥当な手法といえるだろう．
　なお，小児のディサースリアについては，先天性−後天性という分類以外に，タイプ分類法が定着していない．マードックら[20,21]は，ダーレィらのタイプ分類法を小児のディサースリアにも適応することを提唱している．ダーレィらがタイプ分類にさいして行ったいわゆるメイヨー・クリニックの研究対象には小児では希な疾患（パーキンソン症候群など）が含まれている，といった指摘もなされている．しかし，小児のディサースリアの分類法における適応性を否定するほどの問題はないであろう．

表2-2 ディサースリアのタイプごとの原因疾患と神経筋機能の病態特徴[37]（一部改変）

ディサースリアのタイプ		原因疾患	神経筋機能の病態特徴
弛緩性ディサースリア		ポリオ 脳血管障害 先天性異常 重症筋無力症 ギラン・バレー症候群 球麻痺 筋疾患（多発性筋炎，筋ジストロフィーなど） 外傷	弛緩性麻痺 筋力低下 筋緊張低下 筋萎縮 線維束性収縮
痙性ディサースリア		脳血管障害 腫瘍 脳炎 頭部外傷 仮性球麻痺 痙直型脳性麻痺	痙性麻痺 筋力低下 運動範囲の制限 運動速度の低下
失調性ディサースリア		多系統萎縮症* 脳血管障害 腫瘍 頭部外傷 失調型脳性麻痺 フリードライヒ運動失調症 感染症 中毒性作用（例：アルコール）	不正確な運動 運動速度の低下 筋緊張低下
運動低下性ディサースリア		パーキンソン病 薬物誘発性	運動速度の低下 運動範囲の制限** 運動の休止 無動 固縮 振戦 運動の自発性消失
運動過多性ディサースリア	急速型	舞踏病 ミオクロニー チック 感染症 ジルデラツーレット症候群 バリスム	速い不随意運動 筋緊張の変動
	緩徐型	アテトーゼ 感染症 脳血管障害 脳腫瘍 ジストニー 薬物誘発性 ジスキネジー	回転捻転運動 運動速度の低下 不随意運動 筋緊張亢進
UUMNディサースリア		脳血管障害 腫瘍	痙性麻痺 筋力低下 運動範囲の制限
混合性ディサースリア	痙性-弛緩性	ALS 頭部外傷 脳血管障害	筋力低下 運動速度の低下 運動範囲の制限
	痙性-失調性-運動低下性	ウィルソン病	企図振戦 固縮 痙性 運動速度の低下

ディサースリアのタイプ	原因疾患	神経筋機能の病態特徴
混合性ディサースリア　不定性（痙性−失調性が多い）	多発性硬化症	不定

＊発症から当面の間，オリーブ橋小脳萎縮症では失調性ディサースリアを呈するが，線条体黒質変性症では運動低下性ディサースリアを呈する．しかし，いずれも病変の進行に伴い混合性ディサースリアに移行する傾向にある
＊＊連続的運動では運動範囲が狭小化し制限されるが，単発的運動では運動範囲は制限されない

4 原因疾患

　ディサースリアは多様な原因疾患により中枢あるいは末梢神経系もしくは筋系に損傷が及び，発話運動機能が障害される（表2-2）．まず小児のディサースリアの原因疾患について解説すると，先天性ディサースリアでとくに多い原因疾患は，脳性麻痺（CP）である[21,27]．その他に，ダウン症，メビウス症候群などがある．さらに，筋ジストロフィーやハンチントン病などの遺伝子疾患も先天性ディサースリアに含まれる[21]．小児の後天性ディサースリアの原因疾患としては，頭部外傷，脳腫瘍，脳血管障害，感染性などがある．

　成人のディサースリアの原因疾患には，血管性，外傷性，感染性，腫瘍，代謝性などがある．医学的診断名としては，脳血管障害，パーキンソン病，多発性硬化症，筋萎縮性側索硬化症（ALS）などがディサースリアの原因疾患となる．原因疾患の内訳では脳血管障害が最も多く，次にパーキンソン症候群，脊髄小脳変性症の順で多い[35]．

　成人のディサースリアの原因疾患について失語症と比較すると，脳血管障害によるものが最も多いという点では共通しているが，ディサースリアの原因疾患には多彩な神経変性疾患が含まれるという点で異なる．神経変性疾患というのは，原因が不明なまま神経系のある領域の神経細胞が変性脱落し，それに応じた神経症状を示す疾患の総称である．ディサースリアを引き起こす神経変性疾患について表2-3に示したが，パーキンソン病およびパーキンソン症候群，進行性核上性麻痺，多系統萎縮症，ハンチントン病，筋萎縮性側索硬化症などがある．これらの神経変性疾患は，失語症の原因疾患としては特徴的ではない．

5 運動系における障害される部位

　図2-5は，発話の生成における主要な神経伝導路を示している．発話の生成過程については図1-1で学んだが，ここでは発話の実行過程を中心として示した．この図から，発話の実行過程にかかわる主な神経伝導路は，①大脳皮質の運動中枢（中心前回，運動野，ブロードマンの第4野）と脳幹にある運動性脳神経核とを連絡している経路である皮質延髄路（広義でいう錐体路の一部）と，②運動性脳神経核と発声発語器官を構成している各筋とを連絡している経路である運動性脳神経から成るということがわかる．皮質延髄路というのは，皮質脊髄路と併せて錐体路を形成するものであり，随意運動において重要な役割を果たしている．大脳は左右にあるので，運動中枢である運動野も左右の大脳にある．したがって，大脳皮質と脳幹とを連絡している皮質延髄路もまた左右に一対ある．

表2-3 ディサースリアの原因疾患となる主な神経変性疾患一覧[27]（一部改変）

疾患	病理	神経筋機能の主な病態	医学的治療	ディサースリアのタイプ	ディサースリアの出現頻度
パーキンソン病	基底核におけるドーパミン作動性神経の減損	静止時振戦，固縮，無動，姿勢反射障害，ディサースリア	薬物治療	運動低下性	初期症状としては希であり，病変の進行とともに出現
進行性核上性麻痺	多数の神経構造が関係している	眼筋麻痺，ジストニー，固縮，仮性球麻痺，認知症，ディサースリア	対症療法	痙性，運動低下性，および失調性の混合性	頻発，初期症状の一つである場合もある
シャイ・ドレーガー症候群	多数の神経構造が関係している	固縮，振戦，起立性調節障害によるバランス不良，ディサースリア	対症療法	痙性，運動低下性，および失調性の混合性	頻発
線条体黒質変性症	線条体変性と基底核とのかかわり	固縮，無動，姿勢反射障害，腱反射亢進，ディサースリア	対症療法	痙性，運動低下性，および運動過多性の混合性	頻発，初期症状の一つである場合もある
オリーブ橋小脳萎縮症	小脳，橋，下位オリーブ核および基底核	失調，振戦，固縮，ディサースリア	対症療法	主に失調性だが，運動低下性，痙性，弛緩性が合併して混合性を呈し得る	頻発
ウィルソン病	脳・その他の組織における銅の蓄積	協調運動障害，振戦，ディサースリア，嚥下障害，仮面様顔貌	薬物治療，食事療法	失調性，痙性，および運動低下性の混合性	ほぼすべての症例に出現，初期症状の一つである場合もある
フリードライヒ運動失調症	脊髄・小脳の変性	骨変形および感覚障害を伴う失調，ディサースリア	対症療法	失調性，しかし痙性の場合もある	頻発
ジストニー	錐体外路系の異常	異常な不随意運動・姿勢	対症療法；局所的ボツリヌス菌投与	運動過多性	障害の分布により異なる
ハンチントン病	錐体外路系の異常	舞踏病，認知症および情緒不安定，ディサースリア	対症療法	運動過多性	とくに末期に頻発
筋萎縮性側索硬化症	上位・下位運動ニューロンの変性	筋力低下および痙性ディサースリア	対症療法	痙性・弛緩性の混合性	3割に初期症状として出現，病変の進行とともに頻発
多発性硬化症	白質斑	バランスの異常，感覚障害，不全対麻痺，視神経炎，ディサースリア	再発予防のためのインターフェロン投与	失調性・痙性の混合性	約6割に出現

　列車が走行する線路に例えていうと，運動中枢は「始発駅」にあたり，運動性脳神経核は「乗り換え駅」にあたり，筋は終着駅にあたる．運動中枢から筋に向かう「直行便」はなく，必ず1回は途中で乗り換えなくてはならない．皮質延髄路は上位運動ニューロンに属し，中枢神経系の一部である．脳幹にある運動性脳神経核と発声発語器官を構成している各筋とを連絡している運動性脳神経は下位運動ニューロンに属し，末梢神経系の一部である．したがって，大脳皮質から筋に

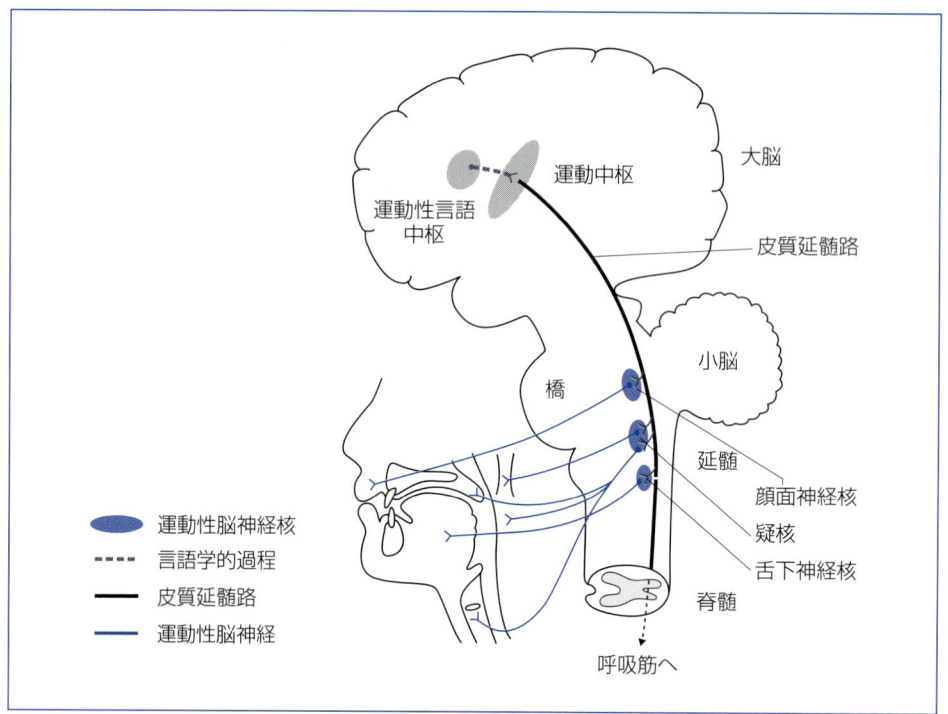

図2-5　発話の生成にかかわる主な神経伝導路[37]

至るまでの経路は、①中枢神経系に属する上位運動ニューロンと、②末梢神経系に属する下位運動ニューロンに分けることもできる．こうした経路は、神経伝導路のなかでも運動系に属する．

　ディサースリアが起こる神経解剖学的損傷部位は、発話運動に関与するこうした運動系の中枢、もしくは末梢神経系、あるいは両方が含まれる．具体的には、大脳、間脳、脳幹、小脳、脳神経もしくは複数が障害される．さらに、筋の障害もディサースリアの原因に含められる．

6　発声発語器官の運動機能障害

　ディサースリアに認められる発声発語器官の運動機能障害の病態として、主に以下がある．これらの複数の異常が合併することも珍しくない．表2-2に、ディサースリアのタイプごとに、発声発語器官に認められる神経筋機能の病態特徴について示した．また表2-3に、ディサースリアの原因となる各神経変性疾患ごとに、発声発語器官に認められる神経筋機能の病態特徴について示した．こうした病態について理解するにあたっても、やはり運動系に関する知識が重要であり、詳しくは第3章および第4章で学ぶ．タイプごとの発声発語器官の病態特徴についてさらに詳しくは第5章で学ぶ．ここでは、各運動機能障害の病態について理解しておこう．

1）運動麻痺

　身体の各部分を随意的に動かすことのできない症状のことをいう．麻痺の程度は様々である．運動麻痺は、上位運動ニューロンと下位運動ニューロンのいずれのレベルの障害でも起こる．上位運動ニューロン（錐体路）の障害に起因するものを中枢性運動麻痺という．下位運動ニューロンの障害に起因するものを末梢性運動麻痺という．

2) 筋力低下

　筋力とは骨格筋の随意的収縮によって発生する張力のことであり，最大努力の収縮により発生する張力が何らかの原因で弱まることを筋力低下という．中枢性運動麻痺でも末梢性運動麻痺でも，筋力は低下する．換言すると，筋力低下は上位運動ニューロン，下位運動ニューロン，神経筋接合部，筋のいずれの部位の障害によっても起こる．その他に，長期にわたって筋を使用しないことから生じる廃用性筋力低下がある．

3) 痙性(けいせい)

　痙縮ともいう．錐体路が障害されることにより筋緊張（トーヌス）が亢進した症状である．錐体路症状の一つである．上肢では屈筋群に，下肢では伸筋群に痙性が出現する傾向にある．したがって，他動的に上肢を伸展させようとすると異常な抵抗を示す．同様に他動的に下肢を屈曲させようとすると異常な抵抗を示す．痙性の程度は，運動の種類（自動運動や他動運動など）や速度，肢位，クライアントの身体状況によって容易に変化する．

　錐体路が障害されると，その他に深部反射の亢進，病的反射の出現などが認められ，いわゆる痙性麻痺を呈する．

4) 弛緩性

　下位運動ニューロンが障害されることにより筋緊張が低下した症状である．筋を他動的に運動させると抵抗が減弱している．臨床的には，下位運動ニューロンばかりでなく，神経筋接合部や筋の障害でも筋緊張が低下し，いわゆる弛緩性麻痺を呈する．

5) 運動失調症

　運動の大きさ，範囲，速度，方向などを的確に制御できないために生じる動作の拙劣性のことを運動失調症という．主症状として，運動開始の遅延，測定異常，協調運動障害などを呈する．運動失調症は損傷部位によっていくつかに分類されるが，ディサースリアに関連するものは小脳の損傷に起因する小脳性運動失調症である．

6) 筋固縮

　パーキンソン症候群（パーキンソニズム）に特異的なもので，筋緊張が亢進した症状である．錐体外路症状の一つである．固縮は四肢の関節を他動的に伸展させようとすると異常な抵抗を示す．痙性が相動性伸張反射（PSR：筋が伸張されつつある期間に伸張反射が現れる）の亢進として解釈されるのに対して，筋固縮は緊張性伸張反射（TSR：筋の伸張が持続されている間持続して伸張反射が現れる）の亢進と解釈される．痙性と筋固縮との違いについて詳しくは，第4章で解説する．

7) 不随意運動

　不随意運動とはクライアントの意図とは無関係に起こる筋の非合目的的な運動過多状態のことをいう．これは，意図によらない反射運動とは区別される．臨床神経学上，主に錐体外路系の病変に起因する振戦(しんせん)，舞踏病(ぶとう)，アテトーゼ，ジストニー，バリスム，ミオクローヌス，チックなどがある．原因疾患による分類では，薬剤性，外傷性，脳血管障害性，遺伝性，変性疾患性，腫瘍性，感染後などがある．

8）筋萎縮

筋の容積が減少した状態である．通常は，筋力の低下を伴う．下位運動ニューロンの障害によるものを神経原性筋萎縮といい，筋そのものの障害によるものを筋原性筋萎縮という．その他に，長期にわたって筋を使用しないことから生じる廃用性筋萎縮がある．

7 聴覚的な発話特徴

ディサースリアに認められる聴覚的な発話特徴として，主に以下がある．ほとんどの場合，これらの複数の異常が合併する．各発話特徴については，標準ディサースリア検査（Assessment of Motor Speech for Dysarthria：AMSD）の評価用基準スピーチ・サンプル集およびCD-ROMに重症度別におさめられており，初心者は繰り返して聞き取りの練習をすることが必要である．タイプごとの発話特徴についてさらに詳しくは第5章で学ぶ（図5-1）．ここでは，各発話特徴の症状について理解しておこう．

1）呼吸・発声機能

（1）発話の短いとぎれ

不自然に発話が短くとぎれる発話症状のことをいう．「あるひ……きたかぜと……たいようが……」と文節単位でとぎれることもあれば，音節単位でとぎれることもあり，症状は多様である．

主に，肺容量の低下が原因となる場合と，声門閉鎖不全に起因して発声時呼気流率の異常な増大が原因となる場合がある．後者は，呼気の浪費が原因ともいえる．呼吸機能の異常に起因するのか発声機能の異常に起因するのかによって，言語治療プランは大きく異なる．呼吸機能の異常に起因するのであれば，標準ディサースリア検査に含まれている発声発語器官検査の「呼気圧・持続時間」で低下が認められるので容易に判別できる．また痙攣性発声障害（内転型）などの不随意運動では，声帯の不規則で過剰な内転によって発話が途切れ途切れとなる．

その他，呼吸・発声機能が良好であっても，構音器官の協調運動障害によって発話が短くとぎれることがある．また，構音器官の運動速度が際立って遅いと，呼気が続かないために，結果として発話は短くとぎれる．本発話特徴は，ディサースリアにおけるほとんどすべてのタイプで出現する症状である．

（2）声量の低下

声が小さすぎる発話症状のことをいう．普通の会話時の呼気圧は6cmH$_2$O程度である．声の大きさは声門下圧で調整されるため，声量の低下は声門下圧の低下が原因となる場合が多い．しかし喉頭の問題でも生じるし，心理的問題でも生じる．

パーキンソン症候群では，高頻度で認められる症状である．

（3）粗糙性嗄声

しわがれた，粗い，だみ声．または，がらがら声のことをいう．声帯に分泌物が付着して生じる液体振動音も含む．従来から，粗糙性嗄声については声帯の左右不均等の腫脹が強調されてきた．たとえば声帯ポリープでは声帯の振動とは別個の振動を起こしてブルブルという二重声を呈することがあるが，こうした音声はディサースリアに特有の症状ではない．

(4) 気息性嗄声

息漏れ音を伴うかすれ声のことをいう．最重度の場合は失声となる．反回神経麻痺や声帯溝症（みぞ）などで認められる．声門閉鎖不全のために，発話の短いとぎれを合併しやすい．弛緩性ディサースリアでは，しばしば反回神経麻痺に伴う気息性嗄声がみられる．

(5) 無力性嗄声

弱々しくか細い声のことをいう．喉頭原音が目立って弱い状態にあるともいえる．声の大きさも単調となり，メリハリのない声になる．声帯が低緊張状態にある場合や声門下圧が低下している場合に，聴覚的に印象づけられやすい．また気息性嗄声の音声では，無力性嗄声も合併していると聴覚的に印象づけられやすい．

(6) 努力性嗄声

苦しそうに，絞り出すような喉を締めつけた力んだ声のことをいう．ディサースリアでは，声帯が過緊張状態にある場合が多い．健常者でも重いものを持ち上げるときに，「よいしょ」と力んだ声を出すことがある．このような過緊張発声が持続的もしくは断続的に認められる病的状態である．痙性ディサースリアでは時に持続的な努力性嗄声を呈する．痙攣性発声障害（内転型），舞踏病，アテトーゼなど多種の不随意運動では，不随意的で不規則な声帯の過内転による努力性嗄声を呈する．

(7) 声の高さの異常（高すぎる・低すぎる）

年齢，性別に比して，声の高さが一貫して低すぎる，もしくは高すぎる発話症状のことをいう．健常者でも，女性は加齢とともにめだって声が低くなる．これに対して男性は60歳代までは変化は乏しく，70歳代以降になって若干上昇する[36]．

したがって，この発話症状についてはクライアントの年代から判定しなくてはならない．AMSDの評価用基準スピーチ・サンプル集もしくはCD-ROMには，健常発話者の典型的スピーチ・サンプル例が年代別かつ性別におさめられているので評価において参照となる．痙性ディサースリアと筋萎縮性側索硬化症に伴う混合性ディサースリアでは，しばしば低すぎる声を呈する．パーキンソン症候群を伴う運動低下性ディサースリアでは，高すぎる例と低すぎる例が混在する．

(8) 声のふるえ

声が揺れたり，震えたりする発話症状のことをいう．ふるえの程度から重症度を評価する．健常者でも感情的に興奮したり寒冷時に経験することがあるが，これは一過性のものであり，生理的振戦と分類され，病的な声のふるえとは区別される．運動過多性ディサースリアでしばしば認められ，失調性ディサースリア，運動低下性ディサースリアなどでも呈することがある．

2) 鼻咽腔閉鎖機能

(1) 開鼻声（かいびせい）

開放性鼻声ともいう．鼻咽腔閉鎖不全によって非通鼻音の生成時に呼気が不適切に鼻腔へ流出して鼻腔共鳴が過剰になり，声が鼻音化する発話症状のことをいう．痙性および弛緩ディサースリアでは，上位もしくは下位運動ニューロンの損傷による軟口蓋麻痺に起因して高頻度で認められる発話特徴である．運動過多性，運動低下性，失調性ディサースリアでも呈することがある．

鼻咽腔閉鎖不全によって開鼻声が出現すると，呼気が鼻腔へと漏出するために口腔内圧を十分

に形成することがむずかしくなり，口腔構音器官に異常がみられなくても子音が鼻音化し歪んで聴こえる．/p/, /b/は/m/に，/t/, /d/は/n/に近い音に聴こえる．母音も鼻音化する．

開鼻声の一種に含まれるものに同化性鼻声がある．連続的発話とは音の連鎖であるため，個々の音は前後の音と相互に影響を与え合い変化しながら生成される．これが極端になって別の音に変化してしまうことを同化という．同化性鼻声とは，通鼻音の直前もしくは直後の母音が鼻音化した状態である．ディサースリアでは，鼻咽腔閉鎖のタイミングが遅れたり，もしくは開放が早すぎることによって生じる．

3）口腔構音機能

（1）構音の歪み

母音および子音が不正確になり，歪む発話症状のことをいう．前述のように，ディサースリアでは口腔構音器官の機能障害ばかりでなく，鼻咽腔閉鎖不全の影響によっても構音の歪みが出現する．また，喉頭の異常によっても出現する．さらに呼吸機能の異常によっても出現する．したがって，構音の歪みが口腔構音器官の機能の異常を反映するものと断定することはできない．ほとんどすべてのディサースリアのタイプで認められ，発話明瞭度に大きな影響を与える重要な発話特徴である．

4）プロソディー機能

（1）発話速度の異常

話す速さが通常よりも速い，もしくは遅い発話症状のことをいう．聴覚的には，運動低下性ディサースリアを除いたすべてのタイプのディサースリアで発話速度が低下する．運動低下性ディサースリアでは発話速度の低下を認めないか，もしくは速いとされてきたが，正確にいうと，発話のなかでも構音速度の側面が速い[22]．また，運動低下性ディサースリアでは，発話の加速化が認められることがあるが，この発話症状は，発話速度の異常には含めない．後述するように，別途の発話特徴として評価する．

（2）発話速度の変動

話す速さが，速くなったり遅くなったり，不適切に変動する発話症状のことをいう．構音動作の異常を代償して時折不自然にゆっくりと話すものも含む．不随意運動に伴う運動過多性ディサースリアでは，しばしば認められる症状である．

（3）音の繰り返し

音，音節，単語の一部などを繰り返す発話症状のことをいう．繰り返しの頻度から重症度を評価する．運動低下性ディサースリアでは発話の冒頭もしくは休止の直後に出現する傾向にあり，その結果として非流暢な発話となる．

（4）声の大きさの単調性

声の大きさの変化が乏しく，自然な大きさの変動性に欠ける発話症状のことをいう．運動低下性ディサースリアで高頻度で認められる他，多数のタイプで認められる．

（5）声の高さの単調性

抑揚の変化が乏しく，自然な高さの変動性に欠ける発話症状のことをいう．特定の高さの域に

制限される傾向がある．運動低下性ディサースリアで高頻度で認められる他，多数のタイプで認められる．

(6) 声の大きさの過度の変動

声の大きさが突然非意図的に変動し，過度に大きくなりすぎたり，小さくなりすぎたりする発話症状のことをいう．声の大きさは声門下圧で調整されるため，声門下圧の調節機能の異常に起因する場合が多い．運動過多性ディサースリアでは呼吸筋の不随意的な筋収縮によって，失調性ディサースリアでは吸気筋と呼気筋との協調運動障害により，しばしば声の大きさが過度に変動する．すなわち，呼気筋の筋収縮が非意図的に過剰に大きくなったり小さくなったりするために，声門下圧が異常に変動して声が不自然に大きくなったり小さくなったりする．

その他に，主に以下の特徴がみられることがある．

5) 呼吸・発声機能

(1) 声の翻転

声の高さが突然非意図的に変動して，声がうら声にひっくり返る発話症状のことをいう．痙性ディサースリア，筋萎縮性側索硬化症に伴う混合性ディサースリア，失調性ディサースリア，弛緩性ディサースリア，運動過多性ディサースリアなどでみられることがあるが，いずれのタイプにおいても高頻度でみられる症状ではない．

6) 鼻咽腔閉鎖機能

(1) 閉鼻声

開鼻声とは反対に通鼻音の鼻腔共鳴が過小になった発話症状のことをいう．閉鎖（閉塞）性鼻声ともいう．聴覚的には，鼻が詰まったような声に聴こえる．鼻茸，鼻甲介肥厚，鼻中隔湾曲症など固有鼻腔内の病変や，アデノイド，腫瘍などによる上咽頭の狭窄によって起こる．鼻咽腔閉鎖不全に対する治療により閉鼻声が出現することもある．正常発話者でも，風邪を引いて鼻腔が狭窄したときには閉鼻声となる．閉鼻声はディサースリアに特徴的な発話症状とはいえない．

なお，開鼻声と閉鼻声が混在した状態のことを混合性鼻声という．

7) 口腔構音機能

(1) 音の引き延ばし

音の引き延ばしがみられる発話症状のことをいう．失調性ディサースリアの他，多様なタイプのディサースリアで出現する．

(2) 不規則な構音の崩れ

構音の正確さが断続的，非系統的に崩れる発話症状のことをいう．連続的な構音運動が円滑に行われるためには構音器官に属する多数の筋が協調的に働き，筋群全体が適切な時間的，空間的パターンをもって展開しなくてはならない．ところが，失調性ディサースリアでは協同筋と拮抗筋との間の協調運動障害によって，運動過多性ディサースリアでは不随意的な筋収縮によって，円滑な構音活動が阻害されて構音が不規則に崩れる傾向にある．

8) プロソディー機能

(1) 発話の加速
話す速さが徐々に速くなる発話症状のことをいう．運動低下性ディサースリアで特徴的にみられる症状である．

(2) 不自然な沈黙
通常はみられないところに，不自然に沈黙が入る発話症状のことをいう．パーキンソン症候群に伴う運動低下性ディサースリアや，不随意運動に伴う運動過多性ディサースリアなどで認められる．パーキンソン症候群では，運動起始困難が喉頭に生じた起声困難と関連している．

(3) 過剰で平板なストレス
通常ストレスがおかれないところに過剰にストレスがおかれ，本来ストレスがおかれるところとの違いが少なくなり，結果としてストレスが平板化する．失調性ディサースリアでは高頻度で認められる発話特徴であり，声の大きさの単調性，声の高さの単調性，声の大きさの過度の変動を合併する傾向にある．

8 臨床経過

ディサースリアの臨床経過は多様である．おおづかみには，以下のように分類される．
①小児の脳性麻痺のように，発達の影響を受けながら変化するもの
②頭部外傷や脳血管障害の発症初期と回復期のように，改善する経過をたどるもの
③成人の脳性麻痺のように，機能に変化がみられないもの
④筋萎縮性側索硬化症など神経変性疾患のように，増悪する経過をたどるもの
⑤多発性硬化症のように，増悪と緩解を繰り返すもの

②の改善する経過をたどるものは，さらに2種に下位分類される．一つは，頭部外傷や脳血管障害を原因として発現した場合のように，一過性のものを除いて，永続的にディサースリアが残存するタイプである．もう一つは，ギラン・バレー症候群を原因として発現した場合のように，まったく正常化するタイプである．

9 社会復帰状況

西尾ら[35]によるディサースリア全国実態調査の結果では，原職中にディサースリアに罹患したクライアントで職場復帰が可能であった者は22.0％であり，56.7％は職場復帰が困難であった（図2-6）．職場復帰が可能となったクライアントの復帰形態について検討をすると，原職復帰が65.6％と最も多く，次に配置転換が14.3％，職種転換が5.2％であった（図2-7）．

脳卒中例の復職率は，佐伯ら[34]によると20〜30％と報告されている．また，一連の失語症全国実態調査報告[29〜31]では失語症例の復職率は8〜14％と報告されている．したがって，ディサースリア例の社会復帰率は一般的な脳卒中例の範囲内にあり，失語症例に比して若干復職しやすい傾向にあるといえる．

図2-6 ディサースリア例における職場復帰状況（N=774）[37]

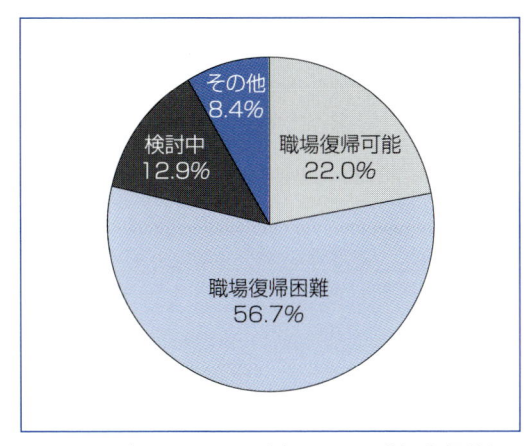

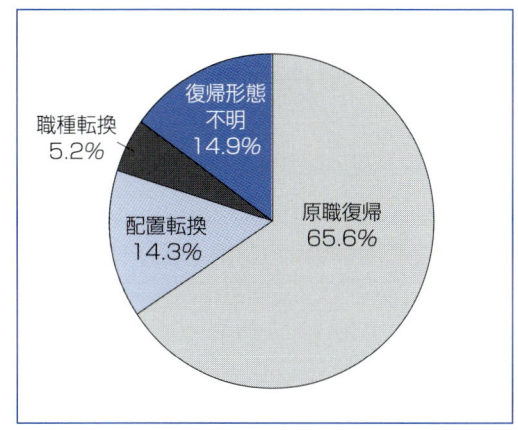

図2-7 職場復帰が可能であったディサースリア例における復帰形態の内訳（N=154）[37]

　さらに，復職の内訳として原職復帰は，失語症例について失語症全国実態調査報告[29〜31]では48.1〜60.0%である．これと比較して，西尾ら[35]によるディサースリア全国実態調査結果では65.6%と高かった．配置転換は，失語症全国実態調査報告[29〜31]では21.0〜36.8%である．これと比較して，西尾ら[35]によるディサースリア全国実態調査結果では14.3%と低かった．

　以上から，ディサースリア例では失語症例に比して原職に復帰しやすく，そのさいに配置転換の必要性が低い傾向にあることが示唆される．その要因として，①失語症は言語学的過程の問題であり，聞く，話す，読む，書くのすべての言語モダリティーに障害が生じるのに対してディサースリアは生理学的過程の問題であり，話す以外の言語モダリティーの機能は良好であること，②ディサースリアの重症度が重度であろうとも，筆談などのAACアプローチを活用することでコミュニケーション手段を代償しやすいということなどが関与しているものと推察される．

文　献

1) Darley, F., Aronson, A., Brown, J.：Clusters of deviant speech dimention in the dysarthrias. *Journal of Speech and Hearing Research*, 12：462〜496, 1969a.
2) Darley, F., Aronson, A., Brown, J.：Differential diagnostics patterns of dysarthria. *Journal of Speech and Hearing Research*, 12：246〜269, 1969b.
3) Darley, F., Aronson, A., Brown, J.：Motor Speech Disorders. Philadelphia, Saunders, 1975.
4) Duffy, J. R.：Motor speech disorders. Mosby, 1995.
5) Duffy, J. R. and Folger, W. N.：Dysarthria associated with unilateral central nervous system lesions：a retrospective study. *Journal of Medical Speech-Language Pathology*, 2：57〜70, 1996.
6) Duffy, JR：Motor Speech Disorders：Substrates, differential diagnosis, and management (2nd ed.), Mosby, 2005.
7) Dworkin, J, P., and Hartman, D. E.：Cases in neurogenic communication disorders. Singular Publishing Group, Inc., 1994.
8) Freed, D. B.：Motor Speech Disorders：Diagnosis and Treatment. Singular Pub Group, 2000.
9) Gerratt, B. R., Till, J. A., Rosenbek, J. C., Wertz, R. T., & Boysen, A. E.：Use and perceived value of perceptual and instrumental measures in dysarthria management. In C. A. Moore, K. M. Yorkston, & D. R. Beukelman (ed.), Dysarthria and apraxia of speech：Perspectives on management. Baltimore：Paul H. Brookes, 1991, pp77〜93.
10) Gordon, C., Hewer, R. L.：Wade DT：Dysphagia in acute stroke. *British Medical Journal*, 295：411〜414, 1987.
11) Hartman, D. E., and Abbs, J. H.：Dysarthria associated with focal unilateral upper motor neuron lesion. *European Journal of Disorders Communication*, 27：187〜196, 1992.
12) Hartman, D. E., and Dworkin, J. P.：Aphasia, Apraxia of speech, and Dysarthria. Singular Publishing Group, Inc, 1994.

13) Haynes, W. O., Pindzola, R. H., Emerick, L. L.：Diagnosis and rvaluation in speech pathology (4th ed.), Pretice Hall,1992.
14) Kent, R. D.：The clinical science of motor speech disorders：a personal assessment. in J. A. Till, K. M. Yorkston and D. Beukelman(ed.), Motor speech disorders：advances in assessment and treatment, 1994, pp3～18.
15) Kent, R. D., Kent, J. F., Duffy, J. R., Weismer, G.：The dysarthrias：Speech‐voice profiles, related dysfunctions, and neuropathology. *Journal of Medical Speech−Language Pathology*, 6(4)：165～211, 1998.
16) Kent, R. D., Kent, J. F.：Task-based profiles of the dysaarthria. *Folia phoniatrica et Logopaedica*, 52：48～53, 2000.
17) Ludlow, C. L., Bassich, C. J., and Connor, N. P.：An objective system for assessment and analysis of dysarthric speech. In J. D. Darby(ed.), Speech and language evaluation in neurology：adult disorders. Grune and Stratton, 1985, pp393～425.
18) McNeil, M. R.(ed.)：Clinical management of sensorimotor speech disorders. New York：Thieme, 1997.
19) Melo, T. P., Bogousslavsky, J., van Melle, G., Regli, F.：Pure motor stroke：a reappraisal, *Neurology*, 42：789～795, 1992.
20) Murdoch, B. E., Ozanne, A. E. and Cross, J. A.：Acquired childhood speech disorders：dysarthria and dyspraxia. In B. E. Murdoch(ed.), Acquired Neurological Speech/Language Disorders in Childhood, Taylor & Francis, London, 1990, pp308～341.
21) Murdoch, B. E., Spencer, T. J., Theodoros, D. G., Thompson, E. C.：Lip and tongue function in multiple sclerosis：a physiological analysis. *Motor Control*, 2：148～160,1998.
22) Nishio, M. and Niimi, S.：Speaking rate and its components in dysarthric speakers. *Clinical Linguistics and phonetics*, 15：309～317, 2001.
23) Rosenbek, J. C., LaPointe, L. L.：The Dysarthrias：Description, diagnosis, and treatment. In D. F. Johns(ed.), Clinical management of neurogenic communication disorders, Boston, Little Brown, 1985, pp97～152.
24) Simmons, K. C. and Mayo, R.：The use of the Mayo clinic system for differential diagnosis of dysarthria. *Journal of Communication Disorders*, 30：117～131, 1997.
25) Teasell R, Foley N, Doherty T, Finestone H：Clinical characteristics of patients with brainstem strokes admitted to a rehabilitation unit. *Arch Phys Med Rehabil*, 83：1013～1016, 2002.
26) Willoughby, E. W. and Anderson, N. E.：Lower cranial nerve motor function in unilateral vascular lesions of the cerebral hemisphere. *British Medical Journal*, 289：791～794, 1984.
27) Yorkston, K. M., Beukelman, D. R., Strand, E. A., Bell, K. R.：Mmanagement of motor speech disorders in children and adults. Pro-Ed, 1999（伊藤元信，西尾正輝，監訳：運動性発話障害の臨床―小児から成人まで―．インテルナ出版，2004）．
28) Zyski, B. J. and Weisiger, B. E. Identification of dysarthria types based on perceptual analysis. *Journal of Communication Disorders*, 20：367～378, 1987.
29) 朝倉哲彦，植村研一，河村満，岸田興治，河野親夫，小島義次，小林祥泰，柴田貞雄，鈴木重忠，竹田契一，田代邦雄，種村純，佃一郎，永渕正昭，浜田博文，平田温，松本圭蔵，本村暁：失語症全国実態調査報告（第8回失語症全国実態調査）．失語症研究，15：83～96，1995．
30) 朝倉哲彦，伊藤元信，植村研一，河村満，熊倉勇美，河野親夫，岸田興治，小島義次，小林祥泰，七条文雄，進藤美津子，竹田契一，田代邦雄，立石雅子，種村純，佃一郎，永渕正昭，能登谷晶子，浜田博文，平田温，前島伸一郎，牧下英夫，本村暁：失語症全国実態調査報告（第9回失語症全国実態調査）．失語症研究，18：71～86，1998．
31) 朝倉哲彦，伊藤元信，植村研一，河村満，熊倉勇美，河野親夫，岸田興治，小島義次，小林祥泰，七条文雄，渋谷直樹，進藤美津子，田代皓一，竹田契一，田代邦雄，立石雅子，種村純，佃一郎，能登谷晶子，浜田博文，平田温，深津玲子，前島伸一郎，牧下英夫：失語症全国実態調査報告（第10回失語症全国実態調査）．失語症研究，22：67～77，2002．
32) 厚生省健康政策局医事課：言語及び聴覚に障害を持つ者に対して訓練等の業務を行う者（いわゆるST）の資格化に関する懇談会報告書．1997．
33) 厚生労働省大臣官房統計情報部編：平成14年患者調査（全国編）上巻，財団法人厚生統計協会．2004．
34) 佐伯覚，緒方甫，大久保利晃：職業復帰の疫学．総合リハ，461～464，1995．
35) 西尾正輝，山田真梨絵，稲葉美和：ディサースリア全国実態調査報告．日本ディサースリア臨床研究会第7回関東支部定例会抄録集，2004．
36) 西尾正輝，新美成二：加齢に伴う和声位の変化．音声言語医学，46：136～144，2005．
37) 西尾正輝：ディサースリアの基礎と臨床 第1巻 理論編．インテルナ出版，2006．
38) 福迫陽子：麻痺性構音障害の鑑別診断．「耳鼻咽喉科・頭頸部外科MOOK No. 4」，1987，pp96～108．
39) 星 拓，北川一夫：病型別にみた初発神経症状の頻度．小林祥泰「脳卒中データバンク」，2005，pp30～31．
40) 村上慶郎，三宅孝子，岡崎 隆：国立療養所に入院中の脳血管障害患者の実態について．リハ医学，17：235，1980．
41) 物井寿子：老人のコミュニケーション障害：臨床現場から．音声言語 医学，32：227～234,1991．

実力テスト

問 題	解 答
1 先天性ディサースリアで最も多い原因疾患名を答えなさい.	1 脳性麻痺
2 後天性コミュニケーション障害のなかで最も発現率の高いものはどれか？	2 ディサースリア
3 脳血管障害におけるディサースリアの発現率はどの程度か？	3 約30％
4 ディサースリアと失語症の合併率はどの程度か？	4 約17〜19％
5 ディサースリアにおける性別内訳について答えなさい.	5 約6.5対3.5で男性が多い
6 国内におけるディサースリア例の総患者数はどの程度と推定されるか？	6 約65〜70万例
7 ディサースリアを7つのタイプに分類し，各タイプに対応する運動系の損傷部位について答えなさい.	7 1. 弛緩性ディサースリア：下位運動ニューロン 2. 痙性ディサースリア：皮質延髄路（両側） 3. 失調性ディサースリア：小脳系 4. 運動低下性ディサースリア：錐体外路系 5. 運動過多性ディサースリア：錐体外路系 6. UUMNディサースリア：皮質延髄路（一側） 7. 混合性ディサースリア：複数の運動系
8 ディサースリアと運動系の損傷部位との関係について，以下の問いに答えなさい. 1) 筋疾患に伴うディサースリアのタイプについて答えなさい. 2) 神経筋接合部の異常に伴うディサースリアのタイプについて答えなさい. 3) 下位運動ニューロンの異常に伴うディサースリアのタイプについて答えなさい. 4) 小脳系の異常に伴うディサースリアのタイプについて答えなさい. 5) 錐体外路系の異常に伴うディサースリアのタイプについて2種答えなさい. 6) 運動系の2つ以上の経路の異常に伴うディサースリアのタイプについて答えなさい.	8 1) 弛緩性ディサースリア 2) 弛緩性ディサースリア 3) 弛緩性ディサースリア 4) 失調性ディサースリア 5) 運動低下性ディサースリアと運動過多性ディサースリア 6) 混合性ディサースリア
9 ディサースリアと神経筋機能の病態特徴との関係について，以下の問いに答えなさい. 1) 弛緩性麻痺を特徴とするディサースリアのタイプについて答えなさい. 2) 筋萎縮を特徴とするディサースリアのタイプについて答えなさい.	9 1) 弛緩性ディサースリア 2) 弛緩性ディサースリア

3) 筋線維束収縮とするディサースリアのタイプについて答えなさい． | 3) 弛緩性ディサースリア
4) 痙性麻痺を特徴とするディサースリアのタイプについて答えなさい． | 4) 痙性ディサースリア
5) 無動を特徴とするディサースリアのタイプについて答えなさい． | 5) 運動低下性ディサースリア
6) 固縮を特徴とするディサースリアのタイプについて答えなさい． | 6) 運動低下性ディサースリア
7) 静止時振戦を特徴とするディサースリアのタイプについて答えなさい． | 7) 運動低下性ディサースリア

10 ディサースリアと原因疾患との関係について，以下の問いに答えなさい．

1) ポリオと最も関連しやすいディサースリアのタイプについて答えなさい． | 1) 弛緩性ディサースリア
2) 重症筋無力症と最も関連しやすいディサースリアのタイプについて答えなさい． | 2) 弛緩性ディサースリア
3) 筋ジストロフィーと最も関連しやすいディサースリアのタイプについて答えなさい． | 3) 弛緩性ディサースリア
4) 多発性筋炎と最も関連しやすいディサースリアのタイプについて答えなさい． | 4) 弛緩性ディサースリア
5) ギランバレー症候群と最も関連しやすいディサースリアのタイプについて答えなさい． | 5) 弛緩性ディサースリア
6) 球麻痺と最も関連しやすいディサースリアのタイプについて答えなさい． | 6) 弛緩性ディサースリア
7) 仮性球麻痺と最も関連しやすいディサースリアのタイプについて答えなさい． | 7) 痙性ディサースリア
8) 脊髄小脳変性症と最も関連しやすいディサースリアのタイプについて答えなさい． | 8) 失調性ディサースリア
9) パーキンソン病と最も関連しやすいディサースリアのタイプについて答えなさい． | 9) 運動低下性ディサースリア
10) 舞踏病と最も関連しやすいディサースリアのタイプについて答えなさい． | 10) 運動過多性ディサースリア
11) ミオクロニーと最も関連しやすいディサースリアのタイプについて答えなさい． | 11) 運動過多性ディサースリア
12) チックと最も関連しやすいディサースリアのタイプについて答えなさい． | 12) 運動過多性ディサースリア
13) ジルデラツーレット症候群と最も関連しやすいディサースリアのタイプについて答えなさい． | 13) 運動過多性ディサースリア
14) バリスムと最も関連しやすいディサースリアのタイプについて答えなさい． | 14) 運動過多性ディサースリア
15) アテトーゼと最も関連しやすいディサースリアのタイプについて答えなさい． | 15) 運動過多性ディサースリア
16) ジストニーと最も関連しやすいディサースリアのタイプについて答えなさい． | 16) 運動過多性ディサースリア
17) ジスキネジーと最も関連しやすいディサースリアのタイプについて答えなさい． | 17) 運動過多性ディサースリア
18) ALSと最も関連しやすいディサースリアのタイプについて答えなさい． | 18) 混合性ディサースリア

19) ウィルソン病と最も関連しやすいディサースリアのタイプについて答えなさい．　　19) 混合性ディサースリア

20) 多発性硬化症と最も関連しやすいディサースリアのタイプについて答えなさい．　　20) 混合性ディサースリア

21) フリードライヒ運動失調症と最も関連しやすいディサースリアのタイプについて答えなさい．　　21) 失調性ディサースリア

11 ディサースリアの原因疾患として最も多いものはどれか．
①脳血管障害
②脳性麻痺
③神経変性疾患
④外傷性
⑤腫瘍

11 ①

12 ディサースリアに関連するが失語症にはあまり関連しない原因疾患はどれか．
①脳血管障害
②感染症
③神経変性疾患
④外傷
⑤腫瘍

12 ③

13 運動系について，以下の文中の（　）に正しいことばを入れなさい．
　発話の実行過程にかかわる主な神経伝導路は，①大脳皮質の運動中枢と脳幹にある（a）とを連絡している経路である（b）（広義でいう錐体路の一部）と，②運動性脳神経核と発声発語器官を構成している各筋とを連絡している経路である（c）から成る．（b）は（d）運動ニューロンに属し，中枢神経系の一部である．（c）は（e）運動ニューロンに属し，末梢神経系の一部である．

13
a：運動性脳神経核
b：皮質延髄路
c：運動性脳神経
d：上位
e：下位

14 ディサースリアが起こる神経解剖学的損傷部位として，関連しないものはどれか．
①大脳皮質の運動性言語中枢
②運動性脳神経核
③脳神経
④皮質延髄路
⑤皮質脊髄路
⑥小脳

14 ①

15 ディサースリアに認められる発声発語器官の運動機能障害の病態として，主なものを答えなさい．

15 運動麻痺，筋力低下，痙性，弛緩性，運動失調症，筋固縮，不随意運動，萎縮

16 ディサースリアの臨床経過として，誤っているものの組み合わせはどれか．
a．発達の影響を受けながら変化するものがある
b．改善する経過をたどるものがある
c．機能に変化がみられないものがある
d．増悪する経過をたどるものがある
e．増悪と緩解を繰り返すものがある
①a　②a, d　③b　④c, e　⑤d, e　⑥e　⑦なし

16 ⑦

17 ディサースリア例の社会復帰状況について，誤っているものはどれか．
　①社会復帰率は一般的な脳卒中例の範囲内にある
　②失語症例に比して若干復職しやすい傾向にある
　③失語症例に比して原職に復帰しやすい傾向にある
　④失語症例に比して原職復帰にさいして配置転換の必要性が比較的低い傾向にある
　⑤職場復帰は50%程度で可能となる

17 ⑤

MEMO

第3章 運動系の基礎理解

1 運動系の概要

　図2-5では，発話の生成における主要な神経伝導路について学んだ．こうした運動制御に関与する神経系のことを運動系という．運動系にかかわる伝導路は運動性伝導路と呼ばれる．先にもふれたが，発話の生成過程のなかでも，運動系を用いた過程の機能は運動性発話（motor speech）と呼ばれ，言語学的符号化の過程を意味する発話とは区別される．ディサースリアは，大脳皮質の運動野から発声発語器官の筋に至るまでの運動性伝導路のいずれかの経路の運動機能障害によって発現する．したがって，ディサースリアについて学ぶうえで，運動系に関する理解はきわめて重要である．

　図2-5では皮質延髄路と運動性脳神経について簡単にふれたが，これらは運動系の一部である．運動系は，**表3-1**のようにまとめられる．すなわち，①中枢神経系，②末梢神経（脳神経）系，③筋（骨）系に大別され，中枢神経系はさらに，a）錐体路系，b）錐体外路系，c）小脳系に分けられる．ディサースリアのタイプは神経解剖学的な損傷部位と対応していることについてはすでに学んだが（表2-1），この表でふたたびその対応関係を整理しておこう．**図3-1**は，これらの運動系と，その損傷によって発現する各ディサースリアのタイプとの関連性を示している．

　なお，神経学の領域では「上位運動ニューロン」という用語がしばしば用いられるが，この用語の定義については混乱が指摘されており[2]，錐体路と同義で用いられることも少なくない．しかし正しくは下位運動ニューロンを制御している運動系のすべてを含み，錐体路系のほかに錐体外路系と小脳系も上位運動ニューロンに含まれる[1,3〜5]．運動系について詳しくは，成書[6]を参照されたい．

表3-1　運動系とディサースリア[6]

運動系	障害	ディサースリアのタイプ
1．中枢神経系		
a）錐体路系（皮質延髄路）	痙性麻痺（両側）	痙性ディサースリア
	痙性麻痺（一側）	UUMNディサースリア
b）錐体外路系	パーキンソン症候群	運動低下性ディサースリア
	不随意運動群	運動過多性ディサースリア
c）小脳系	失調症	失調性ディサースリア
2．末梢神経系	弛緩性麻痺	弛緩性ディサースリア
3．筋（骨）系	弛緩性麻痺	弛緩性ディサースリア

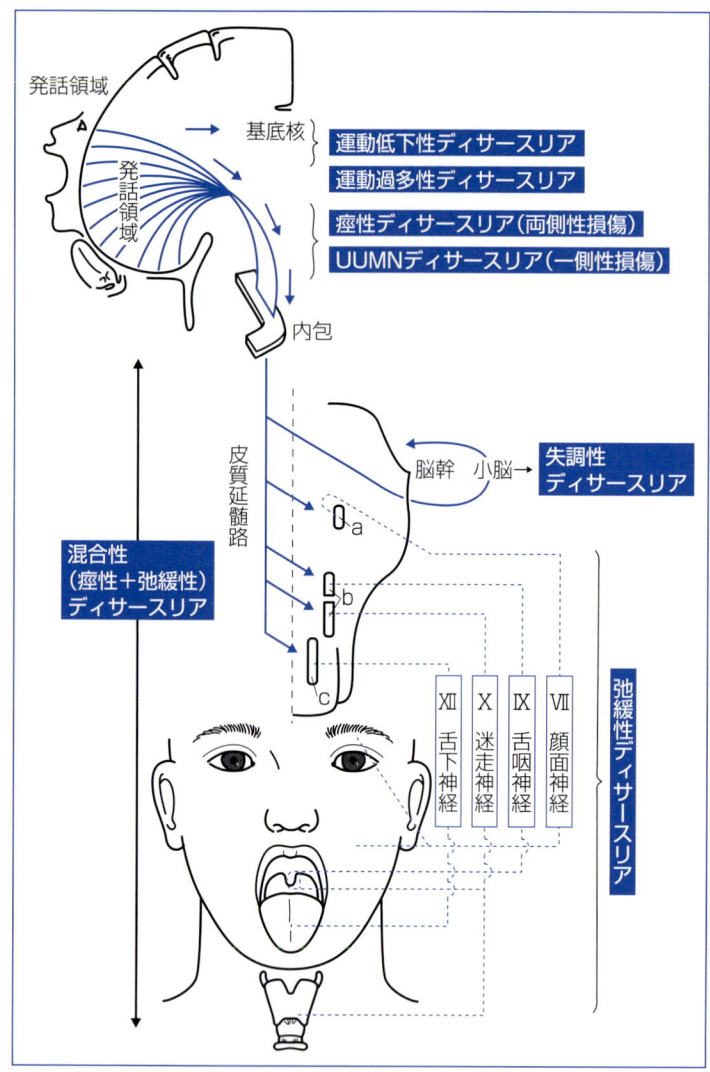

図3-1 各運動系とその損傷により発現するディサースリアのタイプとの関係[6)]
a：顔面神経核，b：疑核，c：舌下神経核

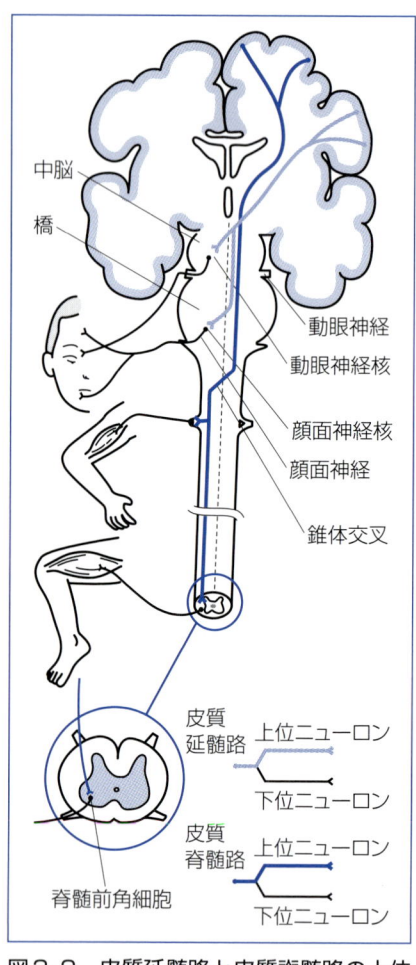

図3-2 皮質延髄路と皮質脊髄路の上位ニューロンと下位ニューロン[6)]
皮質延髄路は各々の脳神経核で，また皮質脊髄路は各々の脊髄前角で下位ニューロンと接続する

2 錐体路系

　錐体路系とは狭義では大脳皮質運動野と脊髄前角とを連絡している皮質脊髄路のことをさすが，広義では皮質脊髄路と皮質延髄路をともに含む．発声発語器官のほとんどは皮質延髄路により支配されているので，本書では広義で錐体路という用語を使用する．

　皮質延髄路は脳幹にある運動性脳神経核で下位運動ニューロンと結合しており，主に頭頸部を支配している．発声発語器官の大部分はこの皮質延髄路の支配を受けている．皮質脊髄路は脊髄にある前角細胞で下位運動ニューロンと結合しており，四肢と体幹を支配している．図3-2に皮質延髄路と皮質脊髄路がそれぞれ頭頸部，四肢と体幹を支配している経路を模式的に示した．

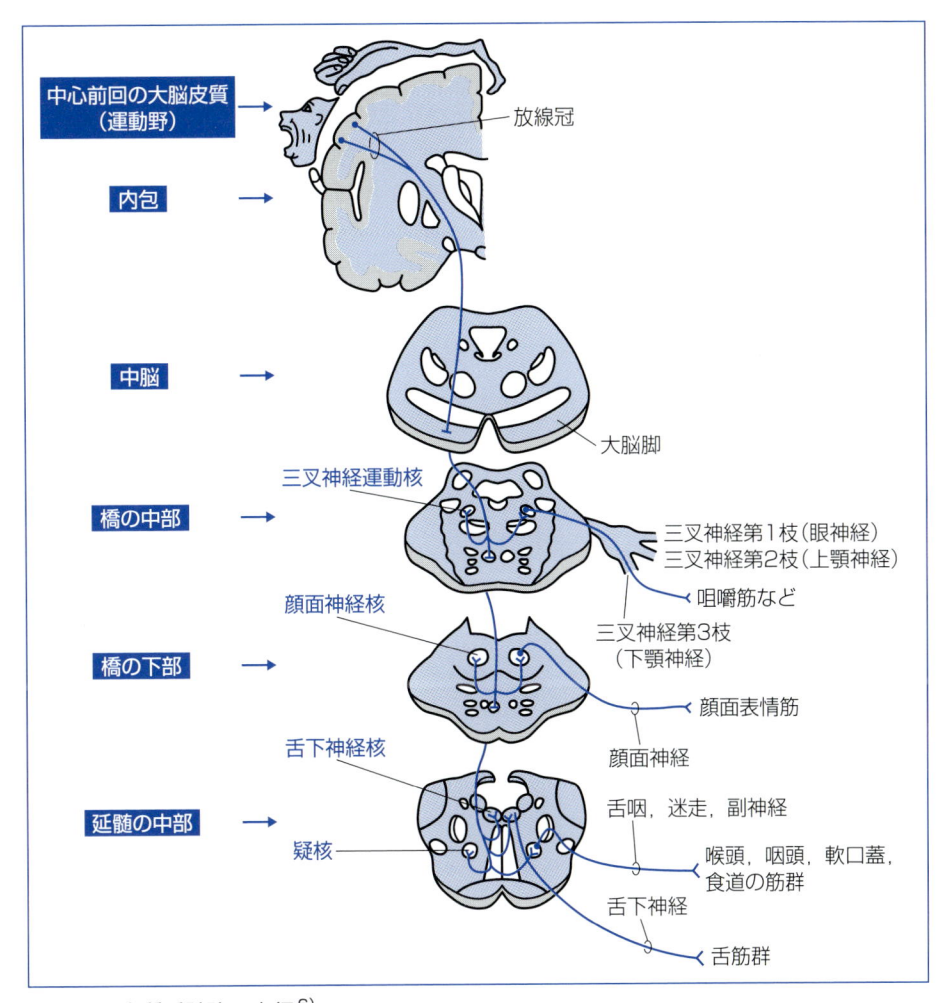

図3-3 皮質延髄路の走行[6]

　図3-3に皮質延髄路の走行路を示したが，大脳皮質運動野から放線冠を通って内包で収束して下降し，中脳大脳脚，橋，延髄にある各運動性脳神経核に至る．中脳の高さまでは，大脳皮質の運動中枢（運動野）と脊髄にある前角細胞とを連絡している皮質脊髄路と一緒に走行している（図3-2）．皮質延髄路は脳幹にまで下行すると，順次反対側に交差をして中脳，橋，延髄にある各々の運動性脳神経核に終わる．

　皮質延髄路と発話運動とのかかわりについて，以下の重要事項については十分に理解しておかなくてはならない．すなわち，大脳皮質運動野（第1次運動野）には体性機能の局在性があり，身体各部を支配している部分が区分けされている．この運動野のなかでも，顎運動を支配する領域の神経細胞から発せられた運動指令は橋被蓋にある三叉神経の運動核に至る．顔面の運動を支配する運動野の神経細胞から発せられた運動指令は橋被蓋にある顔面神経の運動核に至る．咽頭と喉頭の運動を支配する運動野の神経細胞から発せられた運動指令は延髄被蓋にある疑核に至る．疑核というのは，舌咽神経，迷走神経，副神経頭蓋根の運動神経核が共有する核のことである．舌の運動を支配する運動野の神経細胞から発せられた運動指令は延髄被蓋にある舌下神経核に至る．

　錐体路系は，骨格筋の随意運動において中心的な役割を果たしている．随意運動というのは，

たとえば棚の上の荷物を取りたいときに，その動作に必要な筋を収縮させるような運動のことをいう．歩いたり，泳いだり，文字を書いたりする動作とならんで，ことばを話すという動作もまた随意運動であり，発話運動という．ただし，こうした運動指令を伝えるのが錐体路であっても，行われる運動に関与する筋の数，各筋の運動速度や組み合わせ，拮抗筋の態度などを時々刻々に決定するのはまったく意志とは無関係の働きであり，錐体外路系や小脳系によって調節される．円滑かつ巧みな随意運動は，錐体路系の他，錐体外路系，小脳系の適切な働きが必要である．

皮質延髄路の両側性損傷によるディサースリアは痙性ディサースリアに分類され，一側性損傷によるディサースリアは一側性上位運動ニューロン性（UUMN）ディサースリアに分類される（表2-1，表3-1，図2-4）．

3 錐体外路系

錐体外路系（錐体外路性運動系）とは錐体路系に対する用語である．錐体路の名称は延髄の錐体を走行することに由来するが，錐体外路とは錐体路以外を走行して運動を制御する系である．錐体外路系は大脳皮質の運動野，補足運動野，運動前野などから起始し，大脳基底核と脳幹の複数の神経核を経由して脊髄に向かう．錐体外路系において重要な役割を果たしているのは，大脳基底核すなわち，線条体（尾状核と被殻）と淡蒼球である．皮質下にあるこれらの神経細胞の集合体は，黒質，前障，視床下核と密に連絡している．大脳基底核は錐体外路系における中継所として位置づけることもできる．

錐体外路系はシナプスを中継してから脳幹に下行するという点で，大脳皮質から直接脳幹に向かう錐体路あるいは皮質延髄路と構造的に明確に異なる．錐体路系は脳幹の脳神経核ないし脊髄前角で一度だけシナプスを形成することから単シナプス性と呼ばれる．これに対して錐体外路系は複数のシナプスを形成することから多シナプス性と呼ばれる．しかし，両者は密接に関連し合っており，決して独立した別個の経路として考えるべきではない．

錐体外路系の重要な機能とは，錐体路が巧緻な運動を実行することができるように，姿勢，筋緊張，関連運動活動を維持することにある．自動的で，常同的，反復的，かつ粗大で非特異的な運動を統合している．こうした運動は，錐体路が発達していない小児においてもみられる．錐体路系は哺乳類にだけ存在する運動系であるので，鳥類や下等脊椎動物では基底核が運動の最高中枢となっている．錐体外路系は感情の表出においても，大切な機能を果たしている．

錐体外路系の損傷によるディサースリアは運動低下性ディサースリア，もしくは運動過多性ディサースリアに分類される（表2-1，表3-1，図2-4）．

4 小脳系

小脳は小脳脚と呼ばれる線維束を介して脳の各部と連絡している．脊髄と延髄は，下小脳脚を介して小脳と互いに連絡している．橋は中小脳脚を介して，中脳は上小脳脚を介して，それぞれ小脳と互いに連絡している．下小脳脚と中小脳脚の線維は主に求心性であり，脊髄，脳幹，運動皮質から感覚情報を小脳に伝えている．これに対して上小脳脚は主に遠心性であり，小脳から脳幹へ情報を伝達し，そこから視床，大脳の運動皮質，脊髄に出力している．

小脳系は運動と姿勢にかかわっており，脊髄よりも上位にある運動中枢の一つである．大脳皮

質の運動野，大脳基底核，脳幹および小脳は脊髄より上位にある運動中枢であり，それぞれ独自の役割をもっている．小脳がもっている役割というのは，共同的な運動を行うさいに筋活動，とくに熟練した運動を調節し統御することにある．この点では大脳基底核と類似しているが，大脳基底核が主に遅い安定した運動を行うことにかかわっているのに対して，小脳は主に速い運動を調節している．また運動のほかに，姿勢においても重要な役割を果たしている．なお，解剖・生理学的に，錐体外路系に小脳系を含めるとする向きもある．ディサースリアを含めて運動障害との関連から運動系について論じるさいには，通常，錐体外路系と小脳系とを区別する．したがって，本書でも一貫して小脳系を錐体外路系から独立させて解説する．

小脳系の損傷によるディサースリアは，失調性ディサースリアに分類される（表2-1，表3-1，図2-4）．

5 下位運動ニューロン

図3-2で学んだように，全身の随意的運動機能を支配している中枢神経系である錐体路と結合している下位運動ニューロンには，脳幹にある運動性脳神経核で皮質延髄路と結合しているものと，脊髄にある前角細胞で皮質脊髄路と結合しているものがある．脳幹にある運動性脳神経核で結合している下位運動ニューロンのことを運動性脳神経といい，発声発語器官の大部分を支配している．脊髄にある前角細胞で結合している下位運動ニューロンのことを脊髄神経といい，四肢と体幹を支配している．脳神経と脊髄神経をあわせて脳脊髄神経という．末梢神経系とは中枢神経と身体各部とを連絡する伝導路のことをいい，この脳脊髄神経と自律神経に大別される．

下位運動ニューロンは，最終共通路とも呼ばれる．というのは，錐体路系，錐体外路系，小脳系から成るすべての上位運動ニューロンレベルの運動制御が，最終的には脳幹の運動性脳神経核もしくは脊髄の前角細胞に集約されて，ここから始まる下位運動ニューロンを通って筋へと伝えられるからである．ニューロンというのは細胞体とそこから出ている軸索をあわせていうので，最終共通路は単に軸索をさすのではなく，脳神経核にある細胞体も含む．

下位運動ニューロンとそれによって支配される筋線維をまとめて運動単位という．今述べたようにニューロンというのは細胞体とそこから出ている軸索から構成され，軸索は神経筋接合部で筋と結合している．したがって，運動単位を細かく構造的に区分すると，①細胞体，②軸索（神経線維），③神経筋接合部，④筋の4つに分けられる．1個の運動単位に属する筋線維は，常に同時に活動する．運動単位を構成するこれらのどこが損傷されても，結果として筋に障害が発現する．運動単位の障害のなかでも，下位運動ニューロンの異常によるものを神経原性疾患と分類するのに対して，筋の異常によるものを筋原性疾患と分類する．

表3-2に，脳神経を一覧にして示した．脳神経はすべて左右対になった12対の神経から構成される．脳神経は感覚神経（求心性線維），運動神経（遠心性線維），感覚性と運動性の両方の神経線維を備えた混合神経に分けられる．運動神経というのは，眼球，顔面，咽頭，喉頭などの運動機能にかかわる神経のことをいう．これに対して，感覚神経というのは，顔面，口腔，咽頭，喉頭などの感覚（知覚ともいう）機能にかかわる神経のことをいう．第1，2，8脳神経は感覚神経である．第3，4，6，11，12脳神経は運動神経である．第5，7，9，10脳神経は，混合神経である．ディサースリアについて学ぶうえでは，運動性脳神経がきわめて重要である．

皮質延髄路は運動機能にかかわるインパルスを伝える運動性伝導路であるので，感覚性神経線維しかもたない脳神経とは結合していない．脳神経のなかでも運動性神経線維をもつ神経とだ

表3-2 脳神経[7)]

脳神経	型	機能
Ⅰ. 嗅神経	感覚	嗅覚
Ⅱ. 視神経	感覚	視覚
Ⅲ. 動眼神経	運動	上斜筋と外直筋を除くすべての眼筋の運動を支配
Ⅳ. 滑車神経	運動	上斜筋を支配
Ⅴ. 三叉神経	混合	咀嚼筋,鼓膜張筋,口蓋帆張筋を支配.顔面,舌の前2/3,口腔の感覚
Ⅵ. 外転神経	運動	外直筋を支配
Ⅶ. 顔面神経	混合	顔面筋,アブミ骨筋,顎二腹筋の後腹を支配.舌の前2/3の味覚
Ⅷ. 内耳神経	感覚	平衡覚器(半規管)および聴覚器(蝸牛)
Ⅸ. 舌咽神経	混合	咽頭筋を支配.嚥下反射に必須な役割を果たす.舌の後1/3の味覚と唾液腺.舌の後1/3および咽頭の触覚,痛覚,温度覚
Ⅹ. 迷走神経	混合	軟口蓋,咽頭,喉頭の筋を支配.嚥下反射に関与.舌の後1/3の痛覚,温度覚,触覚.呼吸器,心臓,腹部内臓に分布
Ⅺ. 副神経	運動	第10脳神経へ枝を送り,内喉頭筋を支配.胸鎖乳突起,僧帽筋を支配
Ⅻ. 舌下神経	運動	外舌筋と内舌筋を支配

け,シナプスをつくって結合している.こうした運動性神経線維をもつ神経として発話運動において重要なものは,第5脳神経(三叉神経),第7脳神経(顔面神経),第9脳神経(舌咽神経),第10脳神経(迷走神経),第12脳神経(舌下神経)である.したがって,ディサースリアはこれら5つの脳神経のいずれか,もしくは複数の損傷によって発現するといえる.

発話において重要なこれら5つの脳神経の起始核のある位置(起源)と機能について,以下に整理する.読者は,図3-3を参照するとよいだろう.

①橋中部にある三叉神経の運動核から出ている運動性の三叉神経は咀嚼筋を支配し,顎の運動を支配している.

②橋下部にある顔面神経の運動核から出ている顔面神経は顔面表情筋の運動を支配している.

③延髄の疑核からは舌咽神経と迷走神経が出ている.舌咽神経は咽頭の筋を支配していると専門書に記載されてきたが,実際には舌咽神経の運動性神経線維は茎突咽頭筋という小筋を支配しているのみである.したがって,核下性で舌咽神経の運動性神経線維が単独で障害されてもディサースリアはみられない.これに対して迷走神経は咽頭神経叢を介して軟口蓋を含む咽頭(茎突咽頭筋と口蓋帆張筋を除いたほかのすべての咽頭筋)と喉頭の筋を支配しており,障害されると咽頭と喉頭に運動麻痺がみられ,ディサースリアは必発である.咽頭神経叢というのは,舌咽神経と迷走神経が一緒になってつくられている.口蓋帆張筋は三叉神経の下顎枝により支配されている.

④延髄の舌下神経核から出ている舌下神経は舌運動を支配している.分布している領域がほぼ舌下部であることから,この名がつけられた.

しかし,脳神経がすべての発声発語器官を支配しているわけではない.発声発語器官のなかで,呼吸器系だけは脳神経の神経支配を受けていない.脊髄神経の支配を受けている.呼吸筋は吸気筋と呼気筋に分けられるが,吸気筋の主動筋である横隔膜は横隔神経(第3～5頸神経の一部)の支配を受けている.呼気筋の主動筋である腹筋群(腹直筋,外腹斜筋,内腹斜筋,腹横筋)は主に下位肋間神経の支配を受けている.

下位運動ニューロンの損傷によるディサースリアは，弛緩性ディサースリアに分類される（表2-1，表3-1，図2-4）．

6 筋（骨）系

　下位運動ニューロンと筋線維がシナプスをつくって結合している部位のことを神経筋接合部といい，中枢から下位運動ニューロンを通って伝えられた神経インパルスは，神経筋接合部で筋線維へと伝えられる．これによって筋線維が収縮する．発話運動を含めて，運動というのは筋（または，筋肉）が収縮することによって起こる．こうした収縮性は，筋のもつ最も重要な特性である．
　筋は，1) 骨格筋，2) 心筋，3) 平滑筋の3種に分けられる．骨格筋は骨に付着し，関節の随意的な運動を担っている．心筋は心臓を形成している．平滑筋は消化系，呼吸系，生殖系，循環系などにかかわる内臓の壁を形成しており，内臓筋とも呼ばれる．随意的に制御することのできない器官にみられ，自律神経によって支配されている．
　発声発語器官を構成する様々な器官の筋は，骨格筋あるいは横紋筋から構成される．したがって，本書で筋について述べているさいには骨格筋のことをさしていう．骨格筋の一種として，皮筋というものがある．これは筋の一端が皮膚または粘膜に終わっていて皮膚を動かすものである．発声発語器官の一部にもみられ，顔面表情筋は一般に小さい皮筋である．広頸筋なども皮筋の一種である．
　複数の筋が活動して運動が行われるさいに，中心となって作用する筋のことを主動筋という．主動筋と反対の方向の運動を行う筋のことを拮抗筋という．通常，主動筋が活動するさいには，拮抗筋は弛緩する．たとえば肘を曲げるさいには，主動筋である上腕二頭筋が収縮し，拮抗筋である上腕三頭筋が弛緩する（**図3-4**）．こうして円滑に肘を屈曲するという運動が実現する．逆に，曲げている肘を伸ばすさいには，上腕三頭筋が主動筋として活動し，上腕二頭筋が拮抗筋として弛緩する．このようにある筋が主動筋として収縮しているときにこれに対する拮抗筋が弛緩するように神経調節がなされる仕組みのことを，相反性神経支配という．主動筋と拮抗筋が同時に収縮することもある．たとえば，立位を保持しているときは，下肢筋群の主動筋と拮抗筋が同時に収縮して身体を支持している．
　筋が収縮するということは，筋力が発生するということを意味している．筋の収縮には，2つの様式がある．すなわち，①等尺性収縮，②等張性収縮，である．等尺性収縮では，筋長は変

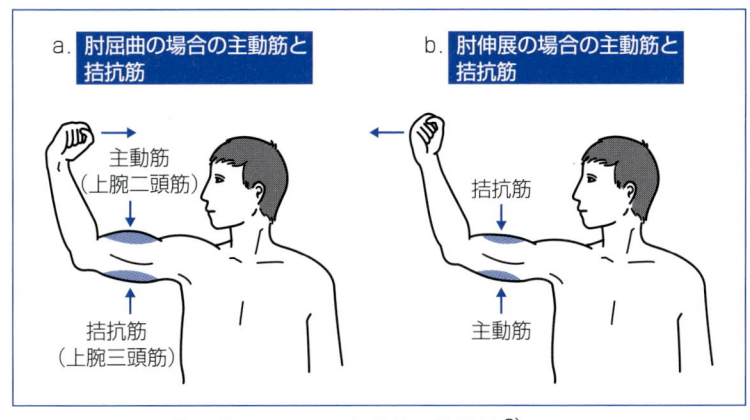

図3-4　肘の屈曲と伸展における主動筋と拮抗筋[6]

a. 肘屈曲の場合の主動筋と拮抗筋
　主動筋（上腕二頭筋）
　拮抗筋（上腕三頭筋）

b. 肘伸展の場合の主動筋と拮抗筋
　拮抗筋
　主動筋

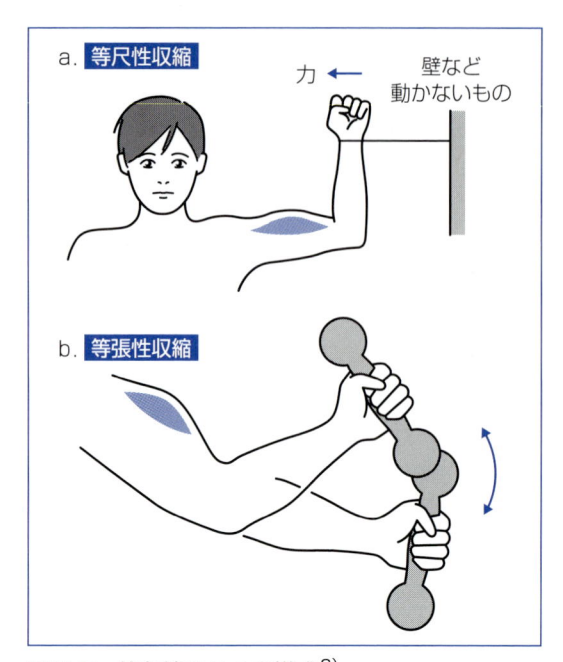

図3-5 筋収縮の2つの様式[6]
aは等尺性収縮を，bは等張性収縮を表す

化しない．つまり，短くならない．たとえば図3-5-aのように，壁に弾力性がないワイヤーを固定して，ワイヤーのもう一端を肘を屈曲させた状態で手首に固定するとする．この状態で腕に力を入れてワイヤーを引くという動作を考えてみよう．この場合力を入れても，腕の位置，肘の関節の角度は変化しない．つまりこの場合，上腕二頭筋は短縮することなく力を発生させている．このように筋の長さが等しい状態で力を発揮する，ということから等尺性収縮と呼ばれている．水を入れた重いバケツを手に持ってぶら下げている状態もまた，等尺性収縮の例である．

これに対して，等張性収縮では，筋長は短縮する．たとえば図3-5-bのように，手にバーベルのような重量物ないし負荷のある物を持って，腕を屈曲させる動作を考えてみよう．この場合，負荷よりも上肢の筋力が上回っていれば，前腕は屈曲し，肘の関節は小さくなる．つまり，上腕二頭筋は短縮して一定の張力を発揮する．歩行は等張性収縮が強調されたものである．

筋系の損傷によるディサースリアは，弛緩性ディサースリアに分類される（表2-1，表3-1，図2-4）．

文 献

1) Duffy, J. R.：Motor speech disorders. Mosby, 1995.
2) Duffy, J. R.：Motor Speech Disorders：Substrates, differential diagnosis, and management（2nd edition）. Mosby, 2005.
3) Gilman, W. and Winans SS.：Manter & Gatz's essentials of clinical neuroanatomy and neurophysiology. Philadelphia 1982, FA Davis.
4) Love, R. J. and Webb, W. G.：Neurology for the speech-language pathologist（2nd ed）, Butterworth-Heinemann, 1992.
5) Watson, C.：Basic human neuroanatomy：an introductory atlas（5th edition）, Little Brown, 1995
6) 西尾正輝：ディサースリアの基礎と臨床　第1巻　理論編．インテルナ出版，2006.
7) Joel, C. K.（著），新美成二（監訳），西尾正輝（訳）：発話メカニズムの解剖と生理．インテルナ出版，1998.

実力テスト

問 題	解 答
1 運動性発話(motor speech)とは何か.	**1** 発話の生成過程のなかでも,運動系を用いた過程の機能のことを運動性発話という.
2 錐体路系にかかわる以下の記述で誤っているものはどれか. ①皮質延髄路は運動性脳神経核で下位運動ニューロンと結合している. ②皮質延髄路は主に頭頸部を支配している. ③発声発語器官の大部分は皮質脊髄路の支配を受けている. ④皮質脊髄路は前角細胞で下位運動ニューロンと結合している. ⑤皮質脊髄路は主に四肢と体幹を支配している.	**2** ③
3 皮質延髄路の走行路を簡潔に示しなさい.	**3** 大脳皮質運動野→放線冠→内包→中脳大脳脚→橋→延髄の運動性脳神経核
4 皮質延髄路と発話運動とのかかわりについて,以下の問いに答えなさい. 1)顎運動の運動指令は脳幹におけるどの部位の何という神経核に至るか. 2)顔面の運動指令は脳幹におけるどの部位の何という神経核に至るか. 3)咽頭と喉頭の運動指令は脳幹におけるどの部位の何という神経核に至るか. 4)舌の運動指令は脳幹におけるどの部位の何という神経核に至るか.	**4** 1)橋被蓋にある三叉神経の運動核 2)橋被蓋にある顔面神経の運動核 3)延髄被蓋にある疑核 4)延髄被蓋にある舌下神経核
5 錐体外路系において重要な役割を果たしているのはどれか. a. 大脳基底核 b. 線条体 c. 淡蒼球 d. 尾状核 e. 被殻 ①a, c ②a, d, e ③b, c, d ④a, d, e ⑤すべて	**5** ⑤
6 延髄と小脳とを連絡している経路を何というか.	**6** 下小脳脚
7 橋と小脳とを連絡している経路を何というか.	**7** 中小脳脚
8 中脳と小脳とを連絡している経路を何というか.	**8** 上小脳脚
9 小脳脚に関する記述で正しいものはどれか. ①下小脳脚と中小脳脚の線維は主に求心性である. ②下小脳脚と中小脳脚の線維は,脊髄,脳幹,運動皮質へ感覚情報を小脳から伝えている. ③上小脳脚は主に求心性である. ④上小脳脚は小脳へ脳幹から情報を伝達している. ⑤上小脳脚は視床,大脳の運動皮質,脊髄から情報を得ている.	**9** ①

第3章 運動系の基礎理解

10 下位運動ニューロンが最終共通路とも呼ばれるのはなぜか．

10 錐体路系，錐体外路系，小脳系から成るすべての上位運動ニューロンレベルの運動制御が，最終的には脳幹の運動性脳神経核もしくは脊髄の前角細胞に集約されて，ここから始まる下位運動ニューロンを通って筋へと伝えられるからである．

11 運動単位とは何か．

11 下位運動ニューロンとそれによって支配される筋線維をまとめて運動単位という．

12 運動単位を細かく4つに構造的に区分しなさい．

12 1) 細胞体，2) 軸索（神経線維），3) 神経筋接合部，4) 筋

13 運動単位に関する以下の記述で誤っているものはどれか．
① 1個の運動単位に属する筋線維は，常に同時に活動する
② 運動単位を構成するどれが損傷されても，結果として筋に障害が発現する
③ 運動単位の障害のなかでも，下位運動ニューロンの異常によるものを神経原性疾患と分類する
④ 運動単位の障害のなかでも，筋の異常によるものを筋原性疾患と分類する
⑤ 脳神経核そのものは運動単位に属さない

13 ⑤

14 脳神経で感覚神経をすべて答えなさい．

14 第1, 2, 8脳神経

15 脳神経で運動神経をすべて答えなさい．

15 第3, 4, 6, 11, 12脳神経

16 脳神経で混合神経をすべて答えなさい．

16 第5, 7, 9, 10脳神経

17 運動性神経線維のなかでも，発話運動において重要なものをすべて答えなさい．

17 第5脳神経（三叉神経），第7脳神経（顔面神経），第9脳神経（舌咽神経），第10脳神経（迷走神経），第12脳神経（舌下神経）

18 発話との関係から，以下の運動機能について答えなさい．
1) 三叉神経が支配している筋と運動機能について答えなさい
2) 顔面神経が支配している筋と運動機能について答えなさい
3) 舌咽神経が支配している筋と運動機能について答えなさい
4) 迷走神経が支配している筋と運動機能について答えなさい
5) 舌下神経が支配している筋と運動機能について答えなさい
6) 横隔神経（第3〜5頸神経の一部）が支配している筋と運動機能について答えなさい
7) 下位肋間神経が支配している筋と運動機能について答えなさい

18 1) 咀嚼筋を支配し，顎の運動を支配している．
2) 顔面表情筋を支配し，顔面の運動を支配している．
3) 茎突咽頭筋を支配し，発話運動にはほとんどかかわらない．
4) 軟口蓋を含む咽頭（茎突咽頭筋と口蓋帆張筋を除いたほかのすべての咽頭筋）と喉頭の筋を支配し，咽頭と喉頭の運動を支配している．

5) 舌筋を支配し，舌の運動を支配している．
6) 横隔膜を支配し，吸気運動を支配している．
7) 腹筋群（腹直筋，外腹斜筋，内腹斜筋，腹横筋）を支配し，呼気運動を支配している．

19 下位運動ニューロンと筋線維がシナプスをつくって結合している部位のことを何というか．

19 神経筋接合部

20 筋の3種の種類について答えなさい．

20 1) 骨格筋，2) 心筋，3) 平滑筋

21 以下の文中の（ ）に正しいことばを埋めなさい．
複数の筋が活動して運動が行われるさいに，中心となって作用する筋のことを(a)という．(a)と反対の方向の運動を行う筋のことを(b)という．通常，主動筋が活動するさいには，拮抗筋は(c)する．

21 (a) 主動筋，(b) 拮抗筋，(c) 弛緩

22 以下の記述で誤っているものはどれか．
①等尺性収縮では，筋長は変化しない．
②水を入れた重いバケツを手に持ってぶら下げている状態は等尺性収縮の例である．
③等張性収縮では，筋長は短縮する．
④バーベルを持って腕を屈曲させる動作は等張性収縮の例である．
⑤歩行は等尺性収縮が強調されたものである．

22 ⑤

MEMO

第4章

運動系の障害

1 錐体路系の障害

　各運動系の障害とディサースリアとの対応関係については，図2-4，図3-1ですでにふれた．ここでは，こうした対応関係について神経症候学的に学ぶ．

　錐体路系（とくに，皮質延髄路）が障害されると，大脳の運動野から生じて随意運動を引き起こすインパルスが脳幹にある運動性脳神経核に伝達されなくなる．その結果，損傷されたニューロンによって支配されている筋に運動麻痺が生じる．運動麻痺とは，身体の各部分を随意的に動かすことのできない症状のことである．麻痺の程度により，不全麻痺と完全麻痺に分けられる．

　運動麻痺は，上位運動ニューロンのレベルで障害されても，下位運動ニューロンのレベルで障害されても生じる．上位運動ニューロンの障害により生じたものを中枢性運動麻痺といい，または痙性麻痺という．これに対して下位運動ニューロンの障害により生じたものを末梢性運動麻痺といい，または弛緩性麻痺という．錐体路は中枢神経系に属するので，錐体路の障害による運動麻痺は，中枢性運動麻痺に分類される．

　中枢性運動麻痺は，大脳皮質運動野から脳幹にある脳神経核に至るまでの間の皮質延髄路のどの部位の損傷によっても生じる．こうした麻痺は脳神経核よりも上位のレベルで生じることから，核上性麻痺とも分類される．これに対して核そのものの損傷によるものは核性麻痺と呼び，核よりも下のレベルの損傷によるものは核下性麻痺と呼ぶ．核性麻痺と核下性麻痺は，いずれも末梢性運動麻痺を招く．

　中枢性運動麻痺のなかでも，延髄の第9，第10，第12脳神経の運動核と連絡している皮質延髄路が両側的に障害されたものを仮性球麻痺という．痙性ディサースリアとはこの仮性球麻痺に伴う発話障害をさしていう．

　皮質延髄路の一側性障害によるディサースリアは，痙性ディサースリアとは区別して，UUMNディサースリアに分類される．左右いずれの皮質延髄路の損傷でも発現する．脳血管障害のなかでも，ラクナ卒中（小窩性卒中）は，しばしばUUMNディサースリアの原因となる．

　さて，錐体路が障害されたさいにみられる症状を錐体路症状（錐体路徴候）といい，一般に，次の4つの症状が含められる．しかし実際には錐体路を含めた上位運動ニューロンの損傷による症状であり，錐体外路系の障害が関与していると推察されている．

　①痙性麻痺
　②深部反射の亢進
　③病的反射の出現

④表在反射の消失

表4-1に，中枢性運動麻痺（錐体路症状）と末梢性運動麻痺を比較して示した．中枢性運動麻痺では，筋力が低下するとともに筋緊張（トーヌス）が亢進し，いわゆる痙性（痙縮ともいう）を示す．上肢では屈筋群に，下肢では伸筋群に痙性が出現する傾向にある．筋緊張は発症当初は低緊張状態であるが，次第に亢進する．こうした筋緊張の亢進について，古典的には上位中枢神経系による抑制からの解放によって興奮系が過剰な状態にあると考えられてきたが，病態生理学的機序についてはいまだに不明である．また片麻痺では，しばしば痙性が高度な麻痺側にクローヌスと呼ばれる不随意運動がみられる．

筋緊張が亢進していると，筋または筋群を他動的に運動させたさいに異常に抵抗が大きく感じられる．下顎反射などの深部反射は亢進し，筋萎縮はみられない．バビンスキー反射，口輪筋反射，口とがらし反射などの病的反射が出現する．

筋力は中枢性運動麻痺でも末梢性運動麻痺でも低下するが，両者には本質的な相違がある．末梢性麻痺が量的麻痺であるのに対して，中枢性麻痺は質的麻痺である．というのは，末梢性麻痺では筋力低下，筋緊張低下，深部反射の低下とすべてが負の方向への変化を示すのに対して，中枢性麻痺では筋力低下という負の方向への変化ばかりでなく，筋緊張の亢進や深部反射の亢進といった正の方向への変化を伴うからである．したがって末梢性麻痺では単に筋力の低下としてとらえられ，筋力測定だけでその程度を評価することができるのに対して，中枢性麻痺では随意的な運動制御の障害としてとらえられ，その程度は筋力測定といった量的な判定よりも質的な判定に依拠する必要がある．

また，中枢性片麻痺の異常な病態として，重症なほど個々の関節を分離して動かす複雑な運動が困難となる症状がみられる．これは，目的とする筋の麻痺に加えて，神経回路への抑制がとれ，随意運動の努力のさいにある組み合わせの筋群が同時に収縮してしまうことによる．このように随意運動あるいは反射によって誘発されるある組み合わせの運動を共同運動という．共同運動には，上下肢ともに屈筋共同運動パターンと伸筋共同運動パターンとがある．すなわち，上肢ならば肩，肘，手，指の諸関節を同時に屈曲させてしまうか，あるいは伸展させてしまう．屈曲と伸展を適宜に組み合わせた動作が不可能な状態となる．

中枢性片麻痺では，連合反応と呼ばれる病態もみられる．これは，随意的に運動を行おうとす

表4-1 中枢性運動麻痺と末梢性運動麻痺の比較[6]

	中枢性運動麻痺	末梢性運動麻痺
麻痺の性質	痙性	弛緩性
深部（腱）反射	亢進	低下または消失
表在反射	消失	低下または消失
病的反射	＋	－
筋萎縮	ごく軽度あるが，これは廃用性筋萎縮による（±）	＋
筋緊張	亢進	減弱
線維束性収縮	－	±
麻痺の範囲	侵される筋群は比較的広範囲	比較的小範囲で孤立した筋のみが侵される

るさいに，身体の他の部位に不随意な動きや姿勢の変化が生ずることをいう．共同運動も広義の連合反応と理解される．片麻痺例でよくみられるのは，健側肢の随意運動を強く行わせるときに麻痺肢に現れる運動である．たとえば，健側の手を強く握らせると患側の手指も握るように屈曲してくる症状が観察される．片麻痺にみられる連合反応のパターンは，上肢には健側と同じ種類の運動が患側に誘発され，下肢には健側と逆の運動が生じる傾向がある．

　その他，中枢性運動麻痺では，強制もしくは病的泣き・笑いをしばしば合併する．そのため，口腔・顔面に不随意運動が生じる．とくに発声発語課題を行わせると生じやすい．顔面筋の攣縮（spasm）の一種と考えられている[4]．

　中枢性運動麻痺の原因には，血管障害，外傷，腫瘍，感染，変性疾患などがある．

2 錐体外路系の障害

　錐体外路系が障害されると，錐体外路症状と呼ばれる一連の異常がみられ，これには筋緊張，姿勢，協調運動などの異常が含まれる．明らかな運動麻痺は認められない．

　表4-2に，錐体路症状と錐体外路症状を比較して示した．錐体路系の障害でも錐体外路系の障害でも筋緊張は亢進する．しかし両者は区別され，錐体路障害において筋緊張が亢進した症状は，痙性と呼ばれる．たとえば肘を他動的に伸展させると抵抗が感じられ，とりわけ始めは大きく感じられるが，伸展させる力を加え続けると突然抵抗が減弱し伸展される．ちょうど折りたたみナイフと似ていることから，これを折りたたみナイフ現象という．錐体路症状において緊張が亢進するのは，屈筋か伸筋のいずれかである．

　これに対して，錐体外路障害において筋緊張が亢進した症状は，固縮と呼ばれる．この場合，他動的に運動を行うと，運動している間ずっと抵抗が感じられる．これを鉛管様固縮という，またはガクガクガクと抵抗が間欠的に増減することがあることから，歯車様固縮という．このさいも，他動運動で抵抗の大きさが変わるわけではない．錐体外路症状では屈筋も伸筋も緊張が亢進しているので，屈伸両方向に異常な抵抗が感じられる．錐体路症状と錐体外路症状は，筋緊張の他に，深部反射や不随意運動などでも異なる．

　なお，痙性と固縮に類似した用語として拘縮があるが，これは他動的に力を加えても関節可動域が制限されている状態のことをいう．運動麻痺に起因するものを神経性拘縮といい，痙性麻痺

表4-2 錐体路症状と錐体外路症状の比較[6]

	錐体路症状	錐体外路症状
1. 筋緊張亢進		
a. 特徴	痙性（折りたたみナイフ現象）	筋固縮（一様な強剛または歯車現象）
b. 分布	上肢では屈筋群 下肢では伸筋群	四肢・体幹のすべての筋 （屈筋群により著明）
2. 深部（腱）反射	亢進	正常または軽度亢進
3. バビンスキー徴候	＋	－
4. 運動麻痺	＋	－または軽度＋
5. 不随意運動	－	＋

でも弛緩性麻痺でも，神経性拘縮が生じる．痙性麻痺によるものを痙性拘縮という．この他に，筋性拘縮，関節性拘縮がある．筋性拘縮とは，種々の原因で筋の収縮性または伸展性が減弱して関節可動域が制限されている状態である．高齢者の長期臥床や長期ギプス固定による筋の短縮などがその例である．関節性拘縮としては，関節内外の組織の炎症や外傷による萎縮によるものがある．

錐体外路障害の原因には，感染，薬物，中毒，血管障害，腫瘍，代謝異常，変性疾患がある．

さて，錐体外路系の障害は，①運動低下（減少），②運動過多に二分される．これは，フォクトら[3]のドイツ学派の流れによるものである．運動低下には，パーキンソン症候群が含まれ，これに伴うディサースリアは運動低下性ディサースリアに分類される．運動過多には，多様な不随意運動を呈する疾患が含まれる．運動過多に伴うディサースリアは，運動過多性ディサースリアに分類される．以下では，錐体外路系の障害について，この2種に分けて解説する．

1) 運動低下

パーキンソン症候群（パーキンソニズム）＊では，①振戦，②筋固縮（筋強剛），③無動・動作緩慢を3大徴候とする．振戦は上肢に最もよくみられるが，舌，下顎，下肢にもしばしば出現する．パーキンソン病の代表的な不随意運動であり，主に安静時にみられることから，安静時もしくは静止時振戦という．ほとんどのクライアントで認められる症状である．固縮は，頸部，体幹，四肢近位筋に出現しやすい．顔面筋にも，多くのクライアントで，触診で筋緊張の亢進がみられる．無動というのは，寡動ないし運動機能減少ともいう．運動がなくなるのではない．自発運動が乏しくなり，また随意運動を開始するのに時間がかかり，開始した動作も緩慢になるということである．これらの3大徴候に姿勢反射障害を含めて4大徴候ということもある．姿勢反射とは，頭部や体幹が傾いたときに重力に対して正しい位置へと復元する反射である．**表4-3**に，パーキンソン症候群の症候についてまとめた．

随伴症状ないし臨床症状として，仮面様顔貌（表情が乏しくなり，瞬目が減少する），マイヤーソン徴候，小声症（声量の低下），姿勢異常，小字症（小書症ともいい，書字が小さくなる），突進現象，歩行障害（小幅で歩く小刻み歩行，加速歩行），すくみ現象，矛盾運動，が認められる．すくみ現象はすくみ足ともいい，歩行を開始したり，方向を転換するさいに足がすくんだようになって，しばし歩き始めることがむずかしくなる現象である．階段や横断歩道のような視覚刺激のある場所ではかえって足が出やすく，また，線を引いてまたがせながら歩かせると，円滑に歩行する．こうした症状を矛盾運動という．四肢の腱反射は原則として変化しないが，初期に亢進を示すことがある．四肢や体幹の屈曲運動は行いやすいが，伸展運動はむずかしい．中等度以上に進行すると筋力低下を招きやすいが，これは二次的廃用症候群とも考えられる．

パーキンソン症候群の主な症状は，こうした①運動系の症状と，②精神系の症状（抑うつ，知能の低下，幻覚，妄想など），③自律神経系の症状（便秘，排尿障害，起立性低血圧，発汗異常，脂顔），に分類することができる．会話時における発話の加速化は，歩行時にみられる加速歩行に類似するものである．また会話時における発声発語器官の運動範囲の狭小化は，歩行時にみられる小刻み歩行に類似するものである．また，発声起始困難は，すくみ足に類似するものである．会話時にこうして運動範囲が著しく狭小化して発話が不明瞭となるクライアントに対して，ペーシング・ボードを用いて指でスロットをポインティングさせながら会話をさせると構音器官の運

＊：広義ではパーキンソン病も含まれる．本書ではパーキンソン症候群という用語を広義で解釈して用いる

表4-3 パーキンソン症候群の症候[6]（一部改変）

3大特徴			
	1. 振戦		4〜6Hzの規則正しい安静時粗大振戦と，手指の細かい体位振戦からなる
	2. 筋固縮		筋の歯車様または鉛管様の固さ
	3. 無動・動作緩慢（寡動）		運動の開始が遅く，動作の進行がのろいこと．他の神経症状（仮面様顔貌，ディサースリア・歩行障害，すくみ現象など）の基礎をなす
随伴症状ないし臨床的特徴	1. 運動系の症状		
		①姿勢反射障害	体が傾いたとき元に戻れない現象
		②仮面様顔貌	瞬きが少なく，表情が乏しい
		③マイヤーソン徴候	眉間を叩くと眼輪筋の収縮亢進がみられる
		④ディサースリア	小声でぼそぼそとしゃべり，同時に次第に早口となる
		⑤姿勢異常	肘と膝をやや屈曲した前屈姿勢を示す
		⑥書字障害	字がふるえ，さらに書いているうちに次第に字が小さくなる（小字症）
		⑦突進現象	立ち直り反射の障害のために，押されるとその方向へよろめいていく
		⑧歩行障害	地面を爪先でこすりながら小幅で歩く（小刻み歩行）．さらに歩いているうちに次第に速足となり立ち止まることができない（加速歩行）．腕の振りがみられない
		⑨すくみ現象	歩行開始時や歩行中に足がすくんで動けなくなる（すくみ足）
		⑩矛盾運動	すくみ足があるにもかかわらず，階段の昇り降りや線をまたぐことはスムーズにできる
	2. 精神系の症状		自発性低下．思考がのろくなり，ときに知能低下を呈する．抑うつ傾向がみられる
	3. 自律神経系の症状		脂顔，流涎，発汗過多，起立性低血圧，排尿障害，便秘，陰萎，皮膚網状斑，下肢のむくみ

動が円滑となって明瞭度が劇的に上昇するのは珍しくないが，これは矛盾運動を臨床的に応用したものに他ならない．

図4-1に，パーキンソン病例の姿勢の特徴について示した．仮面様顔貌で，前屈位（前かがみの姿勢）をとり，頸，肘，膝，手指を屈曲した姿勢を特徴とする．静止時振戦が上肢でとくに著明で，指先で小さな玉を丸めるような仕草であることから，「丸薬丸め運動（ピル・ローリング・トレモア）」と呼ばれる．

パーキンソン症候群に含まれる疾患は多様である．前述の4大徴候の複数の徴候が認められる場合にパーキンソン症候群とされるが，最も典型的なパーキンソン症候群を呈するはずのパーキンソン病でも，すべての徴候が常に揃っているわけではない．

パーキンソン症候群のなかでもパーキンソ

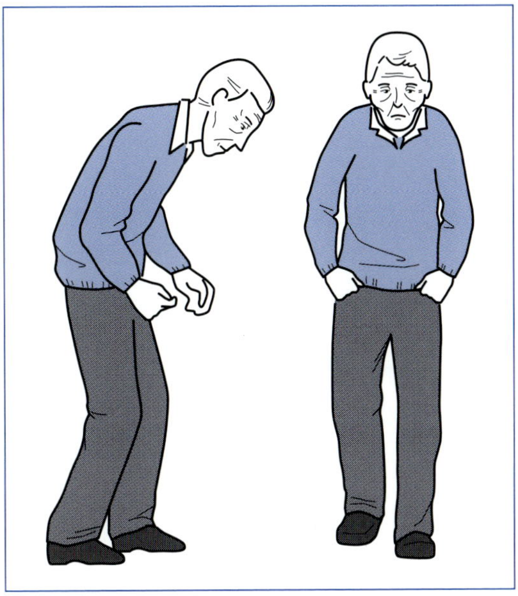

図4-1 パーキンソン病例の身体的特徴[6]
仮面様顔貌，前屈姿勢，手指の屈曲が目立つ

表4-4 パーキンソン病の重症度に関するヤール(Yahr)の分類

stage Ⅰ	症状は一側性で,機能的障害はないかあっても軽微
stage Ⅱ	両側性の障害があるが,姿勢保持の障害はない.日常生活,職業は多少の障害はあるが行いうる
stage Ⅲ	立ち直り反射に障害がみられる.活動はある程度制限されるが職種によっては仕事が可能であり,機能的障害は軽ないし中等度だが,まだ誰にも頼らず1人での生活が可能である
stage Ⅳ	重篤な機能障害を呈し,自力のみによる生活は困難となるが,まだ支えられずに立つこと,歩くことはどうにか可能である
stage Ⅴ	立つことも不可能で,介助なしにはベッドまたは車いすにつきっきりの生活を強いられる

ン病(PD)は,大多数を占める.本疾患は,中脳の黒質でつくられる神経伝達物質の一つであるドーパミンが減少して起こる病気である.通常加齢に伴い脳の神経細胞は脱落・変性し減少するが,パーキンソン病では通常の加齢以上に中脳の黒質にある神経細胞の脱落・変性が著しくなる.

パーキンソン病の重症度として,ヤール(Yahr)の分類が広く用いられている(表4-4).またパーキンソン病では,オンオフ現象があることが知られている.L-ドパ(L-dopa)が効いている時期(on)と効かなくなる時期(off)とが比較的急速に交代して起こり,1日に何度も繰り返す.オンの時期には,不随意運動を伴いやすい.不随意運動の評価として,異常不随意運動評価尺度(AIMS:abnormal involuntary movement scale)がある.

2)運動過多

運動過多には,多様な不随意運動を呈する疾患が含まれる.不随意運動とは,意思とは無関係に起こる運動過多状態である.振戦,舞踏病,アテトーゼ,ジストニー,バリスム,ミオクローヌス,チックなどがある.表4-5に,主要な不随意運動の病型と臨床症状について示した.

振戦は最も多い不随意運動である.①パーキンソン病でみられる安静時振戦,②本態性振戦,③小脳失調でみられる企図振戦は,とくに臨床上重要である.これらのなかで,本態性振戦に伴う音声振戦症は,従来音声障害として分類されてきたが,近年,米国では運動過多性ディサースリアと分類されるようになった[1].その他,生理的振戦は健常者でしばしばみられる一過性のものであり,疲労や感情的興奮に伴って出現したり,寒冷時に出現したりする.

アテトーゼとジストニーは同じ病態であり,アテトーゼは主に四肢を侵し,ジストニーは体幹と近位部を侵すという考えが従来支配的であった.しかし今日では両者は区別され,不随意運動としてのアテトーゼとジストニーは,部位のみでなく動きの速さと背景にある筋緊張の程度が異なる.

ジストニーは原因疾患および部位の双方から分類される.原因疾患からみた場合,特発性ジストニーと症候性ジストニーに二分される.特発性ジストニーは原因不明で遺伝子異常が確定したものあるいは孤発性のものを含み,ジストニーおよび関連病態のみが症状として現れるものをいう.症候性ジストニーの大多数は,基底核,とくに被殻に基本的には神経細胞を含む壊死性病変が生じ,筋固縮によるジストニー姿勢を呈する疾患である.多くはパーキンソニズムやアテトーゼなど他の錐体外路症状を合併する基底核の器質性疾患である.

部位別にみると,運動過多性ディサースリアのなかで,口部顔面ジストニーは最も多い[1].しかし,痙性斜頸あるいは頭部ジストニーでもディサースリアは重度ではないが多くの異常性が認められることがある.なお,口腔周辺に出現するジストニーの名称は混乱しており,口部顔面ジ

表4-5 主要な不随意運動の病型と臨床症状[7]（一部改変）

不随意運動	主な病型	臨床症状
舞踏病	A. 小舞踏病（シデナム舞踏病）	ふつうリウマチ熱により学童期に出現する．顔と手に目立ち，顔ゆがめ，舌出し，手の落ち着かない動きがみられる
	B. ハンチントン舞踏病	常染色体優性遺伝の疾患で，ふつう中年以後に発症する．上下肢や顔面に舞踏運動が起こり，同時に精神荒廃が進む
	C. 妊娠舞踏病	妊娠期間中に一過性にみられるもの
	D. 老人性舞踏病	老年者の上下肢，顔面に出現するが，他の神経症状を伴わない
アテトーゼ	A. 先天性アテトーゼ	出産時仮死，核黄疸などの脳性麻痺によることが多い
	B. 後天性アテトーゼ	ウィルソン病，脳血管障害，フェノチアジン中毒，L-DOPA中毒でみられる
	C. 仮性アテトーゼ（ピアノ演奏様指）	閉眼し上肢を前方挙上させると，手指が緩やかにピアノをひくような動きをする．ときには腕全体が偏位する．深部感覚障害による
ジストニー	A. 捻転ジストニー（変形性筋ジストニー）	遺伝性疾患で5～15歳で発病し，四肢・体幹を侵す．はじめは間欠性のねじるような動きであるが，やがてねじれた姿勢が持続的となる
	B. 痙性斜頸	20～60歳で始まり，胸鎖乳突筋，後頸筋の収縮のために，頸部が反復性に側方（ときに後方）へ回転する
	C. メージュ症候群（眼瞼痙攣－口・下顎ジストニー）	中年以後に始まり，両側の眼瞼痙攣に加えて口を開いたり，後方へ引くようなジストニーがみられる
	D. 後天性ジストニー	ウィルソン病，脳腫瘍，脳炎後パーキンソニズム，フェノチアジン中毒，L-DOPA中毒でみられる
バリスム	ヘミバリスム	ルイ体の病変（ふつう出血，梗塞）で起こり，反対側の上下肢にバリスムを起こす
チック	A. 本態性チック	学童期にみられ，顔面チックから全身的なもの（多発性チック）まである
	B. 疼痛性チック（痙攣性チック）	三叉神経痛のために顔面痙攣が起こるもの
	C. ジルデラトゥレット症候群	小児期に部分的なチックで始まるが，次第に全身性チックとなり，同時に同語反復，汚言症などを示す
ジスキネジー	A. 口部ジスキネジー（口・頬・舌ジスキネジー）	口唇を動かす，もぐもぐ噛む，舌をこね突き出すような口周辺の不随意運動がみられる．老人に特発性に起こるものと，薬物性（フェノチアジン，L-DOPAなど）に起こるものがある
	B. 遅発性ジスキネジー	フェノチアジン系薬物の長期使用によって起こる．口部ジスキネジー，四肢・体幹のアテトーゼやジストニーがみられ，薬物を中止しても消えないことが多い

ストニー，口下顎ジストニー，舌ジストニー，下顎ジストニーなど，出現部位に応じて諸種の名称が用いられている．口下顎ジストニーに眼瞼攣縮が合併したものを，メージュ症候群という．

舞踏病（舞踏運動，コレア）は，速さがチックやミオクローヌスとアテトーゼの中間にあたる比較的速い動きを呈する不随意運動である．出現部位は，顔面，舌，四肢，体幹など全身である．典型的な舞踏病を呈するハンチントン舞踏病は，不随意運動（舞踏運動）と進行性の認知症を主

症状とし，病理学的には大脳の線条体（尾状核と被核）の神経細胞の変性脱落を示す常染色体優性遺伝の疾患である．

ミオクローヌスは，臨床的にしばしば遭遇する不随意運動である．素速い電撃的な筋収縮が反復するものである．律動的なものと非律動的なものがある．骨格筋ミオクローヌス，軟口蓋ミオクローヌス，眼球ミオクローヌスは律動的な収縮を繰り返し，これらを総称してミオリトミー（myorhythmia）と呼ぶ．軟口蓋ミオクローヌスは，今日では持続的な律動性ゆえに振戦に分類され，口蓋振戦と呼ばれる．多くのミオクローヌスは安静時にみられるが，動作の開始時または動作中だけ現れるものがあり，動作（企図）性ミオクローヌスと呼ばれる．

バリスムは不随意運動のなかで最も激しい運動である．その語源が「投げる」の意に由来するように，上肢あるいは下肢を投げ出すような，あるいはキックするような激しい不随意運動を呈する．通常は顔面を含めた半身に出現し，片側バリスムと呼ばれる．

運動過多性ディサースリア例では，発声発語器官のなかでも顔面，舌，下顎，喉頭が複合的に障害される傾向が認められるのに対して，呼吸器にあまり異常が出現しない傾向にある[1]．

3 小脳系の障害

小脳の障害によって認められる臨床症状は，小脳性運動失調症である．運動失調はその障害部位により，①脊髄性，②小脳性，③前庭迷路性，④前頭葉性に区分される．これらのなかで，ディサースリアは小脳性運動失調でのみ発現し，失調性ディサースリアに分類される（図2-4）．そこで本書でも，以下失調症というさいには小脳性運動失調症のことをさしていうことにする．

失調症は四肢失調と体幹失調に分けることができる．四肢失調というのは上下肢の運動時においてみられるものであり，協調運動障害ともいう．筋の時間的，空間的，量的制御が不適切になるために，運動の範囲，力，速度，方向，タイミングなどを適切に調節できなくなり，運動が拙劣となる．

こうした四肢の主な協調運動障害には，測定異常（ジスメトリア），すなわち目的物を取ろうとして手を伸ばすと目的物を通り越したり（測定過大），あるいは目的物に及ばなかったりするもの（測定過小）がある．指-鼻-指試験や踵膝試験で検出される（図4-2-a）．また随意運動を行うさいに手がふるえる症状は企図時振戦と呼ばれる．

手を交互に回内回外させるとそのリズムや角度がそのつど変化し円滑に行うことがむずかしい症状は，交互変換障害と呼ばれ

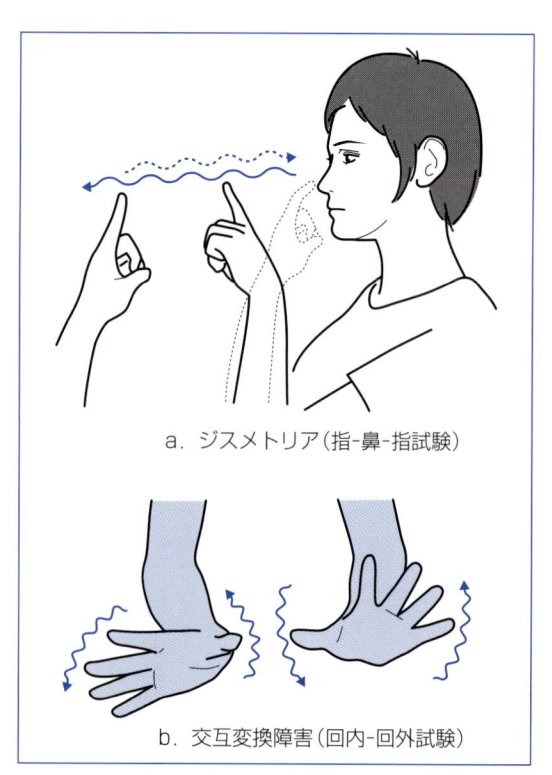

図4-2 協調運動障害の種類[8]（を基にして作成）
　a：目標物へ四肢を到達させる場合に，距離の誤りと運動軌道の乱れが生じる．
　b：拮抗する運動のスムーズな切り返しができない．

る（図4-2-b）．交互反復運動時に速度が低下し，拙劣となる．運動のリズムが不整となることから，リズム運動不能症ともいわれる．発声発語器官の交互変換障害を検出するには，/a/，/pa/，/ta/，/ka/の音節の反復運動（ディアドコキネシス，DDK）を行わせる．

交互変換障害は，共同運動障害のために拮抗筋の収縮・弛緩が速やかに行えないために起こる．共同運動障害というのは，一つの随意運動を構成する複数の動きが協調しないで，共同筋，拮抗筋，固定筋などの個々の運動が分解してしまう（個々の筋群がバラバラに支配されてしまう）ことによる連合運動機能の障害である．失調性ディサースリアに特徴的な断綴性発話も，この共同運動障害に起因すると考えられる[2,4]．その他，書字を行わせると文字が大きくなる大字症も特徴的症状である．

体幹失調というのは，体幹のバランスがとりにくくなるということであり，平衡障害ともいう．仰臥位で検査を行うと四肢の協調運動機能が保持されていることがわかり，振戦もみられない．

失調性ディサースリアは，①小脳虫部，②左右の小脳半球，③上小脳脚のいずれでも発現するが，損傷部位による発話症状に相違がみられるようである[1,6]．

さて，小脳変性疾患はしばしば脊髄の退行変性を合併することから，一般に脊髄小脳変性症（SCD）と総称されてきた．脊髄小脳変性症に関連する症候群として，多系統萎縮症（MSA）がある．最近では，一般にシャイ・ドレーガー症候群（SDS），オリーブ橋小脳萎縮症（OPCA），線条体黒質変性症（SND）の3つの疾患を1つにまとめて呼ぶのに用いられる（**図4-3**）．というのは，これらの疾患は発病の初期にはそれぞれ特徴的な症状，つまりシャイ・ドレーガー症候群では自律神経系の症状が，オリーブ橋小脳萎縮症では小脳症状が，線条体黒質変性症ではパーキンソン症状を中核とする錐体外路症状が中心だが，なかにはシャイ・ドレーガー症候群とオリーブ橋小脳萎縮症あるいは線条体黒質変性症の症状が初めから混在している移行型もみられ，また病気が進行すると自律神経症状，小脳症状，錐体外路症状のすべてがみられるようになり，最終的にはこれら3疾患は臨床的にも病理学的にも区別がつけにくくなり多系統萎縮症と呼ぶしかない像を呈することが多いからである．すなわち1系統の変性ではなく，自律神経系，小脳系，錐体外路系と多系統の萎縮が生じているといえる．

小脳疾患の原因には，遺伝性の神経変性疾患，血管障害，腫瘍，感染，外傷，中毒，代謝異常などがある．

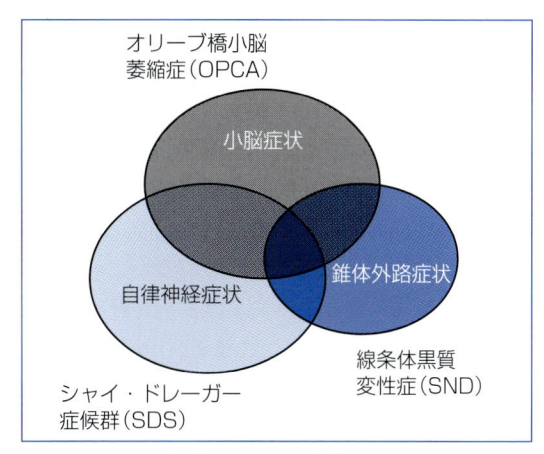

図4-3　多系統萎縮症（MSA）[6]

4 下位運動ニューロンの障害

下位運動ニューロンは，脳幹にある運動性脳神経核から始まり，神経筋接合部で筋と接合している．脳神経核そのものが損傷された核性の障害でも，核よりも下位のレベルで受傷した核下性の障害でも，弛緩性もしくは末梢性運動麻痺を呈する．

弛緩性ないし末梢性運動麻痺を起こす部位についてまとめると，①下位運動ニューロン，②神

経筋接合部，③筋である．末梢性運動麻痺によって生じる発話障害は，弛緩性ディサースリアに分類される．

中枢神経系の損傷では筋群がまとまって障害される．その代表例は四肢麻痺や片麻痺である．これに対して末梢神経系の損傷では，そのニューロンが支配する筋だけが限局的に損傷される．喉頭だけが損傷されたり顔面だけが損傷されることは，珍しくない．下位運動ニューロンの損傷に起因する末梢性麻痺はニューロパチーと呼ばれ，単ニューロパチー，多発ニューロパチー，多発性単ニューロパチーに分けられる．

さて，脳幹にある疑核および舌下神経核から出ている第9，第10，第12脳神経の障害のことを球麻痺という．しばしば，第7脳神経も一緒に障害される．したがって，舌，咽頭，顔面に弛緩性麻痺が認められる．疑核というのは，すでに解説したように舌咽神経，迷走神経，副神経頭蓋根の運動神経根である．球麻痺は核性の障害でも核下性の障害でも起こる．あるいは，神経筋接合部の病変でも生じる．

末梢性運動麻痺の症状については先にもふれたが（表4-1），筋力低下，筋緊張低下がみられる．深部反射と表在反射は，低下ないし消失する．筋は萎縮し，筋のピクピクとする筋線維束収縮が認められることがある．筋緊張が低下していると，筋または筋群を他動的に運動させるさいに異常に抵抗が小さく感じられる．

筋萎縮とは筋の容積が減少した状態をさし，筋力低下を伴う．筋萎縮には，以下の3つがある．
①神経原性筋萎縮
②筋原性筋萎縮
③廃用性筋萎縮

神経原性筋萎縮というのは下位運動ニューロンの障害による筋萎縮であり，筋原性筋萎縮というのは筋そのものの障害による筋萎縮であり，廃用性筋萎縮というのは長期臥床やギプス固定などで長い間筋を使用しないことから生じる筋萎縮である．この他に頭頂葉性筋萎縮があるが，稀である．筋萎縮は視診と触診によって判断される．

末梢性麻痺は量的麻痺であるため，筋力測定によりその重症度を判定できる．臨床的には，ディサースリアに対しては標準ディサースリア検査（AMSD）が，四肢の運動麻痺に対しては徒手筋力テスト（manual muscle testing：MMT）が普及している．

弛緩性麻痺とそれに伴う弛緩性ディサースリアは，しばしば椎骨動脈－脳底動脈系の障害により発現する．橋底部の広範な病変や両側中脳大脳脚の病変で発現する閉じ込め症候群（LIS）では，発声発語器官と四肢に重篤な運動障害が認められる．

ワレンベルグ症候群は，延髄外側症候群とも呼ばれる．椎骨動脈の血栓が原因となり，延髄外側部に病変がある．発作時には，めまい，悪心，嘔吐，頭痛が突発する．迷走神経背側核，疑核，弧束核，三叉神経脊髄路核など諸種の脳神経核や，脊髄視床路，前脊髄小脳路，下小脳脚などの神経路が障害される．その結果として，病変と同

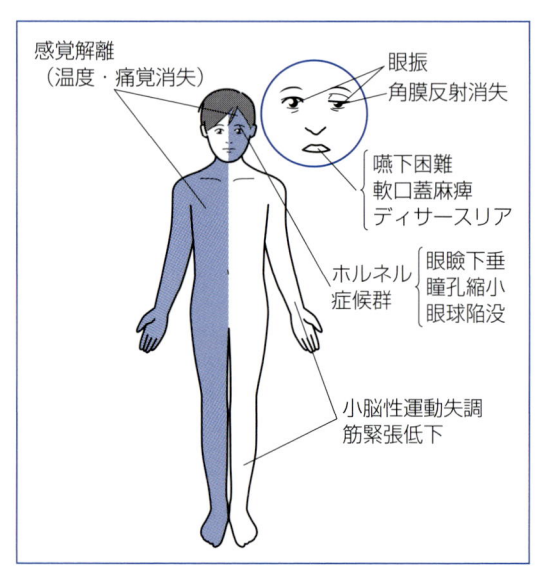

図4-4　ワレンベルグ症候群の症状[6]

側に顔面の温度・痛覚消失，角膜反射の低下ないし消失，ホルネル症候群，眼振，ディサースリア，嚥下障害，小脳性運動失調を認める（図4-4）．また病変と反対側の上下肢の温度・痛覚の低下ないし消失を認める．ホルネル症候群とは，縮瞳，眼瞼下垂，眼裂狭小，眼球陥没，患側顔面の発汗減少などがみられる症状のことをいう．

ワレンベルグ症候群において発声発語器官にしばしば認められる運動麻痺は，疑核の損傷に起因する病側の反回神経麻痺と軟口蓋麻痺である．これに伴う発話障害は，弛緩性ディサースリアである．このディサースリアには，高率で嚥下障害を合併する．さらにこれに加えて，発声発語器官に小脳性失調症が認められることがある．この場合は，失調性ディサースリアが重複し，音声言語病理学的には，混合性ディサースリアと判定される．

その他に下位運動ニューロン障害を起こす重要な疾患として，ギラン・バレー症候群（GBS）や重症筋無力症（MG）などがある．

5 筋の障害

神経原性疾患がニューロパチーとも呼ばれるのに対して，筋疾患はミオパチーとも呼ばれる．筋疾患というのは，筋自体の病変による筋障害であり，筋原性障害である．筋疾患の主な臨床症状は筋力低下と筋萎縮（筋原性）である．弛緩性麻痺を起こし，弛緩性ディサースリアの原因となる．筋疾患には遺伝性と非遺伝性がある．発話障害にとくに関連しやすい筋疾患には，筋ジストロフィー，筋緊張症，多発性筋炎などがある．

6 脊髄損傷

脊髄損傷（SCI）例では，吸気筋と呼気筋がともに障害され得る．吸気筋の主動筋である横隔膜を支配する脊髄神経は第3～5頸髄から出ているので，受傷部位が第3頸髄以上のレベルであると吸気筋麻痺が出現する．第4頸髄以下であれば，十分な換気が得られる．しかし第5頸髄の受傷であっても，随意的な呼気運動は障害される．

脊髄損傷例では，通常呼吸筋が障害されても他の脳神経領域に異常は認められない．留意すべきことだが，呼吸筋麻痺が発話に影響を及ぼしていれば，言語病理学的にはディサースリアと診断される．

文 献

1) Duffy, J. R.：Motor Speech Disorders：Substrates, differential diagnosis, and management（2nd ed.）. Mosby, 2005.
2) Gilman, S., bloedel, J. R., Lechtenberg, R.：Disorders of the cerebellum. Philadelphia, FA Davis, 1981, pp208～211.
3) Vogt, C. und Vogt, O：Zur Lehr der Erkrankungen des striären Systems. *J. Psychol. Neurol.*（*Lpz*）. 25：627, 1920.
4) 岩田　誠："ことば"と脳. 神経（厚東篤生・編），医学書院，1986，pp67～98.
5) 斉藤　宏：失調症のリハビリテーション—脊髄小脳変性症を中心に—. 神経疾患のリハビリテーション（平井俊策・編），南山堂，1984，pp115～128.
6) 西尾正輝：ディサースリアの基礎と臨床 第1巻 理論編. インテルナ出版，2006.
7) 平井俊策，森松光紀，江藤文夫，岡本幸市：目でみる神経内科学，第2版，医歯薬出版，2004，p102.
8) 奈良　勲（監），吉尾雅春（編）：運動療法学 総論. 標準理学療法学 専門分野，医学書院，2001.

実力テスト

問　題	解　答
1 運動麻痺を重症度に基づいて2種に分けなさい.	**1** 不全麻痺と完全麻痺
2 以下で誤っているものはどれか. 　①上位運動ニューロンの障害により中枢性運動麻痺が生じる. 　②上位運動ニューロンの障害により痙性麻痺が生じる. 　③下位運動ニューロンの障害により末梢性運動麻痺が生じる. 　④上位運動ニューロンの障害により弛緩性麻痺が生じる. 　⑤錐体路の障害による運動麻痺は，中枢性運動麻痺に分類される.	**2** ④
3 以下で誤っているものはどれか. 　①核性麻痺では末梢性麻痺が生じる. 　②核下性麻痺では，末梢性麻痺が生じる. 　③核上性麻痺では，中枢性麻痺が生じる. 　④仮性球麻痺は核性麻痺で生じる. 　⑤仮性球麻痺は皮質延髄路の両側性損傷で生じる.	**3** ④
4 UUMNディサースリアについて，以下で誤っているものはどれか. 　①皮質延髄路の一側性障害で生じる. 　②核性損傷でも生じることがある. 　③ラクナ卒中がしばしば原因となる. 　④左右いずれの皮質延髄路の損傷でも発現する. 　⑤核下性麻痺で生じることはない.	**4** ②
5 錐体路症状に含められないものはどれか. 　①痙性麻痺 　②深部反射の亢進 　③病的反射の出現 　④表在反射の消失 　⑤筋緊張の低下	**5** ⑤
6 錐体路の損傷に関する記述として誤っているものはどれか. 　①下顎反射の亢進 　②筋萎縮の出現 　③バビンスキー反射の出現 　④口輪筋反射の出現 　⑤口とがらし反射の出現	**6** ②
7 中枢性片麻痺の異常な病態として認められる共同運動とは何か.	**7** 個々の関節を分離して動かす複雑な運動が困難となる症状で，このような組み合わせの運動の異常のことを共同運動という.
8 中枢性片麻痺の異常な病態として認められる連合反応とは何か.	**8** 随意的に運動を行おうとするさいに，身体の他の部位に不随意な動きや姿勢の変化が生ずることをいう.

9 以下の記述で，錐体外路症状として不適切なものはどれか．　　　　　9 ②
　①筋固縮がみられる．
　②折りたたみナイフ現象がみられる．
　③鉛管様固縮がみられる．
　④歯車様固縮がみられる．
　⑤深部反射は正常または軽度亢進である．

10 パーキンソン症候群で特徴的にみられる臨床症状として不適切なもの　10 ⑤
　はどれか．
　①振戦
　②固縮
　③姿勢反射障害
　④無動
　⑤痙性

11 パーキンソン症候群で特徴的にみられる臨床症状として不適切なもの　11 ④
　はどれか．
　①仮面様顔貌
　②マイヤーソン徴候
　③小声症（声量の低下）
　④大字症
　⑤突進現象

12 パーキンソン症候群で特徴的にみられる臨床症状として不適切なもの　12 ①
　はどれか．
　①難聴
　②すくみ現象
　③矛盾運動
　④抑うつ
　⑤幻覚

13 パーキンソン症候群で特徴的にみられる臨床症状として不適切なもの　13 ⑤
　はどれか．
　①脂顔
　②便秘
　③排尿障害
　④起立性低血圧
　⑤運動範囲の拡大化

14 パーキンソン症候群に関する記述として不適切なものはどれか．　　　14 ⑤
　①仮面様顔貌がみられる．
　②前屈位（前かがみの姿勢）をとる．
　③静止時振戦が上肢でとくに著明である．
　④丸薬丸め運動（ピル・ローリング・トレモア）がみられる．
　⑤ドーパミンが過剰となる病気である．

15 運動過多に含まれない疾患はどれか．
　①舞踏病
　②ウィルソン病
　③アテトーゼ
　④ジストニー
　⑤バリスム
　⑥ミオクローヌス
　⑦チック

15 ②

16 失調症に関する以下の記述で誤っているものはどれか．
　①四肢失調と体幹失調に分けることができる．
　②四肢失調は協調運動障害ともいう．
　③運動が拙劣となる．
　④筋力低下を認める．
　⑤しばしば歩行困難を伴う．

16 ④

17 失調症に関する所見として不適切なものはどれか．
　①測定異常（ジスメトリア）
　②測定過大
　③安静時振戦
　④指-鼻-指試験で異常が検出される．
　⑤測定過小

17 ③

18 失調症に関する所見として不適切なものはどれか．
　①交互変換障害
　②交互反復運動時に速度が低下し，拙劣となる．
　③運動のリズムが不整となる．
　④断綴性発話
　⑤小字症

18 ⑤

19 小脳変性疾患に関する記述として不適切なものはどれか．
　①一般に脊髄小脳変性症（SCD）と総称されてきた．
　②多系統萎縮症（MSA）という用語が用いられることもある．
　③MSAにはシャイ・ドレーガー症候群（SDS）が含まれる．
　④MSAにはオリーブ橋小脳萎縮症（OPCA）が含まれる．
　⑤MSAはSCDと同義である．

19 ⑤

20 下位運動ニューロンに関する記述として不適切なものはどれか．
　①脳幹にある運動性脳神経核から始まる．
　②神経筋接合部で筋と接合している．
　③混合性ディサースリアを呈する．
　④受傷すると弛緩性運動麻痺を呈する．
　⑤受傷すると末梢性運動麻痺を呈する．

20 ③

21 下位運動ニューロン損傷に起因する末梢性麻痺に関する記述として不適切なものはどれか．
　①ニューロパチーと呼ばれる．
　②単ニューロパチーが含まれる．
　③多発ニューロパチーが含まれる．
　④片側性ニューロパチーが含まれる．
　⑤多発性単ニューロパチーが含まれる．

21 ④

22 球麻痺とは何か．

22 脳幹にある疑核および舌下神経核から出ている第9，第10，第12脳神経の障害のことを球麻痺という．

23 末梢性運動麻痺の症状として不適切なものはどれか．
　①筋力低下
　②筋緊張低下
　③深部反射の低下ないし消失
　④表在反射の亢進
　⑤筋の萎縮
　⑥筋線維束収縮

23 ④

24 ワレンベルグ症候群の症状として不適切なものはどれか．
　①めまい，悪心，嘔吐，頭痛の突発
　②病変と同側の顔面の温度・痛覚消失，角膜反射の低下ないし消失
　③ホルネル症候群
　④眼振
　⑤ディサースリア
　⑥嚥下障害
　⑦小脳性運動失調
　⑧病変と同側の上下肢の温度・痛覚の低下ないし消失

24 ⑧

25 ホルネル症候群の症状として不適切なものはどれか．
　①縮瞳
　②眼瞼下垂
　③眼裂拡大
　④眼球陥没
　⑤患側顔面の発汗減少

25 ③

26 ワレンベルグ症候群の症状として不適切なものはどれか．
　①反回神経麻痺を合併しやすい．
　②軟口蓋麻痺を合併しやすい．
　③弛緩性ディサースリアを合併しやすい．
　④嚥下障害は免れる傾向にある．
　⑤小脳性失調症が認められることがある．

26 ④

27 弛緩性ディサースリアを起こす疾患として，不適切なものはどれか．
　①ギラン・バレー症候群（GBS）
　②重症筋無力症（MG）
　③反回神経麻痺
　④多発性硬化症
　⑤筋ジストロフィー

27 ④

28 筋疾患に関する記述として不適切なものはどれか．
　①ミオパチーとも呼ばれる．
　②神経原性障害である．
　③筋力低下を呈する．
　④筋萎縮を呈する．
　⑤弛緩性ディサースリアを呈する．

28 ②

56　第4章　運動系の障害

29 筋疾患に関する記述として不適切なものはどれか．
　①ほとんどは遺伝性である．
　②筋ジストロフィーが含まれる．
　③筋緊張症が含まれる．
　④多発性筋炎が含まれる．
　⑤進行性のものがある．

29 ①

30 脊髄損傷に関する記述として不適切なものはどれか．
　①吸気筋と呼気筋が障害され得る．
　②受傷部位が第3頸髄以上のレベルであると吸気筋麻痺が出現する．
　③第4頸髄以下であれば，十分な換気が得られる．
　④第5頸髄の受傷であっても，随意的な呼気運動は障害される．
　⑤呼吸筋の障害に脳神経領域の障害が合併しやすい．

30 ⑤

MEMO

第5章 タイプごとの病態特徴と重症度

　ディサースリアのタイプごとに，特有な聴覚的発話特徴がみられる．**図5-1**に，標準ディサースリア検査（AMSD）で認められたタイプごとの平均的な発話特徴のプロフィールを示した．本結果では，ダーレィら[5, 6]，福迫ら[35]とかなり類似した結果が得られている．**表5-1**に，これらのデータを集約して，タイプ別に発話特徴をまとめた．さらに**図5-2**に，西尾ら[31]が調査した発話機能の重症度の分布についてタイプごとにまとめた．

　また，**図5-3-a～f**に，AMSDにおいて認められたタイプごとの平均的な発声発語器官のプロフィールを示した．**表5-2**に，タイプごとの発声発語器官の一般的所見についてまとめた．

　以下では，ディサースリアのタイプごとに，①運動系の損傷部位，②主な原因疾患，③発声発語器官の運動機能障害，④主な聴覚的な発話特徴と重症度，について解説する．**表5-3**に，各ディサースリアの特徴をまとめて示した．

1 弛緩性ディサースリア

1）運動系の損傷部位

　下位運動ニューロンもしくは筋．下位運動ニューロンとそれが支配する筋は，①細胞体，②軸索（神経線維），③神経筋接合部，④筋の4つから成り，これらをまとめて運動単位という．弛緩性ディサースリアは，運動単位のどの部位の障害でも発現する．

2）原因疾患

　脳血管障害（脳幹の損傷），重症筋無力症，多発性筋炎，筋ジストロフィー，ギラン・バレー症候群，など．

3）発声発語器官の運動機能障害

　弛緩性ディサースリアでは，下位運動ニューロン（脳神経・脊髄神経）のどの神経が損傷されるかによって発声発語器官の病態特徴が大きく異なり，臨床的に症状は多様である．したがって一律にその傾向を示すことはむずかしいが，発声機能，鼻咽腔閉鎖機能，口腔構音機能はしばしば障害される．喉頭，咽頭，舌，顔面の運動麻痺は，一側性麻痺であることもあるし，両側性麻痺のこともある．脳幹から出ている第9，第10，第12脳神経の障害のことを球麻痺（きゅうまひ）という．球麻痺に伴うディサースリアは弛緩性ディサースリアに分類され，多くは脳幹損傷に起因する．

　口腔構音機能では，顔面と舌の運動麻痺により，運動範囲の制限，交互反復運動速度の低下，筋力低下を顕著に招く．舌には，萎縮や線維束収縮が出現することがある．口輪筋反射は陰性で

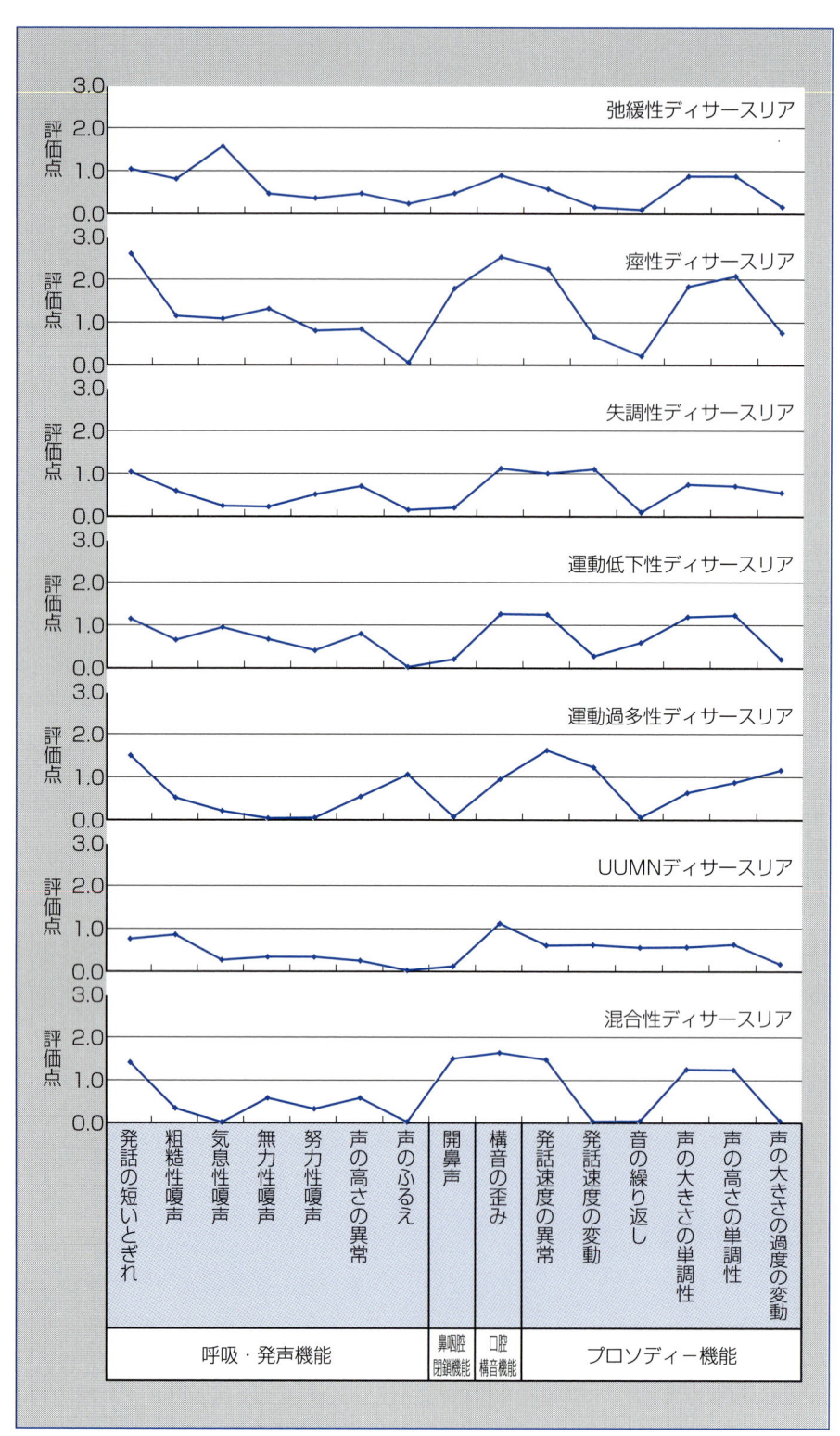

第5章 タイプごとの病態特徴と重症度

図5-1 AMSDにおけるタイプごとの平均的な発話特徴のプロフィール[32]
（声量の低下は評価が困難であるため省く）

表5-1 ディサースリアのタイプ別に分析した発話特徴

	弛緩性	痙性	失調性	運動低下性	運動過多性	UUMN
発話の短いとぎれ	×	×	×	×	×	△
声量の低下				×		
粗糙性嗄声	△	△	△	△	△	△
気息性嗄声	×			×		
無力性嗄声	△	△		△		
努力性嗄声		△	△		△	
声の高さの異常		△	△	△		
声のふるえ			△	△	×	
開鼻声	×	×				
構音の歪み	×	×	×	×	×	×
発話速度の異常	△	×	×	△	×	△
発話速度の変動			×		×	△
音の繰り返し				×		
声の大きさの単調性	×	×	×	×	△	△
声の高さの単調性	×	×	×	×	△	△
声の大きさの過度の変動			×		×	

×：著しく認める　△：ある程度認める傾向にある

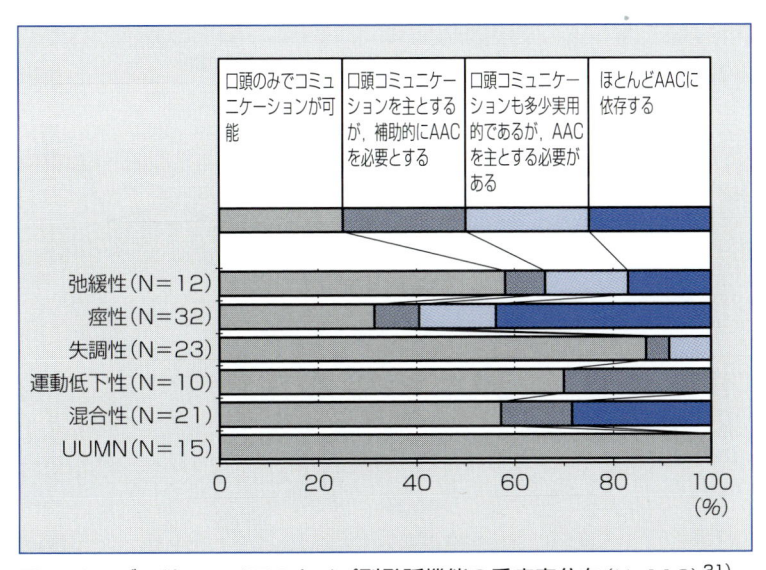

図5-2 ディサースリアのタイプ別発話機能の重症度分布（N=113）[31]

60　第5章　タイプごとの病態特徴と重症度

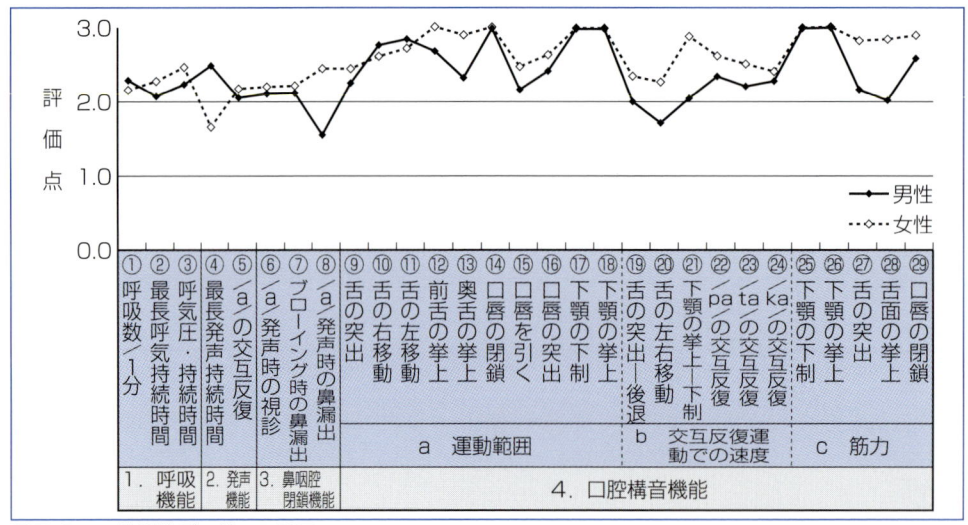

図5-3-a　弛緩性ディサースリア

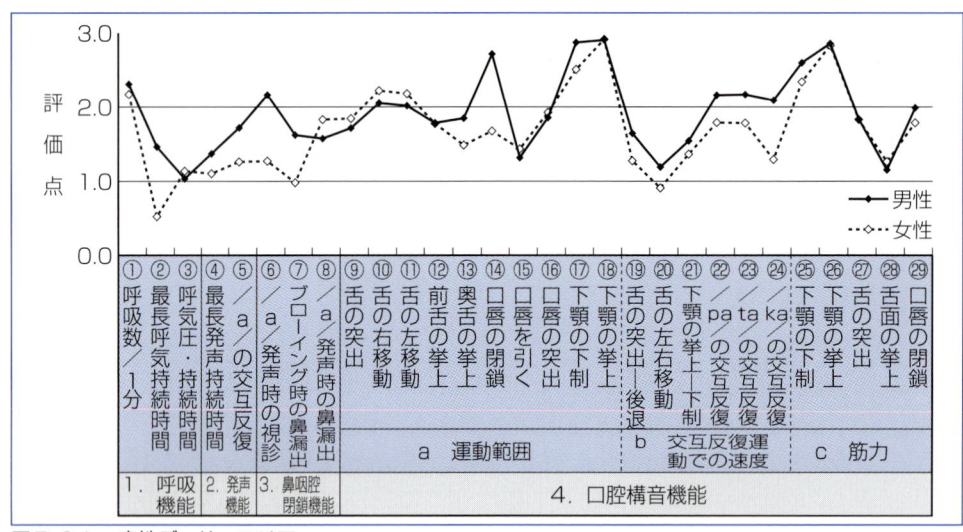

図5-3-b　痙性ディサースリア

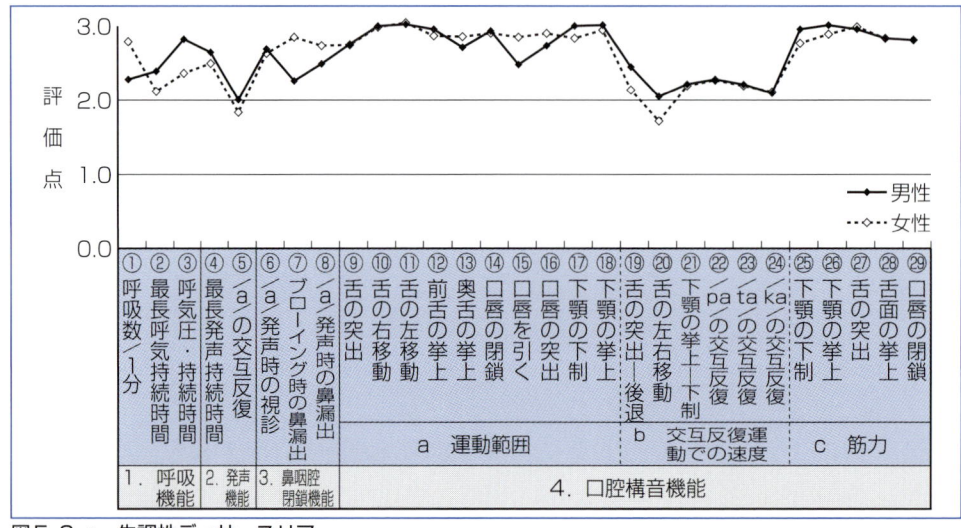

図5-3-c　失調性ディサースリア

図5-3　AMSDにおけるタイプごとの

1 弛緩性ディサースリア　61

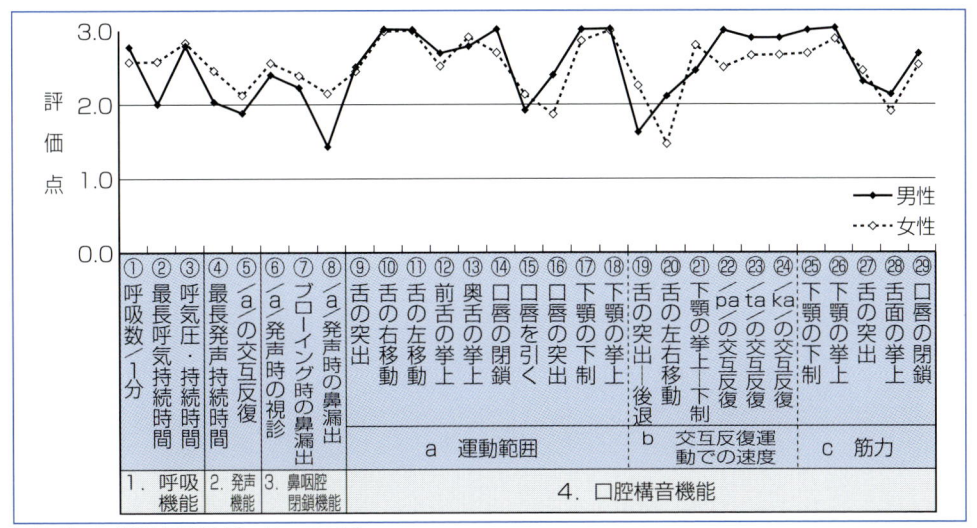

図5-3-d　運動低下性ディサースリア

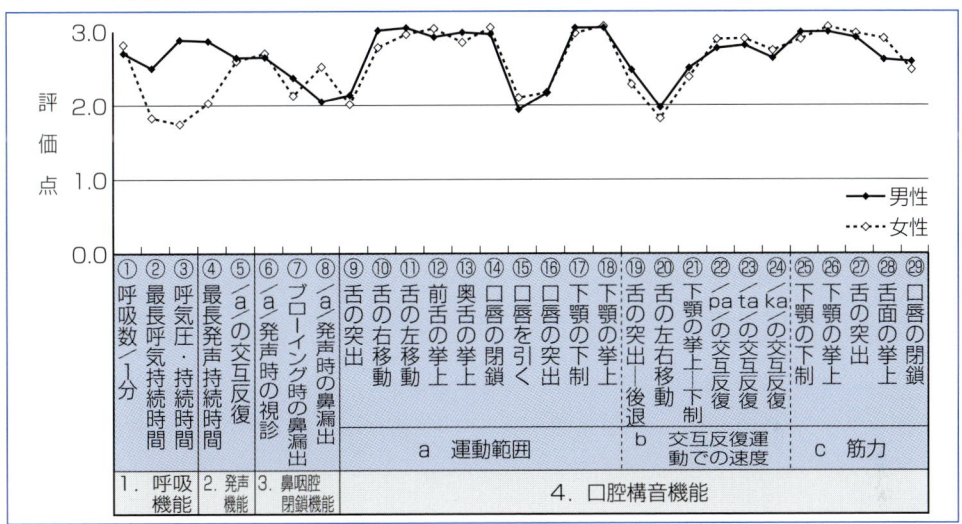

図5-3-e　UUMN性ディサースリア

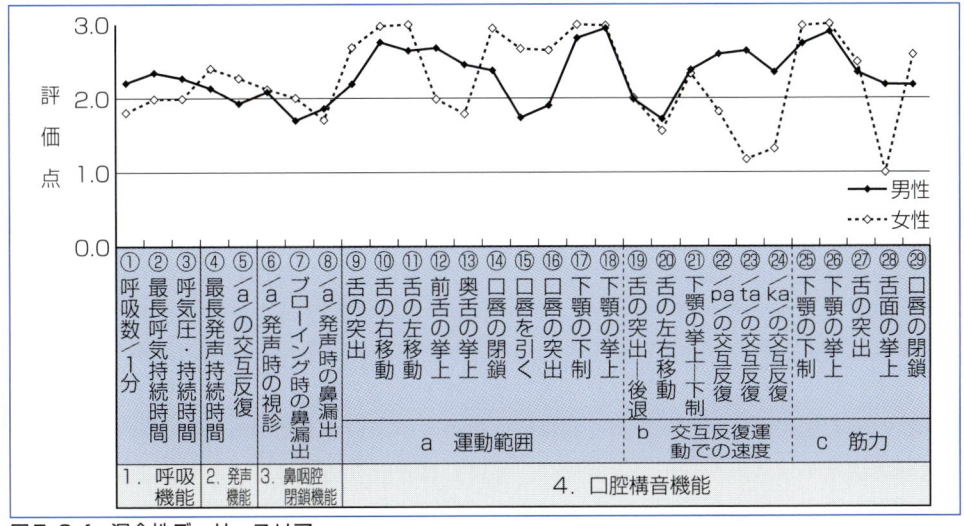

図5-3-f　混合性ディサースリア
発声発語器官検査のプロフィール[32]

表5-2 ディサースリアのタイプごとの発声発語器官の一般的所見
（混合性は原因疾患により異なるため省く）

	弛緩性	痙性	失調性	運動低下性	運動過多性	UUMN
呼吸機能	脊髄損傷などを伴うと機能低下	機能低下（中枢性麻痺）	協調性の異常，運動が不規則，不正確	連続的運動で次第に呼気圧が低下し，声量の低下を招く	随意的調節困難．不随意的筋収縮により，呼気圧が変動的となり，声の大きさが変動する	良好
発声機能	高頻度で機能低下．主に気息性嗄声	過内転により，主に努力性嗄声	喉頭調節機能の低下により，単調性と変動性を併せ持つ	内転不足により，主に気息声．声量の低下が顕著	随意的調節困難．不随意的筋収縮により，過内転または内転不足，あるいは翻転．時に声のふるえを認める	一般に良好だが，粗糙性嗄声を認める例もある
鼻咽腔閉鎖機能	機能低下（末梢性一側/両側麻痺）	高頻度で機能低下（中枢性両側麻痺）	原則として，良好	不全症状は特徴的ではないが，中軽度に障害される例もある	不全症状は特徴的ではないが，間欠的に中軽度の閉鎖不全を呈する例がある	一般に良好だが，閉鎖不全を呈する例もある
口腔構音機能	機能低下（末梢性一側/両側麻痺）	高頻度で機能低下（中枢性両側麻痺）	運動範囲と筋力は良好だが，交互反復運動速度で低下．運動が不規則，不正確	単発的運動では範囲は良好だが，連続的運動で範囲が狭小化し，構音が歪む．口部ジスキネジー	筋力は良好だが，随意的調節困難．不随意的筋収縮により，構音が不規則に歪む	高頻度で機能低下（中枢性一側麻痺）

ある．声帯に運動麻痺（反回神経麻痺）が起こると，声帯は萎縮して弓状に弛緩し，披裂軟骨が前傾しやすい．反回神経麻痺は弛緩性ディサースリアでは高率で認められる所見である．発声時の呼気流率が増大するので，最長発声持続時間が短くなる．下顎の機能は通常保持される．重症筋無力症では，発話時に漸減的に筋力が低下する．たとえば，会話の当初は開鼻声が軽度であっても，次第に疲労とともに開鼻声が重症化する．

なかには，発声発語器官に限局的な運動麻痺が出現するクライアントもいる．ダーレィら[8]は，喉頭のみに運動麻痺が出現したものもディサースリアに含めるとして，以下のよう明記した．「第12脳神経損傷による限局性の構音の障害，神経損傷に起因する限局性の鼻咽腔閉鎖不全，さらに片側声帯麻痺による発声障害だけが限局して出現した場合のように，発話のなかで単一の過程だけが限局性に障害されたものもディサースリアに含む」．実際に，ダフィ[10]によると，弛緩性ディサースリアの臨床所見では，片側反回神経麻痺のみが単独で認められた例が最も多い．

重症筋無力症とギラン・バレー症候群では，しばしば呼吸機能が障害される．なお，喉頭麻痺に他の脳神経の麻痺が組み合わさったものを混合性喉頭麻痺といい，弛緩性ディサースリアでしばしばみられるものである．

表5-3 各ディサースリアの特徴のまとめ

タイプ	運動系の損傷部位	原因疾患	発声発語器官の病態特徴	発話特徴	重症度	その他の重要補足事項
弛緩性	下位運動ニューロン	脳血管障害，重症筋無力症，多発性筋炎，筋ジストロフィー，ギラン・バレー症候群	弛緩性麻痺，筋力低下，筋緊張低下，腱反射の消失/低下，筋萎縮，線維束性収縮	気息性嗄声，発話の短いとぎれ，構音の歪み，声の大きさの単調性，声の高さの単調性，開鼻声	重度から軽度まで多様．全体的には重症例が多い	球麻痺に伴うディサースリアである
痙性	両側の皮質延髄路	脳血管障害，腫瘍，脳炎，頭部外傷	痙性麻痺，筋力低下，腱反射の亢進，病的反射の出現，運動範囲の制限（両側），運動速度の低下	発話の短いとぎれ，構音の歪み，発話速度の異常（遅すぎる），声の高さの単調性，声の大きさの単調性，開鼻声	重度例が多い	仮性球麻痺に伴うディサースリアである
失調性	小脳系	脳血管障害，腫瘍，頭部外傷，脊髄小脳変性症	協調運動障害，運動速度の低下，振戦	構音の歪み，発話速度の変動，発話の短いとぎれ，発話速度の異常（遅すぎる），声の大きさの単調性，声の高さの単調性，声の高さの異常，粗糙性嗄声，努力性嗄声，声の大きさの過度の変動	比較的軽度例が多い	
運動低下性	錐体外路系	パーキンソン症候群（パーキンソン病を含む）	無動，固縮，振戦，連続的運動時の運動範囲の狭小化，運動起始困難，口部ジスキネジー	構音の歪み，声量の低下，発話速度の異常（速すぎる），声の高さの単調性，声の大きさの単調性，発話の短いとぎれ，気息性嗄声，声の高さの異常，不適当な沈黙，起声困難	重度から軽度まで多様．全体的には軽度例が多い	
運動過多性	錐体外路系	舞踏病，ミオクロニー，チック，ジルデラツーレット症候群，バリスム，アテトーゼ，ジストニー，ジスキネジー，本態性振戦	不随意運動，筋緊張の変動	発話速度の異常（遅すぎる），発話の短いとぎれ，発話速度の変動，声の大きさの過度の変動，声のふるえ，構音の歪み，粗糙性嗄声，努力性嗄声，声の高さの単調性，声の大きさの単調性	重度から軽度まで多様	
UUMN	一側の皮質延髄路	脳血管障害，腫瘍	痙性麻痺，筋力低下，腱反射の亢進，病的反射の出現，運動範囲の制限（一側）	構音の歪み，粗糙性嗄声，発話の短いとぎれ，発話速度の異常（遅すぎる），発話速度の変動，声の高さの単調性，声の大きさの単調性	ほとんどが中軽度例	

4) 聴覚的な発話特徴と重症度

(1) 発話特徴

一般的に認められる発話特徴として，気息性嗄声，発話の短いとぎれ，構音の歪み，声の大きさの単調性，声の高さの単調性，開鼻声，がある．実際には，発声発語器官を支配する下位運動ニューロン（脳神経・脊髄神経）のなかでどの神経が受傷するかによって，発話特徴が異なる．脳神経や脊髄神経のなかの一つの神経だけが単独で障害されることもある．

気息性嗄声は弛緩性タイプに特徴的な症状であり，反回神経麻痺に起因する場合が多い．発話の短いとぎれも，主に反回神経麻痺に起因する声門閉鎖不全により発声時呼気流率が増大して呼気を過剰に漏出する結果として生じるものが多いが，呼吸機能の異常に起因する場合もある．開鼻声は軟口蓋の運動麻痺によるものである．構音の歪みは主に舌下神経麻痺と顔面神経麻痺の影響による．しかし舌と顔面に運動麻痺が認められない場合でも，鼻咽腔閉鎖不全の影響によって構音の歪みが出現する．両者が合併している場合も少なくない．

一側の軟口蓋麻痺では開鼻声は軽度レベルにとどまるが，両側麻痺では著しい開鼻声を招く．また，一側の舌下神経麻痺では構音の歪みは軽度レベルにとどまるが，両側麻痺では非常に著しい影響を及ぼす．声帯は一側性麻痺（反回神経麻痺）でも，しばしば音声に著明な影響を及ぼす．

(2) 重症度

発話機能の重症度の分布は，重度から軽度まで多様である．全体的にみると，重症例が占める割合が多い（図5-2）．

2 痙性ディサースリア

1) 運動系の損傷部位

両側の皮質延髄路．

2) 原因疾患

主に脳血管障害．その他，腫瘍，脳炎，頭部外傷など．

3) 発声発語器官の運動機能障害

発声発語器官のすべての器官で，著しい機能の低下が認められる傾向にある．かつ，発声発語器官の機能障害が全般的に重症化する傾向にある．皮質延髄路が両側性に損傷されるため，咽頭，舌，顔面に，原則として両側性運動麻痺を認める．

軟口蓋には，ほとんどの事例で両側性に完全もしくは不全麻痺を認める．口腔構音器官では，顔面と舌における運動範囲の制限，交互反復運動速度の低下，筋力低下は確実に出現する．口輪筋反射は陽性で，下顎反射は亢進する．舌に，萎縮や線維束収縮は出現しない．下顎の機能のみは，比較的保持されやすい．

中枢性麻痺のなかでも脳幹の第9，第10，第12脳神経の運動性脳神経核と連絡している皮質延髄路が両側的に障害されたものを仮性球麻痺という．通常は，両側性の顔面神経麻痺も合併する．痙性ディサースリアとは，この仮性球麻痺に伴う発話障害のことである．したがって，原則的には咽頭，舌，顔面に両側性の核上性運動麻痺が認められる．

痙性ディサースリアでは，その他に感情失禁，もしくは病的泣き・笑いを合併する傾向にあ

る．四肢麻痺を合併する場合が多いが，四肢にまったく異常を認めないクライアントも存在する．

4）聴覚的な発話特徴と重症度

(1) 発話特徴

　一般的に認められる発話特徴として，発話の短いとぎれ，構音の歪み，発話速度の異常（遅すぎる），声の高さの単調性，声の大きさの単調性，開鼻声，がある．そのほかに先行報告でも頻度は高くはないが，努力性嗄声を認めることがあり，痙性タイプを判定するさいにおける重要な症状の一つとされてきた[8, 32, 35]．

　構音の歪みは，舌と顔面下部の両側性運動麻痺によるものである．開鼻声は軟口蓋の両側性運動麻痺によるものである．いずれも，ほとんどが重症である．

　のどづめ発声に相当する努力性嗄声を呈する痙性ディサースリア例の喉頭を観察すると，声帯および仮声帯の過内転が観察される[3, 14, 25, 34]．しかし，痙性ディサースリア例では声帯に運動麻痺が起こることはない[34]．

(2) 重症度

　発話機能の重症度の分布は，7種のディサースリアのなかで最も重症例が占める割合が多く，約70％のクライアントがAACアプローチを必要とする（図5-2）．

3 失調性ディサースリア

1）運動系の損傷部位

　小脳系．

2）原因疾患

　脳血管障害（小脳の損傷），腫瘍，頭部外傷，脊髄小脳変性症，など．

3）発声発語器官の運動機能障害

　口腔構音機能では運動範囲と筋力は良好に保持されるが，交互反復運動での速度で特徴的に機能が低下する．交互反復運動での速度では，非発話的（非音声言語的）課題（「舌の突出-後退」など）と発話的（音声言語的）課題（「/pa/の交互反復」など）の双方で低下する．また発声機能でも，他と比較して「/a/の交互反復」で低下する．また，他のタイプと比較して，音節の交互反復運動課題時では速度と強度がともに変動的となる．とくに強度の変動性が特徴的であり，これは発話時に呼気圧を一定に保持することが困難であることを示唆している．

　失調性ディサースリアにおける運動障害は，個々の筋の障害ではなく，運動パターンの協調性の障害（協調運動障害）として解釈される．4章で学んだとおり，失調症の特徴として，連続的運動時に，時間的・空間的・量的に，運動が不規則，変動的で不正確になる点が指摘されてきた．換言すると，運動にかかわる速度，範囲，力，方向，タイミングが不規則，変動的で不正確になる．

　図5-4に，健常発話者（44歳，男性）と脊髄小脳変性症に伴う失調性ディサースリア例（53歳，男性）が/pa/の音節の交互反復課題時の下顎と下口唇の運動パターンをX線マイクロビーム方式で観察し記録したものである．横軸は時間軸を，縦軸は運動範囲（Xは前後方向，Yは上下方向）を示している．健常発話者では，運動速度と運動範囲が規則的に保持されている．これに対して

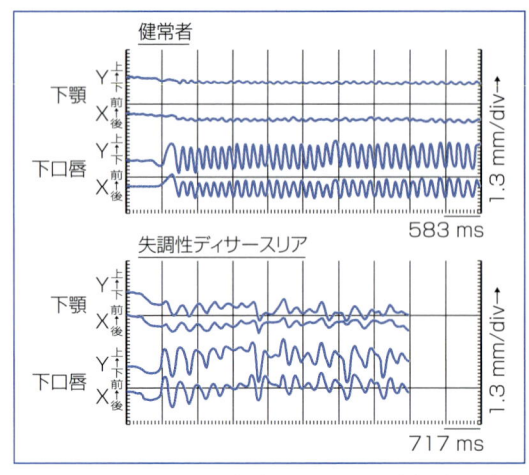

図5-4 健常発話者（上）と脊髄小脳変性症に伴う失調性ディサースリア例（下）における /pa/ の音節の交互反復課題時における下顎と下口唇の運動パターン[16]

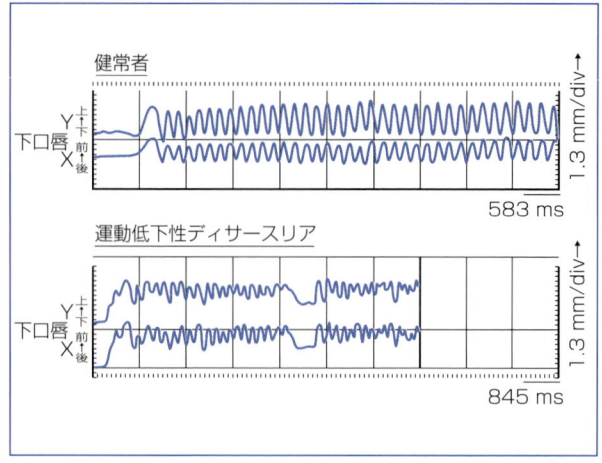

図5-5 健常発話者（上）とパーキンソン症候群に伴う運動低下性ディサースリア例（下）における /pa/ の音節の交互反復課題時における下口唇の運動パターン[16]

失調性ディサースリア例では運動速度と運動範囲が不規則で変動的で，かつ遅いことがわかる．廣瀬ら[16]は上記の研究成果に加えて交互反復課題時の筋電図学的検討から，失調性ディサースリア例では主動筋と拮抗筋との筋収縮のタイミングの乱れが生じることを指摘している．こうした知見は協調性運動を構成している筋の抑制と興奮のタイミングの調節（時間配列）の問題，運動に用いる筋の選択と組み合わせの決定（空間配列）の問題，筋出力の程度の調節（強さ配列）の問題として解釈することができるであろう．

4）聴覚的な発話特徴と重症度

(1) 発話特徴

一般的に認められる発話特徴として，構音の歪み，発話速度の変動，発話の短いとぎれ，発話速度の異常（遅すぎる），声の大きさの単調性，声の高さの単調性，声の高さの異常，粗糙性嗄声，努力性嗄声，声の大きさの過度の変動，がある．喉頭もしくは呼吸筋の振戦に起因して，声のふるえを認めることもある．声が翻転することもある．開鼻声を認めることは希である．

失調性ディサースリアでは，前述のように連続的な発話運動時に，時間的・空間的・量的に，運動が不規則，変動的で不正確になる．四肢と同様に，こうした病態特徴の結果として，発話運動における声の大きさ，声の高さ，発話速度が不規則，変動的で不正確となる．リズム不全と称されることもあるが，構音活動もまた不規則に不正確となり，歪みが頻出する．

失調症例では，声の大きさや高さに，変動性と同時に単調性も認められる．これは，通常はストレスを加えない箇所にストレスが不正確に加えられるために現れるものであり，結果的に，変動性と単調性という相容れない2つの特性を併せ持つことになる．ダーレィ[8]らはこれを「過剰で平板なストレス "excess and equal stress"」と呼んだ．

連続的発話時における随意運動の調節機能障害は呼吸機能にも頻繁にみられ，発話時に呼気圧が変動する．これが声の大きさの不規則な変動の原因となる．この発話症状は，「爆発性の発話」とも呼ばれてきた．酔っ払いのように，単語を構成する音節単位で，ぎごちなく，途切れたり引き延ばしたりしながらゆっくりともつれるように話す特徴は，古くから「断綴性発話」と呼ばれてきた．総じて，失調性ディサースリアでは，発話のなかでもプロソディーの側面の異常が目立

つ特性があるといえる．

(2) 重症度

　発話機能の重症度の分布は，軽度例が大半を占める（図5-2）．しかし，神経変性疾患の種類によっては，末期に発話がほぼ不能となることもある．

4 運動低下性ディサースリア

1) 運動系の損傷部位

　錐体外路系．

2) 原因疾患

　パーキンソン病およびパーキンソン症候群．

3) 発声発語器官の運動機能障害

　パーキンソン病では発症初期は発声機能の異常を主とし，呼吸機能，鼻咽腔閉鎖機能は比較的良好に保持される．しかし病変の進行に伴い，これらの機能も次第に低下する．非発話的課題を用いた交互反復運動での速度で低下する傾向にあるが，発話的課題を用いた交互反復運動での速度は比較的良好に保持されるという特異性を有する．

　パーキンソン病ないしパーキンソン症候群における運動範囲は従来から制限される傾向にあるとされてきたが，これは連続的運動時において認められる所見である．実際には，単発的運動時と連続的運動時で運動範囲にかかわる所見が大きく異なる．通常，単発的な運動時では運動範囲は良好に保持されているにもかかわらず，連続的発話時になると下顎，舌，口唇，呼吸器などの運動範囲が次第に狭小化する．その結果として，呼気圧が低下して声量の低下を招き，同時に舌，下顎，口唇の運動範囲が低下により構音が顕著に不正確となって歪む．音節の交互反復課題を実施させると，このような運動範囲の狭小化現象がしばしば顕著に認められる．

　X線透視検査にて舌運動を分析すると，単音声の生成時では目標とする構音点にまで十分に舌が達しても，会話などの連続的な発話時では目標とする構音点にまで達しておらず，いわゆるアンダーシュートと呼ばれる現象が頻発する所見が認められる．

　図5-5は，健常発話者（44歳，男性）とパーキンソン症候群に伴う運動低下性ディサースリア例（59歳，男性）が/pa/の音節の交互反復課題時の下口唇の運動パターンをX線マイクロビーム方式で観察し記録したものである[16]．横軸は時間軸を，縦軸は運動範囲（Xは前後方向，Yは上下方向）を示している．健常発話者と比較して，運動低下性ディサースリア例では運動速度が若干速く，運動範囲が次第に狭小化し，やがては運動がいったん停止していることがわかる．Hirose[16]はさらに交互反復課題時の筋電図学的検討により，パーキンソン病例では相反性活動パターンが失われる傾向を明らかにしている．

　このように連続的運動時で運動範囲が狭小化する傾向は，呼吸・発声機能でも認められることが少なくない．会話時では声量の低下がきわめて著しいにもかかわらず，最大吸気後に大きな声で発声させるように命ずると，驚くほど声量が増大することがある．

　パーキンソン病ないしパーキンソン症候群では，振戦，筋固縮，無動（寡動ないし運動機能減少）を3大徴候とする．振戦は上肢ばかりでなく，口唇，下顎，舌にも認められ，円滑な発話運動を阻害する要因の一つとなる．舌や口唇をモグモグと絶え間なく動かす不随意運動は，口部ジスキ

ネジー（オーラルジスキネジア）である．口部ジスキネジーは錐体外路障害以外に薬物によってもみられ，睡眠中は停止する．

4) 聴覚的な発話特徴と重症度

(1) 発話特徴

一般的に認められる発話特徴として，構音の歪み，声量の低下，発話速度の異常（速すぎる），声の高さの単調性，声の大きさの単調性，発話の短いとぎれ，気息性嗄声，声の高さの異常（高すぎると低すぎるが混在），音の繰り返し，不適当な沈黙，起声困難，がある．

家人はクライアントの発話について「小声でボソボソと話す」ということが多いが，この表現は運動低下性ディサースリアの発話症状を端的に言い当てている．単語や句を繰り返す症状は同語反復症と呼ばれ，パーキンソン病の症状の一つとされてきた．しかし実際には，音や音節を繰り返す，いわゆる吃様症状の方が多い．発話の開始時や休止の直後に出現しやすい．これに対して文の末尾で音節を反復するものを語間代といい，やはりパーキンソン病との関連から指摘されてきた．語間代はアルツハイマー病でも出現する．また，発話の加速化と声のふるえが認められることもある．病変が進行すると，開鼻声を呈することがある．また，声のfreezing現象（すくみ声）もパーキンソン病例にみられる特徴として指摘されてきた[1, 36]．

パーキンソン病における発話の異常は，音声の変化から始まることが多い．起声困難，声量の低下，気息性嗄声，声の高さの単調性，声の大きさの単調性などがまず症状として現れる．ある程度の段階に進行するまで，構音は良好に保持される傾向にある[11, 17, 34]．気息性嗄声は，声門の閉鎖不全により生じる．

(2) 重症度

発話機能の重症度の分布は重度から軽度まで多様である．比較的軽度例が多く存在する一方で，AACアプローチを補助的に必要とするクライアントも少なくない（図5-2）．

5 運動過多性ディサースリア

1) 運動系の損傷部位

錐体外路系．

2) 原因疾患

舞踏病，ミオクロニー，チック，ジルデラツーレット症候群，バリスム，アテトーゼ，ジストニー，ジスキネジー，など．

3) 発声発語器官の運動機能障害

舞踏病でもジストニーでも，これらに起因する運動過多性ディサースリア例では，通常，筋力は良好に保持される．口腔，咽頭の反射も正常である．しかし単発的運動時でも，運動が不規則で不正確になりやすい．不随意的な筋収縮により，顔面，舌，下顎などの運動時に目標点が逸脱したり，過剰な運動がみられる．

連続的運動時では円滑に素速く正確に運動を遂行することが非常にむずかしく，いっそう運動が不規則,不正確となる．その他の発声発語器官の病態については，便宜上，次項の「聴覚的な発話特徴と重症度」にて述べる．

4) 聴覚的な発話特徴と重症度

(1) 発話特徴

一般的に認められる発話特徴として，発話速度の異常（遅すぎる），発話の短いとぎれ，発話速度の変動，声の大きさの過度の変動，声のふるえ，構音の歪み，粗糙性嗄声，努力性嗄声，声の高さの単調性，声の大きさの単調性，がある．

顔面，舌，喉頭にジストニーや舞踏病，振戦などに起因する不随意運動が出現すると，不随意的な筋収縮によって，突発的に発話運動が阻害される．弛緩性や痙性ディサースリアとは異なり，一貫性を欠いて不規則に発話の異常性が出現するという点が特徴的である．

呼吸筋に不随意的な筋収縮が出現すると，爆発的で突発的に声が大きくなる．したがって会話時における声の大きさは，不規則に変動する．喉頭に不随意的な筋収縮が起こると，声帯の過内転により突発的に努力性嗄声が出現する．またおそらくは輪状甲状筋の不随意的な筋収縮により，声が翻転して裏声となる．さらに発話速度が不規則に変動する．突発的に発話が途絶したり，不適切に沈黙が出現したりすることも珍しくない．舞踏病では，不適当な沈黙が時にはかなり長い時間に及ぶ．舞踏病における発話特徴としてしばしばプロソディーの異常が強調されるが[8,13]，発話のすべての側面に異常が及ぶ[13]．顔面，舌，下顎の不随意的な筋収縮は，予期できない不規則な構音の歪みの原因となる．

舞踏病ではジストニーよりも素速く不随意運動が生じる．逆にいうと，ジストニーでは，不随意運動がより緩慢に生じる．不随意運動は顔面，舌，四肢，体幹などほぼ全身に認められる．舞踏病では開鼻声が生じることもあるが，軽度の範囲内にとどまる．呑気症とおくび（げっぷ）が合併し，発話に影響を与えることがある．認知症や人格変化などを伴うので，病変の進行とともにコミュニケーションがいっそう困難となる．

ジストニーは発声発語器官の限局した部位にだけ起こることがある．主に口腔，顔面，下顎に認められることはしばしばある．舌のみに出現することもある．こうした限局的な部位に出現するタイプのものを局所性ジストニーという．

痙攣性発声障害（SD）は，20年に及ぶ議論の末に，今日では喉頭に限局的にジストニーが生じたものとする点で見解の一致が得られつつある．内転型と外転型に分けられる．内転型は声帯の不規則で過剰な内転を特徴とし，声質は努力性嗄声で発話が突然停止したり始まったりするので，発声が途切れ途切れとなりやすい．外転型では声帯が間欠的に外転し，声質は気息性嗄声で，ささやき声が混ざった発声となりやすい．

本態性振戦は，パーキンソン病に伴う振戦，企図動作時振戦，生理的振戦とは区別される．生理的振戦が起こる状況でもないにもかかわらず，不随意的で律動的なふるえが起こる．書字や，箸でものをつかもうとするさいなどに高頻度にみられる．会話時にだけ特異的に口輪筋を中心とする口部に出現する例も報告されている[37]．

本態性振戦の出現部位は上肢が最も多く，はじめは一側性で間欠的に出現するが，次第に両側性となり，非対称的なふるえ方を特徴とする．下肢，頭部，喉頭，舌，下顎などにも出現する．喉頭に出現すると声のふるえが出現し，ディサースリアの最大の特徴となる．安静時にはほとんど認められず，姿勢時・動作時に現れるのが特徴である．飲酒によってふるえが改善されることがあり，本態性振戦に伴うふるえの特徴である．本態性振戦のふるえは神経系の異常を反映するものと推察されているが，その発現機序はなおも不明である．

パーキンソン病よりも，一般に，本態性振戦の事例数は非常に多いとされている．ダフィ[10]は，本疾患について，「本態性振戦はしばしば単に音声障害として解釈され，神経疾患やディサース

リアとして理解されていない．しかし，本態性振戦の20％で音声の振戦が認められ，これらは明らかに運動過多性ディサースリアに分類される」と注意を促している．

(2) 重症度

舞踏病ではディサースリアが必発するわけではない．体幹と四肢に限局的に不随意運動が起こり，発話は良好であることもある．他方できわめて重症で口頭コミュニケーションがまったく不能となることもある．結論として，発話機能の重症度の分布は，多様である．

ジストニーでもディサースリアが必発するわけではなく，発話機能の重症度の分布も多様である．かなり明瞭であっても自然度の低下が顕著であることがある．

6 UUMNディサースリア

1) 運動系の損傷部位

一側の皮質延髄路．損傷部位が皮質延髄路の一側性であるという点で，痙性ディサースリアとは明確に区分される．図5-6に典型例として，左被殻出血によりUUMNディサースリアを呈した事例のCT所見を示した．

2) 原因疾患

主に，脳血管障害．

3) 発声発語器官の運動機能障害

呼吸，発声，鼻咽腔閉鎖機能はおおむね良好に保持される．口腔構音器官では，損傷した皮質延髄路と反対側の舌と顔面下部に一側性運動麻痺が認められる．顔面上部は両側大脳から神経支配を受けているため，障害されない．運動範囲は，顔面下部では麻痺側で制限を認め，しばしば口角から流涎がみられる．口輪筋反射は陽性である．舌は突出時に偏位するだけで，前後，上下，左右の運動範囲に制限はみられない．突出時の舌の偏位は麻痺側の筋力低下を反映するが，それでもかなりの筋力が保持される．これに対して，下顎が障害されたという報告はほとんどない．交互反復運動時の速度では，とくに非発話的課題を用いた小項目で軽度に低下する傾向にある．片麻痺を合併する場合が多いが，四肢にまったく異常を認めないクライアントも存在する．

UUMNディサースリアは，しばしば痙性ディサースリアと混同されてきた．こうした混同は，両者がいずれも核上性障害に起因するということによるものであろう．しかし両者を比較すると，前述の損傷部位の相違に加えて，臨床症状も言語治療プランも大きく異なるので，タイプ分類にさいしては十分に留意しなくてはならない．舌と顔面下部の一側性運動麻痺は，UUMNディサースリアの最大の病態特徴である．これに対して，痙性ディサースリアでは原則として咽頭，舌，顔面に両側性運動麻痺が認められる．

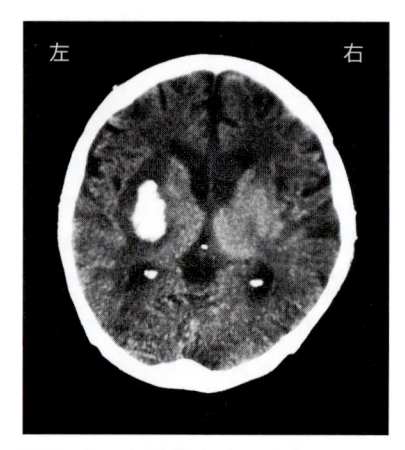

図5-6　左被殻出血によりUUMNディサースリアを呈した事例のCT所見

4) 聴覚的な発話特徴と重症度

(1) 発話特徴

一般的に認められる発話特徴として，構音の歪み，粗糙性嗄声，発話の短いとぎれ，発話速度の異常（遅すぎる），発話速度の変動，声の高さの単調性，声の大きさの単調性，がある．

構音の歪みは，舌と顔面の一側性運動麻痺によるものであり，比較的軽度である場合が多い．開鼻声は通常はほとんど認められないが[32]，認めるとする報告も少なくない[9, 15, 28]．また，声質の異常として，粗糙性嗄声を認めたとする報告も少なくない[9, 28, 32]．

(2) 重症度

発話機能の重症度の分布は，ほとんどが中〜軽度例である（図5-2）．他の先行報告例でも同様である[15, 23]．しかし，中〜重度の報告例もある[19, 22, 26]．

7 混合性ディサースリア

混合性ディサースリアは，運動系における複数の経路の損傷が合併して起こる．わかりやすくいうと，これまでに学んできたディサースリアが2つ以上合併していれば，すべて混合性ディサースリアと分類される．

発話特徴は原因疾患により異なるが，一般的に構音の歪み，開鼻声，発話速度の異常（遅すぎる），発話の短いとぎれ，声の大きさの単調性，声の高さの単調性，などがある．以下では，混合性ディサースリアの原因疾患となりやすい代表的な疾患として，筋萎縮性側索硬化症，多発性硬化症，ウィルソン病について解説する．

【筋萎縮性側索硬化症（ALS）】

1) 運動系の損傷部位

両側の皮質延髄路と下位運動ニューロン．

2) 発声発語器官の運動機能障害

ALSに伴う混合性ディサースリアの場合，発話に異常所見が出現する当初は鼻咽腔閉鎖不全と舌の運動麻痺が認められる場合が多い．これらが後述のように聴覚的にそれぞれ「開鼻声」と「構音の歪み」として印象づけられる．舌には萎縮と線維束収縮が出現する．顔面と下顎の運動機能はこれに比較して保持されやすい．しかし，筋力低下，運動速度の低下，運動範囲の制限といった機能障害はやがて発声発語器官のすべてに及び，確実に進行する．最終的には，閉じ込め症候群のような状態となる．

臨床経過は，球型，混合型，上下肢型（もしくは上肢型，下肢型）で大きく異なる[33]．上下肢型では呼吸筋力の低下から，呼吸−発声機能の低下が最初に出現しやすい．

ALSに伴うディサースリアにおける口腔構音器官の生理学的機能の変化は，音響学的に示すこともできる．図5-7に，ALS（球型）1例が単語/takai/を音読したさいにおける下線部の二重母音区間/ai/の第1ならびに第2フォルマント周波数のパターンについて示した[30]．各フォルマント軌跡の脇に，発症からの経過月数を示した．この図では，発症から3カ月の時点において第1フォルマントは下降パターンを呈し，第2フォルマントは上昇パターンを呈している．このパ

ターンは健常例に比較的近いものである．これに対して，病変の進行とともに持続時間が延長し，両フォルマント軌跡の周波数の変化の幅が乏しくなりパターンが平坦化していることがわかる．生理学的には，持続時間の延長は口腔器官の筋力低下に伴う運動速度の低下を，変化の幅の平坦化は運動範囲の狭小化を反映しているものと解釈される．

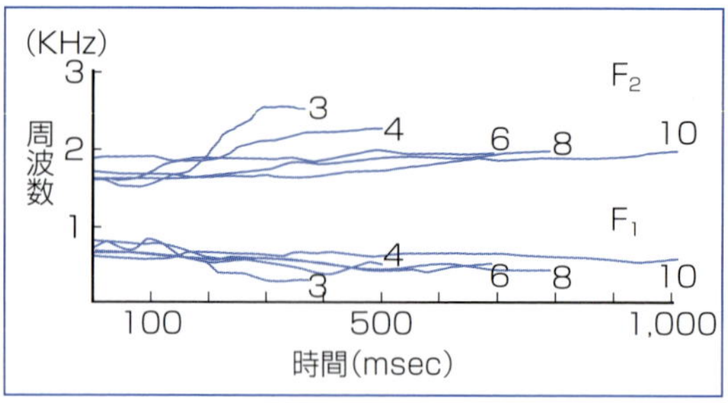

図5-7 ALS例が単語/takai/を音読したさいのフォルマント・パターン[30]
各フォルマント軌跡の脇に，発症からの経過月数を示した

3）聴覚的な発話特徴と重症度

多くの場合，発症初期に認められる異常な発話症状は開鼻声と構音の歪みである．声質の変化もALSに頻繁に認められる徴候であるが，発話者によって進行に伴う音声症状の経過がかなり異なる[21]．痙性が主であれば努力性および粗糙性嗄声が出現し，弛緩性が主であれば気息性嗄声と声量の低下が目立つ[2]．

遅かれ早かれ，すべての器官に障害が及び，かつ確実に進行し，早晩発話は不能となる．

【多発性硬化症（MS）】

1）運動系の損傷部位

小脳系および（もしくは）皮質延髄路．

2）発声発語器官の運動機能障害

MSにおける発声発語器官の異常所見の特徴は，呼吸機能に認められる[7]．末期には呼吸器合併症が起こることがあり，人工呼吸器を装着するようになると，AACアプローチが必要となる．その他，喉頭，鼻咽腔，口腔構音器官にも障害が出現する．

MS例では舌の筋力低下と交互反復運動速度の低下を認め，これが構音の障害の原因となり明瞭度の低下を招く傾向にある．これに対して，口唇を含めた顔面の機能は比較的良好に保持される傾向にある[18, 20]．

3）聴覚的な発話特徴と重症度

MSの発話特徴は，運動系のどの経路が障害されるかに依存する．通常は，複数の経路の障害を示唆する発話特徴が認められる．メイヨー・クリニックにおける研究では，失調性と痙性の両要素を併せ持つ混合性ディサースリアと一致するとされている[7, 8]．同様の傾向については，ハーテリウスら[12]によっても確認されている．

ダーレィら[8]は発話の特徴を次のようにまとめている．MSにおける発話の最も著明な発話特徴は，声量の調節障害，粗糙性嗄声，および不正確な構音である．強調するために声を多様に変化させることの障害，声の高さの調節の障害，開鼻声，不適切な声の高さ，気息性嗄声が認められる頻度は先にあげたものよりも低い．断綴性発話はMSの特徴ではない．

MS例における発話の重症度は，概して軽症であるとされる[8, 10]．全体的な神経学的所見の重症度と相関し，症状の増悪と緩解を繰り返しながら，発症から時間が経過するほど重症化する[12]．

【ウィルソン病（WD）】

1）運動系の損傷部位

錐体外路系，小脳系，皮質延髄路の複数の経路．

2）発声発語器官の運動機能障害

WDに伴うディサースリア例は，失調症状，筋固縮，痙性を陽性に示す[4]．こうした異常徴候は，ダーレィら[5,6]が示したように，小脳系の障害に伴う失調性ディサースリア，パーキンソン症候群に伴う運動低下性ディサースリア，仮性球麻痺に伴う痙性ディサースリアを併せ持つ傾向があることを示唆する．

これらの異常徴候は，呼吸機能，発声機能，鼻咽腔閉鎖機能，口腔構音機能，プロソディー機能のいずれの機能にも出現し，臨床経過のなかで変動する．その他，仮性球麻痺症状の一貫として病的泣き・笑いを合併しやすい傾向にある．

3）聴覚的な発話特徴

ベリーら[4]はWDのある人20例の発話について聴覚的に検討した結果，運動低下性，失調性，痙性ディサースリアにみられる発話特徴を様々な組み合わせで認めた，と結論づけている．この見解は今日でも支持されており[10,24]，多くのウィルソン病に伴うディサースリアはこれら3種のディサースリアの要素を併せ持つ混合性タイプであるとみなされている．

8 タイプ間の発話の重症度の比較

ディサースリアの重症度は，連続的な発話でようやく気がつくほど軽症なものから，発話がまったく不能なほど重症なものまで様々である．

一般的には，発話明瞭度が発話機能の総合的な重症度を判定する指標とされる．発話明瞭度として，単音節明瞭度，単語明瞭度，会話明瞭度の各パラメーターがしばしば用いられる．

表5-9に示した評価尺度は田口[29]によって考案された5段階評価尺度が伊藤[27]によって改変されたものであり，各段階の中間点（たとえば2.5など）を含めて9段階評価尺度としたものである．本尺度の信頼性は伊藤[27]，西尾ら[31,32]により裏づけられている．簡便に実用できることから臨床的に重要であり，国内では普及している．

発話の重症度に関与するもう一つのパラメーターは，発話の自然度である．発話の自然度とはプロソディーに関する全般的な適切度のことであり，聞き手にとって標準的な発話速度，リズム，イントネーション，ストレス・パターンから逸脱している程度が著しいほど，発話は不自然であると聴覚的に印象づけられる．

発話は明瞭ではあるがきわめて不自然な話し方をするディサースリア例も存在することから，明瞭度だけで重症度を判定する方法が必ずしも的確であるとはいえない．**表5-10**に示したものは，標準ディサースリア検査（AMSD）に含まれている発話の自然度の評価尺度である．国内で標準的に用いられている尺度であり，信頼性が保障されている[32]．

発話における明瞭度と自然度との関係は，**図5-8**に示したように，ディサースリアのタイプによって異なる．ほとんどのタイプでは自然度の方が明瞭度よりも低下し，とくに，弛緩性ディサースリア，失調性ディサースリア，運動過多性ディサースリアでは明瞭度に比べて自然度の低

表5-9　発話明瞭度の評価尺度[27]

1	—よくわかる
1.5	—1と2の間
2	—時々わからない語がある
2.5	—2と3の間
3	—聞き手が話題を知っていればわかる
3.5	—3と4の間
4	—時々わかる語がある
4.5	—4と5の間
5	—まったく了解不能

表5-10　発話の自然度の評価尺度[32]

1	—まったく自然である（不自然な要素がない）
2	—やや不自然な要素がある
3	—明らかに不自然である
4	—顕著に不自然である
5	—まったく不自然である（自然な要素がない）

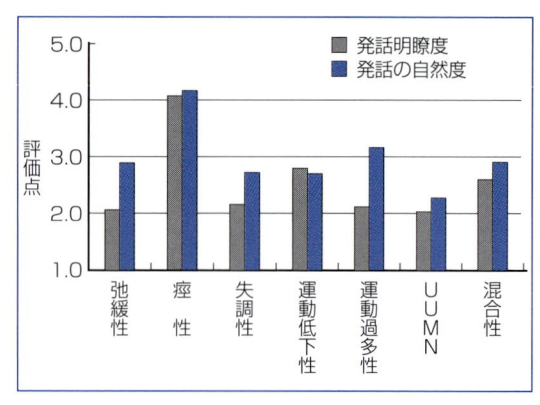

図5-8　ディサースリアのタイプごとの発話明瞭度と発話の自然度[32]

下が目立つ．これに対して，運動低下性ディサースリアでは，若干ではあるが明瞭度の方が低い．痙性ディサースリアでは明瞭度と発話の自然度の双方で群を抜いて低く，発話機能が全体的に著しく重症化する傾向が明らかである．

文　献

1) Ackermannn, H., Grone, B.F., Hoch, G., et al.：Speech Freezing in Parkinson's disease. *Folia Phoniatrica et Logopaedica*, 45：84〜89, 1993.
2) Aronson, A.：Definition and scope of communication disorders. The diagnosis and treatment of amyotrophic lateral sclerosis (D. Mulder, Ed.),：Houghton Mifflin, 1980, pp.217〜224.
3) Aronson, A. E.：Clinical voice disorders. Thieme, 1990.
4) Berry, W. R., Darley, F. L., Aronson, A. E., & Goldstein, N. P.：Dysarthria in Wilson's disease. *Journal of Speech and Hearing Research*, 49：405〜408, 1974.
5) Darley, F., Aronson, A., Brown, J.：Clusters of deviant speech dimention in the dysarthrias. *Journal of Speech and Hearing Research*, 12：462〜496, 1969a.
6) Darley, F., Aronson, A., Brown, J.：Differential diagnostics patterns of dysarthria. *Journal of Speech and Hearing Research*, 12：246〜269, 1969b.
7) Darley, F. L., Aronson, A. E, & Goldstein, N. P.：Dysarthria in multiple sclerosis. *Journal of Speech and Hearing Research*, 15：229〜245, 1972.
8) Darley, F., Aronson, A., Brown, J.：Motor Speech Disorders. Saunders, 1975.
9) Duffy, J.R., Folger, W.N.：Dysarthria associated with unilateral central nervous system lesions：a retrospective study. *Journal of Medical Speech - Language Pathology*, 2：57〜70, 1996.
10) Duffy, JR：Motor Speech Disorders：Substrates, differential diagnosis, and management (2nd ed.), Mosby, 2005.
11) Hartelius L, Svensson P.：Speech and swallowing symptoms associated with Parkinson's disease and multiple sclerosis：a survey. *Folia Phoniatrica et Logopaedica*, 46：9〜17, 1994.
12) Hartelius L, Runmarker B, Andersen O.：Prevalence and characteristics of dysarthria in a multiple-sclerosis incidence cohort：Relation To Neurological Data. *Folia Phoniatrica et Logopaedica*, 52：160〜177, 2000.
13) Hartelius, L., Carlstedt, A., Ytterberg, M., Lillvik, M., Laakso, K.：Speech disorders in mild and moderate Huntington disease：results of dysarthria assessments of 19 individuals. *Journal of Medical Speech-Language Pathology*, 11：1〜14, 2003.

14) Hartman, D. E.：Neurogenic dysphonia. The Annals of Otology, *Rhinology, and Laryngology*, **93**：57〜64, 1984.
15) Hartman, D. E., Abbs, J. H.：Dysarthria associated with focal unilateral upper motor neuron lesion. *European Journal of Disorders Communication*, **27**：187〜196, 1992.
16) Hirose, H.：Pathology of motor speech disorders (dysarthria). *Folia phoniatrica et logopaedica*, **38**：61〜88, 1986.
17) Logemann, J., Fischer, H., Boshes, B., et al.：Frequency and co-occurrence of vocal tract dysfunctions in the speech of a large sample of Parkinson patients. *Journal of Speech and Hearing Disorders*, **43**：47〜57 1978.
18) Murdoch, B. E., Spencer, T.J., Theodoros, D. G., Thompson, E. C.：Lip and tongue function in multiple sclerosis：a physiological analysis. *Motor Control*, **2**：148〜160, 1998.
19) Ropper, A. H.：Severe dysarthria with right hemisphere stroke, *Neurology*, **37**：1061〜1063, 1987.
20) Smith, C. R., Scheinberg, L. C.：Clinical features of multiple sclerosis. *Seminars in Neurology*, **5**：85〜93, 1985.
21) Strand, E. A., Buder, E. H., Yorkston, K. M., & Ramig, L. O.：Differential phonatory characteristics of four women with amyotrophic lateral sclerosis. *Journal of Voice*, **8**(4)：327〜339, 1994.
22) Thompson, E.C., Murdoch, B.E., Stokes, P.D.：Tongue function in subjects with upper motor neuron type dysarthria following cerebrovascular accident, *Journal of Medical Speech-Language Pathology*, **3**：27〜40, 1995.
23) Willoughby, E.W. and Anderson, N.E.：Lower cranial nerve motor function in unilateral vascular lesions of the cerebral hemisphere. *British Medical Journal*, **289**：791〜794, 1984.
24) Yorkston, K. M., Beukelman, D. R., Strand, E. A., Bell, K. R.：Management of motor speech disorders in children and adults. Pro-Ed, 1999（伊藤元信，西尾正輝，監訳：運動性発話障害の臨床—小児から成人まで—. インテルナ出版，2004）.
25) Ziegler, W., von Cramon, D.：Spastic dysarthria after acquired brain injury：an acoustic study. *The British journal of disorders of communication*, **21**：173〜187, 1986.
26) 阿部尚子，大西みち子，西尾正輝：左半側空間無視を呈したUUMNディサーアスリアに対する発話速度の調節法. 第7回に本言語聴覚学会抄録集, p.121, 2006.
27) 伊藤元信：単語明瞭度検査の感度. 音声言語医学, **34**：237〜243, 1993.
28) 遠藤教子，福迫陽子，物井寿子，辰巳 格，熊井和子，河村 満，廣瀬 肇：一側性大脳半球病変における麻痺性（運動障害性）構音障害の話しことばの特徴. 音声言語医学, **27**：129〜136, 1986.
29) 田口恒夫：言語障害治療学. 医学書院, 1966.
30) 西尾正輝，新美成二：筋萎縮性側策硬化症にともなうDysarthriaの経時的変化. 音声言語医学, **39**：127, 1998.
31) 西尾正輝，新美成二：Dysarthriaにおける発話明瞭度に関する検討. 音声言語医学, **42**：9〜16, 2001.
32) 西尾正輝：標準ディサースリア検査. インテルナ出版, 2004.
33) 西尾正輝：ディサースリアの基礎と臨床 第3巻 臨床実用編. インテルナ出版, 2006.
34) 廣瀬 肇：中枢神経疾患と音声障害. 音声言語医学, **42**：121〜128, 2001.
35) 福迫陽子，物井寿子，辰巳 格，熊井和子，土方徳子，廣瀬 肇：麻痺性（運動障性）構音障害の話しことばの特徴－聴覚印象による評価－. 音声言語医学, **24**：149〜164, 1983.
36) 三島佳奈子，堀口利之，野島啓子，他1パーキンソン病患者の音声障害—声のfreezing現象—. 音声言語医学, **38**：204〜210, 1997.
37) 森田修平，高木理恵子，三輪英人，近藤智善：会話時に課題特異的に出現した口部振戦. 脳と神経, **54**：327〜329, 2002.

実力テスト

問題	解答
1 弛緩性ディサースリアに認められる発話特徴とはいえないものはどれか. ①気息性嗄声 ②発話の短いとぎれ ③構音の歪み ④努力性嗄声 ⑤開鼻声	**1** ④
2 以下の組み合わせで不適切なものはどれか. ①気息性嗄声―反回神経麻痺 ②発話の短いとぎれ―呼気流率の減少 ③発話の短いとぎれ―呼吸機能の異常 ④開鼻声―軟口蓋の運動麻痺 ⑤構音の歪み―舌下神経麻痺	**2** ②
3 発話機能の重症度の分布について,誤っているものはどれか. ①弛緩性ディサースリアでは,重度から軽度まで多様である. ②痙性ディサースリアでは,中〜軽度例が占める割合が多い. ③失調性ディサースリアでは軽度例が大半を占めるが,重度例も存在する. ④運動低下性ディサースリアでは比較的軽度例が多いが,AACを補助的に必要とする者も少なくない. ⑤運動過多性ディサースリアでは,多様である. ⑥UUMNディサースリアでは,ほとんどが中〜軽度例である. ⑦筋萎縮性側索硬化症では,発症初期は軽度だが早晩発話は不能となる. ⑧多発性硬化症では,概して軽症である.	**3** ②
4 痙性ディサースリアに認められる発話特徴とはいえないものはどれか. ①発話の短いとぎれ ②構音の歪み ③発話速度の変動 ④開鼻声 ⑤努力性嗄声	**4** ③
5 失調性ディサースリアに認められる発話特徴とはいえないものはどれか. ①リズム不全 ②発話速度の変動 ③構音の規則的な歪み ④発話速度の異常(遅すぎる) ⑤声の大きさの過度の変動	**5** ③

6 失調性ディサースリアに認められる発話特徴とはいえないものはどれか．
　①爆発性の発話
　②断綴性発話
　③プロソディーの異常
　④過剰で平板なストレス
　⑤発話速度の加速

6 ⑤

7 運動低下性ディサースリアに認められる発話特徴とはいえないものはどれか．
　①努力性嗄声
　②声量の低下
　③発話速度の異常（速すぎる）
　④声の高さの単調性
　⑤声の大きさの単調性

7 ①

8 運動低下性ディサースリアに認められる発話特徴とはいえないものはどれか．
　①気息性嗄声
　②不適当な沈黙
　③起声困難
　④声の大きさの過度の変動
　⑤同語反復症
　⑥吃様症状
　⑦声のfreezing現象（すくみ声）

8 ④

9 運動過多性ディサースリアに認められる発話特徴とはいえないものはどれか．
　①発話速度の異常（遅すぎる）
　②発話の短いとぎれ
　③発話速度の変動
　④声量の低下
　⑤構音の歪み
　⑥努力性嗄声
　⑦発話の途絶

9 ④

10 痙攣性発声障害に関する記述として，誤っているものはどれか．
　①ジストニーの一種と推察されている．
　②内転型と外転型に分けられる．
　③内転型は声帯の不規則で過剰な内転を特徴とする．
　④内転型の声質は努力性嗄声である．
　⑤発声が途切れ途切れとなりやすい．
　⑥外転型の声質は粗糙性嗄声である．

10 ⑥

11 UUMNディサースリアに認められる発話特徴とはいえないものはどれか．
　①構音の歪み
　②気息性嗄声
　③発話の短いとぎれ
　④発話速度の変動
　⑤プロソディー障害

11 ②

12 筋萎縮性側索硬化症に認められる発話特徴とはいえないものはどれか.
①開鼻声
②構音の歪み
③粗糙性嗄声
④発話速度の低下
⑤音の繰り返し

12 ⑤

13 多発性硬化症に認められる発話特徴とはいえないものはどれか.
①声量の調節障害
②断綴性発話
③構音の歪み
④開鼻声
⑤粗糙性嗄声

13 ②

14 弛緩性ディサースリアにおける発声発語器官の運動機能障害の特徴とはいえないものはどれか
①下位運動ニューロンのどの神経が損傷されるかによって症状は多様である
②運動麻痺による筋力低下を呈する
③舌に萎縮や線維束収縮が出現することがある
④口輪筋反射は陽性である
⑤反回神経麻痺による発声時呼気流率の増大と最長発声持続時間の短縮が出現することがある

14 ④

15 痙性ディサースリアにおける発声発語器官の運動機能障害の特徴とはいえないものはどれか.
①発声発語器官のすべての器官で著しい機能の低下が認められる傾向にある
②軟口蓋に麻痺を認める傾向にある
③下顎反射は減弱する
④舌に萎縮や線維束収縮は出現しない
⑤感情失禁もしくは病的泣き・笑いを合併する傾向にある

15 ③

16 失調性ディサースリアにおける発声発語器官の運動機能障害の特徴とはいえないものはどれか.
①口腔構音機能の運動範囲が制限される傾向にある
②口腔構音機能の筋力は良好に保持される傾向にある
③交互反復運動での速度が低下する
④音節の交互反復運動課題時に速度が変動的となる
⑤音節の交互反復運動課題時に強度が変動的となる

16 ①

17 運動低下性ディサースリアにおける発声発語器官の運動機能障害の特徴とはいえないものはどれか.
①発症初期は軟口蓋の異常を主とする傾向にある
②音節の交互反復運動での速度は良好に保持される
③連続的運動時において運動範囲が次第に狭小化する
④連続的発話時に呼気圧が次第に低下する
⑤口部ジスキネジーが出現しやすい

17 ①

18 運動過多性ディサースリアにおける発声発語器官の運動機能障害の特徴とはいえないものはどれか．
①舞踏病では筋力は良好に保持される傾向にある
②ジストニーでは筋力は低下する傾向にある
③口腔，咽頭の反射は通常は正常である
④運動が不規則で不正確になる傾向にある
⑤連続的運動時に素速く正確に運動を遂行することがむずかしい

18 ②

19 UUMNディサースリアにおける発声発語器官の運動機能障害の特徴とはいえないものはどれか．
①呼吸機能と発声機能はおおむね良好に保持される
②舌と顔面下部に一側性運動麻痺を呈する傾向にある
③口輪筋反射は陽性である
④下顎は一側に運動麻痺が認められる
⑤片麻痺を合併する場合が多い

19 ④

20 筋萎縮性側索硬化症における発声発語器官の運動機能障害の特徴とはいえないものはどれか．
①発症初期は鼻咽腔閉鎖不全と舌の運動機能に異常が認められる傾向にある
②発症初期は顔面と下顎の運動が保持されやすい
③筋力低下は早晩すべての器官に及ぶ
④上下肢型では呼吸筋力の低下が末期になって出現する
⑤舌に萎縮と線維束収縮が出現する

20 ④

21 多発性硬化症における発声発語器官の運動機能障害の特徴とはいえないものはどれか．
①呼吸機能の異常を呈する傾向にある
②AACアプローチが必要となる場合もある
③舌の機能は保持される傾向にある
④交互反復運動速度の低下を認める傾向にある
⑤顔面の機能は比較的良好に保持される傾向にある

21 ③

22 ウィルソン病における発声発語器官の運動機能障害の特徴とはいえないものはどれか．
①失調症状を呈することがある
②固縮を呈することがある
③痙性を呈することがある
④弛緩を呈することがある
⑤病的泣き・笑いを合併しやすい傾向にある

22 ④

23 以下のなかで誤っているものはどれか．
①弛緩性ディサースリアでは明瞭度に比べて自然度の低下が目立つ
②失調性ディサースリアでは明瞭度に比べて自然度の低下が目立つ
③運動過多性ディサースリアでは明瞭度に比べて自然度の低下が目立つ
④運動低下性ディサースリアでは明瞭度に比べて自然度の低下が目立つ
⑤痙性ディサースリアでは明瞭度と発話の自然度の双方で群を抜いて低い

23 ④

MEMO

第6章

ディサースリアの評価

1 臨床の流れ

1）入院から退院までの臨床の流れ

　図6-1に，入院から退院までのディサースリアを含めた言語聴覚障害の一般的な臨床の流れについて示した．言語聴覚士は医師・歯科医師の処方に基づいてまず初回評価を行う．初回評価ではクライアントの言語聴覚障害にかかわる言語病理学的な鑑別診断を含む．やがて医師・歯科医師，看護師，医療ソーシャルワーカー（MSW），理学療法士（PT），作業療法士（OT）等の関連スタッフが集まって，初回カンファレンスが開かれ，評価にかかわる一連の情報（問題点，訓練計画，訓練目標，予後，ほか）を交換する．その後一定期間言語訓練もしくは治療を施行し，中間評価を行う．中間評価では訓練効果の有無と程度を測定し，必要に応じて初回評価で立案した訓練計画と目標を修正する．そして再び言語訓練を継続する．最終評価では主に訓練目標が達成されたかどうか，今後も言語訓練の継続を必要とするかどうか，について判定する．転院する場合は，初回評価から最終評価までの一連の情報を総括して他施設へ提供するのが望ましい．

　クライアントの入院期間や初回評価から中間評価までの期間は，多様である．急性期リハビリテーションでは，回復期リハビリテーションよりも入院期間が短い．また中間評価がしばしば省略され，初回評価→初回カンファレンス→言語訓練→最終評価となることも少なくない．回復期リハビリテーションでは中間評価は複数回行われることが多く，臨床期間が長くなるほどその回数も増す．

2）病期別にみたリハビリテーションの流れ

　一般的に，発症から4週間を急性期，機能の回復が認められる4〜6カ月程度までを回復期，それ以降を維持期と分類する．通常，急性期および回復期リハビリテーションは医療保険下で施行され，維持期リハビリテーションは介護保険下で行われる場合が多い．急性期リハビリテーションは，予防的リハビリテーションとも呼ばれる．

　図6-2に，急性期ならびに回復期リハビリテーションの流れを示した．急性期リハビリテーションでは，十分なリスク管理のもとに行う．発症当初は容態が不安定で疲労しやすいため，意識レベル，血圧，脈拍，心電図，呼吸状態などをモニターしながら，ベッドサイドでの簡単な評価と訓練を施行する．30分程度の座位耐久が獲得できるようになると，主治医の許可を得てベッドサイドでの簡単な訓練から言語聴覚療法室での訓練へと移行し，易疲労性に留意しながら次第に集中的に行う．

　回復期リハビリテーションは，リハビリテーション専門病院，回復期リハビリテーション病棟，

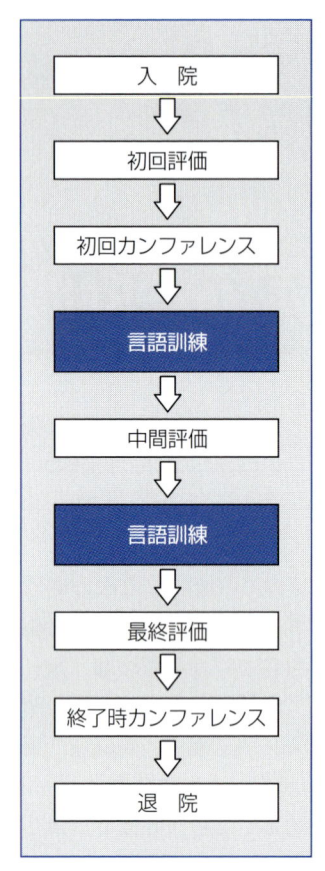

図6-1　入院から退院までのディサースリアの臨床の流れ

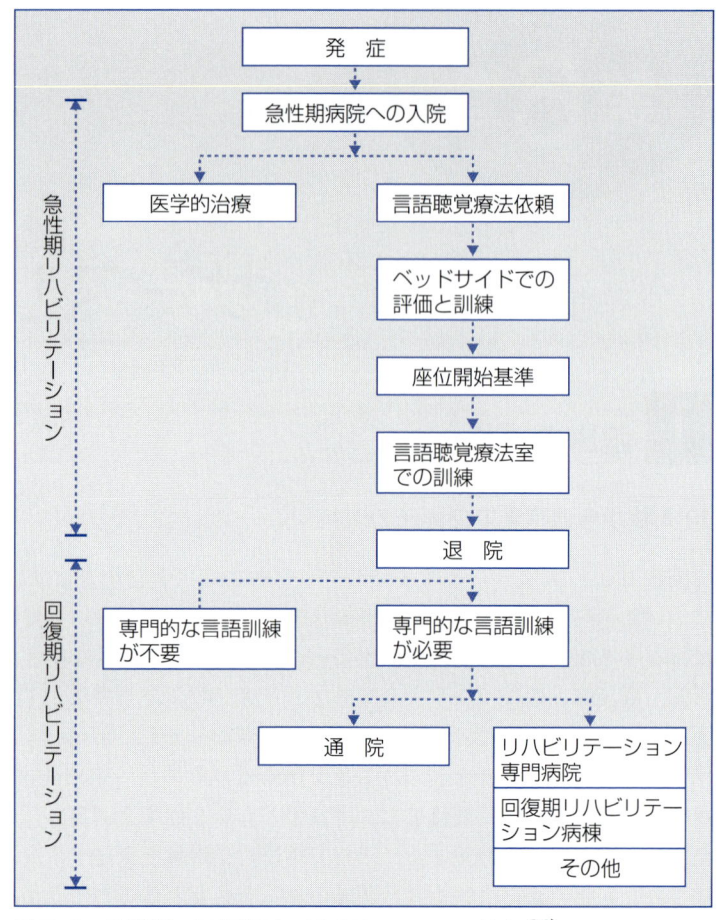

図6-2　急性期・回復期リハビリテーションの流れ[24]

　専門的なリハビリテーション施設を有する医療施設などで，適切なプログラムに基づいて集中的で体系的に訓練を実施すべき重要な時期である．入院で行われることが多いが，急性期を過ぎて在宅に復帰したクライアントに対しては通院で行われる．

　急性期ならびに回復期リハビリテーションは古典的には週に5回（月曜～金曜）実施し，土日の2日間は休みと設定されることが一般的であった．これに対して今日では，週5日の訓練より週7日の訓練の方が改善が大きくなることが示されている[19]．毎日練習すると疲労の要素は増すが，疲労による見かけ上の動作能力の低下はあっても動作習得はより確実に早く行われる．そこで，このように集中的にリハビリテーションを施行する傾向に変わりつつある．

　維持期リハビリテーションでは，回復期リハビリテーションで獲得した能力（できる発話）が日常生活における実行状況（している発話）として般化されかつ拡大させるために，個人の生活上のニーズに適応した実用的なコミュニケーション場面を設定し社会的スキルとしてのコミュニケーション能力を獲得させるように努める．介護老人保健施設や介護療養型医療施設などの入所・入院者に対するリハビリテーションが維持期リハビリテーションに含まれる．また，在宅のクライアントを対象とした通所リハビリテーション（デイケア）と訪問リハビリテーションは，維持期リハビリテーションの要である．ディサースリア例では，維持期にリハビテーションを実施しないと明瞭度が低下することが明らかにされており[25]，その意義は急性期ならびに回復期リハビリテーションとならんで重要である．

2 ディサースリアにおける評価と検査

　評価とは現症にかかわる様々な情報を収集して，情報を統合して分析，解釈を行い，訓練ないし治療にかかわる一連の方針を決定することをいう．したがって，①情報を収集する過程，②情報の統合，分析，解釈の過程，③臨床方針を決定する過程の3つの過程に分けられる．

　図6-3に，評価のパラダイムを示した．まず最初の過程では基本的情報や医学的情報などの一般的情報と検査結果を系統的に収集する．一般的情報と検査結果は最下段に位置づけられるべき臨床家のエビデンスに基づいた知識と経験に照らして論理的，客観的に統合，分析，解釈が行われ，言語病理学的診断，問題点の把握，病変の進行の程度や治療効果の判定が行われる．さらにこれらを勘案して治療計画や治療目標を立案したり修正したりするとともに，治療による臨床経過（予後）を予知する．最後に判定するこれらの5項目は，評価の目的と換言することもできる．

　こうした評価に用いられる検査とは，情報を収集する道具ないし手段である．検査とは評価における一つの過程にすぎないが，重要な臨床方針の決定の多くは検査から得られる情報の質に依存するため，使用する検査の精度はきわめて重要である．実用的で精度の高い検査とは評価基準や実施方法など一連の要領が明確に規格化されており，信頼性が保証された標準検査のことをいう．粗雑な検査では粗雑な結果しか得られない．また，精度が高くても習熟に多大な時間と労を要したり，結果のまとめに多大な時間を要する検査は，実用的であるとはいいがたい．標準ディサースリア検査（Assessment of Motor Speech for Dysarthria：AMSD）は国内で唯一標準化された総合的なディサースリアの検査法である．

　さて，こうした評価の目的は被験者をとりまく諸条件によって異なるものであり，当然のことながら，目的を明確にして検査を施行しなくてはならない．目的を果たすためには，的確に検査を実施し，記録できなくてはならない．AMSDの具体的な実施方法，記録の仕方，結果のまとめ方などについては成書[23]を参照していただきたい．

　評価とは適切に言語治療を施行するために必要不可欠な臨床過程である．もし言語治療に活かされることがなく，単に臨床家の診断・分析の範囲内で終わるのであればその検査結果は空しいものである．臨床家は一つ一つの検査について，言語治療に有用なものかどうかを識別しながら検査を施行しなくてはならない．

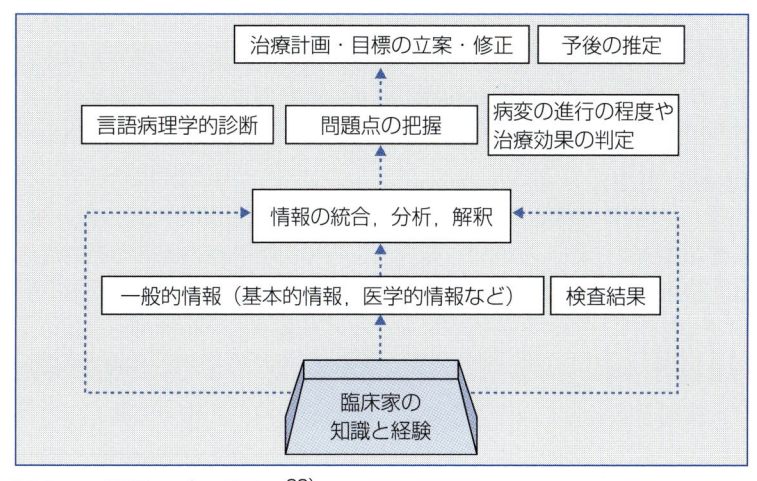

図6-3　評価のパラダイム[23]

3 言語病理学的鑑別診断

　言語病理学的鑑別診断は，類似した他の言語聴覚障害と比較し識別することによって判断する．ディサースリアに関しては，言語機能の異常による失語症，構音運動の企画の異常による発語失行，形態的異常による器質性構音障害のほか，心因性の異常や発達性の異常などによるその他の一連のことばの障害を想起しておいて，病歴と現症から適当ではないものを消去法的に除外する．これを除外（的）診断という．さらに，確定診断を行うには，発話障害の原因として，神経・筋系の病変による発声発語器官の運動機能障害を証明することが必須である．この点で，神経学的情報はきわめて重要な役割を果たす．これらの検査に先立って，しばしば，おおづかみに障害をふるい分けることを目的としてスクリーニング検査が実施される．

　脳血管障害を原因疾患とする場合，失語症ならびに発語失行とディサースリアとの鑑別診断がとりわけ臨床的に重要となる．第1章では発話の生成過程について学び（図1-1），ディサースリアと失語症および発語失行との相違について簡単に学んだ．ここではこうした知識を基盤としてさらに詳しく関連障害との言語病理学的鑑別について解説する．

1）失語症との鑑別

　先に学んだように，ディサースリアとは大脳の運動中枢から，中枢および末梢神経系を経て伝達された運動指令に従って発声発語器官を構成する末梢の各器官の筋が協調的に活動して発話を生成するという発話運動の実行過程の障害である．言語記号を操作する機能，すなわち言語（language）の機能は正常であるので，聴覚的な理解に問題はなく，読字と書字にも問題はない．障害は口頭表出の側面に限局される．計算や記憶などの機能も障害されない．

　これに対して，失語症では言語記号を操作する機能そのものが障害されるため，聞く，話す，読む，書くのすべての言語様式（モダリティ）に障害が及び，通常は計算能力も低下する．これは数詞の操作が困難になるからである．失語症における口頭表出面の障害では，目標語の回収が困難となる喚語困難が特徴的にみられるのに対して，ディサースリアではこうした症状はみられない．したがって，言語（language）の機能障害の有無を判定することが，言語病理学的鑑別診断上の決め手となる．

　通常，言語（language）の機能障害の有無は，スクリーニング検査（表6-1）で容易に判別できる．スクリーニング検査では，絵カードや文字カードを用いて，各言語様式の機能をみる．失語症があれば，喚語困難に加えて，錯語，保続，迂言，新造語，錯読，錯書を含めた失語症状が容易に検出される．ディサースリア例であれば，いかに重度例であっても発話は歪みながらも表出されるものであり，これらの失語症状は認められない．したがって，呼称，復唱，音読といった口頭表出課題では，構音の歪みの程度にかかわりなく，失語症状の有無に留意して言語（language）の側面から結果を判定する．軽度の失語例では天井効果によって言語（language）機能障害を見逃してしまうことがあるので，場合によって，情景画のような難易度の高い課題を付加的に導入すると良い．

　両側上肢の重度障害が合併した重度のディサースリア例でも，文字板やYes-No反応を手がかりとして言語機能障害の有無を判定することができる．ディサースリアが疑われる事例に対して，言語病理学的鑑別診断目的で長時間を要して失語症の精密検査を実施するのは避けるべきである．

　ブローカ失語ではしばしば右顔面下部と右舌に中枢性運動麻痺が認められ，UUMNディサー

表6-1　言語（language）機能のスクリーニング検査

1. 会　話
氏名，年齢，住所，職業，主訴，病歴などを質問する．
2. 聴覚的理解　　　正答数　／5
この部屋にあるものの名前を言いますから，指をさしてください，と言い，天井，床，窓，机，カーテンを選択する．
3. 呼　称　　　　　正答数　／5
絵カードを提示して，これは何ですか，と問う． 絵カード：時計，信号，大根，ラジオ，机
4. 復　唱　　　　　正答数　／4
私の言う通りに真似をして言ってください，と言う． 単語：頭，ストライキ，新聞記者 短文：甘いお菓子を食べた
5. 音読・読解　　　正答数　／1
「右手で鼻をさわってください」と記載した文字カードを提示して，声を出して読んで，この通りにしてください，と言う．
6. 書　字　　　　　正答数　／4
氏名，年齢，住所，職業を書いてください，と言う．

喚語困難＋，－：錯語＋，－：保続＋，－：迂言＋，－：新造語＋，－：錯読＋，－：
錯書＋，－：その他（　　　　　）＋，－
失語症　あり・なし

【注意】呼称，復唱，音読では，構音の歪みの程度にかかわりなく表出能力をみる．
【用意するもの】絵カード，文字カード，紙，鉛筆．

スリアを合併することがある．UUMNディサースリアは，失語症や発語失行が合併すると隠れて目立たなくなりやすい[1]．

そのほか，損傷部位もディサースリアと失語症では大きく異なる．失語症の責任病巣部位は，優位大脳半球の言語中枢もしくは皮質下の言語関連領域の損傷に限られる．これに対してディサースリアでは，左右いずれの大脳半球でも生じるし，中枢から末梢の筋に至る運動系の様々な部位の損傷により発現する．

2) 発語失行との鑑別

発語失行は発話運動の企画の障害であり，ディサースリアのように発声発語器官に運動機能障害は認められない．したがって言語病理学的鑑別診断上，発声発語器官の運動機能障害の有無をみることが必須である．障害は，ディサースリアと同様であり口頭表出の側面に限局される．失語症とは異なり，聞く，読む，書くの言語様式に異常は認められない．したがって失語症とは違って，目標語を書字で表す課題を与えると問題なく正答できる．発話症状として構音もしくは音韻の障害がみられ，プロソディー障害を伴う．プロソディー障害としては，発話速度の低下，ストレス・パターンの減弱，イントネーションの単調化，不適切な休止時間，構音の引き伸ばしなどが指摘されている[14]．通常は，構音とプロソディー以外の発話の側面に問題はない．

表6-2に，ディサースリアと発語失行の両者の症状を比較して示した．構音の誤りは，ディサースリアではきわめて高い一貫性がみられる．これに対して，発語失行ではまったく浮動的であるというわけではないが，一貫性はディサースリアと比較してはるかに低い．たとえば「パタ

表6-2 ディサースリアと発語失行との比較[23]

	ディサースリア	発語失行
発声発語器官の運動機能障害	あり	なし
障害される言語様式	口頭表出の側面のみ	口頭表出の側面のみ
障害される発話の側面	呼吸,発声,共鳴・構音プロソディーのすべて	構音とプロソディー
構音の誤りの一貫性	きわめて高い	ディサースリアよりもはるかに低い
構音の誤りのパターン	歪みが中心	置換が最も多く歪みも認められる*
頻度と誤りの関係	乏しい	低頻度語の方が誤りが増す
実在語と無意味語の構音の誤りの差	乏しい	無意味語の方が誤りが増す
音声学的構造と誤りの関係	乏しい	複雑になるほど誤りが増す
発話の長さと誤りとの関係	乏しい	長くなるほど誤りが増す
探索行動	乏しい	しばしばあり

＊歪みの方が多いとする報告も近年増えている[27〜29]

カ」の音節を反復させた場合,ディサースリアでは誤りが一貫したパターンで反復される．多くの場合,程度の差は様々であるが一定の歪みを伴いながら反復して生成される．しかし発語失行では,ひとつひとつの音節を探索するように浮動的に誤りながら反復して生成されるか,もしくは生成がまったく困難となって中断する．ディサースリアとは異なり,笑い,咀嚼,嚥下といった非発話的運動時において問題はみられない．

そのほか,ディサースリアでは,語の出現頻度と構音の誤りの間に関連性はみられないのに対して,発語失行では高頻度語の方が低頻度語よりも容易に生成できる．発語失行では数唱や曜日のような過剰学習した系列語や挨拶のような発話では自動性が高く正しく表出されやすい傾向があるのに対して,目的的,随意的に話そうとすると発話運動が困難となる．実在語と無意味語の構音の誤りを比較してもディサースリアでは両者の差は乏しいのに対して,発語失行では無意味語の方が生成が困難となるのも特徴である．また,ディサースリアでは語の音声学的構造が複雑であるからといって歪みが増したり開鼻声が顕著になるということはほとんどないし,発話内容が長くなるからといって誤りが増えるということも基本的にはみられない．しかし発語失行では語の構造が複雑になったり,発語内容が長くなるほど目立って生成が困難となる．自分の発話の誤りについてはディサースリアと発話失行の双方でクライアントは気づいており,発語失行では構音器官の運動について探索行動がしばしばみられる．

発語失行を言語の障害から区分する論拠の一つとして,伊藤ら[17]は,かつて発語失行における構音の誤りが,音韻規則に従って音素を選択したり系列化したりする過程が障害される失語性のものとは異なるものであることを示唆した．近年ではこうした見解が支持される方向にあり,発語失行について,発話の生成に必要な一連の運動を意図的に空間的,時間的に正しく配列することが困難であるとする考えが主流となっている[6,14]．発語失行の検査法については,成書[22]を参考としていただきたい．しかし,純粋に発語失行のみが出現する割合は低く,多くは他の障害が合併する．そのほか,発語失行には口腔顔面失行が高頻度に合併する．表6-3に,発語失行症検査を示した．表6-4に口腔顔面失行検査を示した．脳血管障害の発症直後から2,3週間は発声失行がみられることもある．咳払いや笑い,泣きといった自動的運動では問題がないにもかかわらず,意図的に声を出すことが困難となる．

表6-3 発語失行症検査[22)]

1. 私の後に続いて，言ってください．

   1) /a/　　　　　　6) /ai/　　　　　11) /ta/　　　　　16) /ma/
   2) /i/　　　　　　7) /ei/　　　　　12) /ka/　　　　　17) /na/
   3) /ɯ/　　　　　　8) /oa/　　　　　13) /sa/　　　　　18) /ha/
   4) /e/　　　　　　9) /tsɯ/　　　　14) /ça/　　　　　19) /dʒa/
   5) /o/　　　　　10) /ba/　　　　　15) /ʃa/　　　　　20) /ɾa/

2. 私の後に続いて，次のことばを言ってください．

   1) あたま _____　　6) だいこん _____
   2) うわぎ _____　　7) しんごう _____
   3) ラジオ _____　　8) のみもの _____
   4) つくえ _____　　9) せっかいせき _____
   5) はいく _____　　10) ほうそうきょく _____

3. 私の後に続いて，次のことばを言ってください．

   1) 赤い _____　　4) 甘い
   2) 赤い花 _____　　5) 甘いお菓子 _____
   3) 赤い花が咲く _____　　6) 甘いお菓子を食べた _____

4. 次のことばを3回繰り返して言ってください．

   1) ストライキ _____
   2) 博物館 _____
   3) 数年（かぞえどし）_____
   4) 水蒸気 _____
   5) 新聞記者 _____

5. できるだけ速く，次の音節を繰り返してください（約5秒間）

   1) /pa/ _____
   2) /ta/ _____
   3) /ka/ _____
   4) /pataka/ _____

6. 1から10まで数えてください．

7. 1週間の曜日を順に言ってください．

8. 自由会話および情景画の説明

表6-4 口腔顔面失行検査[22)]

項　目	口頭命令	模　倣
1. 咳をしてください．	_____	_____
2. 舌をならしてください．（舌打ちをしてください）	_____	_____
3. 息を吹いてください．	_____	_____
4. 頬をふくらませてください．	_____	_____
5. 目をつぶってください．	_____	_____
6. 舌を出してください．	_____	_____
7. 舌で唇をなめてください．	_____	_____
8. 唇を突き出してください．	_____	_____
評価基準		
2：正常な反応で課題を完了した場合		
1：課題は完了したがその過程に異常があった場合（拙劣，修正行為，開始の遅延など）		
0：課題が完了できなかった場合		

発語失行の責任病巣部位として，言語性優位半球の中心前回下部すなわちブロードマンの6野（運動前野）がとくに有力視されている．

4 ディサースリアの臨床で行う標準的検査の概要

　いかなる目的であろうと，ディサースリアの検査には，①病歴聴取を含めた一般的情報の収集，②発話の検査，③発声発語器官検査の3種が必要である（**図6-4**）．**表6-5**に，これら3種の検査における情報収集内容をAMSDに基づいて示した．

　発話の検査と発声発語器官検査は，発話障害に関する現症を把握するための検査である．評価とは迷路のような森に道筋を見出すような作業であり，クライアントごとに個別に臨床家は解答を独力で求めなくてはならない．解答を求めるのに検査を乱発するのは賢明ではない．一連の検査の内容はもちろんだが，相互の関連性について適切に理解しておくと，最小限度の労力と時間で解答に導かれるものである．ここではこうした点について解説する．

1）一般的情報の収集

　一般的情報とはクライアントをとりまくスタッフが共有するものがほとんどである．したがって，その情報を収集するにあたり，しばしば医師・歯科医師からの依頼箋，医師カルテ，看護カルテを参照する．カンファレンスも，重要な情報源となる．

　一般的情報として収集するものとして，表6-5に示したように，まず，①氏名，性別，生年月日，年齢などの基本的情報がある．つぎに，②医学的診断名，損傷部位もしくは画像所見，主訴，病歴などの医学的情報を収集する．さらに③心身機能・身体構造，活動，参加に関する情報のほか，④背景因子として環境因子と個人因子に関する情報も集める．これらの情報には，関連スタッフから情報を得るものと自分で収集すべきものがある．病歴聴取を含めて基本的情報と医学的情報は，発話の検査や発声発語器官検査を実施する前にあらかじめ入手しておくことが大切である．関連スタッフから得る情報についてさらに詳しくは，本章の第6節で解説する．

　発話の検査や発声発語器官検査は，一般的情報の収集がすべて終了してから行うのではない．基本的情報と医学的情報は他に先行して収集しなくてはならないが，その他の情報はしばしば検査と並行して収集するものである．

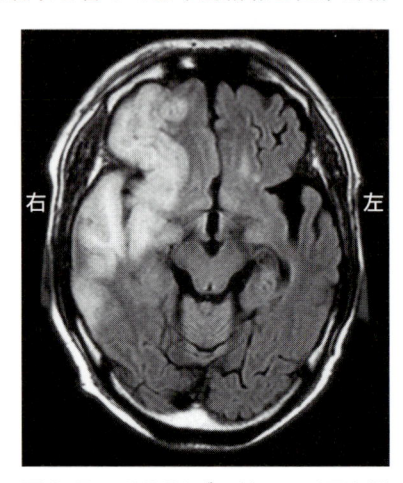

図6-5　UUMNディサースリアを呈した78歳男性の頭部画像所見

　右前頭，頭頂，側頭葉皮質および皮質下にT₁強調画像で広範な低信号域，T₂強調画像で広範な高信号域を認め，また，左側脳室のわずかな拡大と軽度脳萎縮も認めた

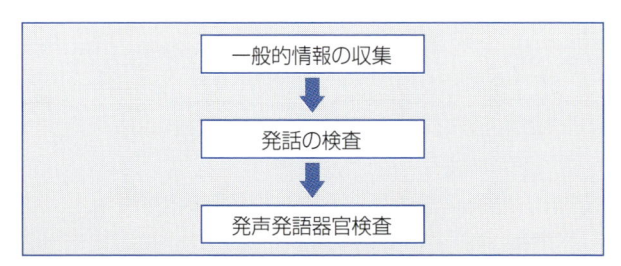

図6-4　ディサースリアの検査手続きの流れ

さて，臨床はクライアントとの面談から始まるが，数分の面談におけるやりとりから，病歴以外の多くの情報を収集することができるものである．たとえば，意識レベル，病識，認知レベル，言語の機能，発話障害の有無と重症度，発話特徴などがある程度わかる．また，病歴から心因性の障害や発達性の障害などの除外要因が明らかになる．医学的診断名や損傷部位はきわめて有用な情報であり，発話の機能や発声発語器官の生理学的機能についてある程度推定することができる．

表6-5 標準ディサースリア検査（AMSD）に基づいたディサースリアの3種の検査に含まれる情報収集内容[23]

Ⅰ．一般的情報の収集	1. 基本的情報 2. 医学的情報 3. 心身機能・身体構造 4. 活動と参加 5. 環境因子 6. 個人因子
Ⅱ．発話の検査	1. 発話明瞭度 2. 発話の自然度 3. 発話特徴 4. 発話速度
Ⅲ．発声発語器官検査	1. 呼吸機能 2. 発声機能 3. 鼻咽腔閉鎖機能 4. 口腔構音機能 5. 補助検査

ディサースリアの各タイプは運動系における損傷部位と対応しているため，画像所見はしばしば重要な資料となる．図6-5に，UUMNディサースリアを呈した78歳男性の頭部MRI所見を示した．本例では右前頭，頭頂，側頭葉皮質および皮質下にT_1強調画像で広範な低信号域，T_2強調画像で広範な高信号域を認めた．また，左側脳室のわずかな拡大と軽度脳萎縮も認めた．この画像所見から，右側の皮質延髄路（上位運動ニューロン）の損傷を推察することができ，これがディサースリアの原因であると判断することができる．こうした損傷部位の特定から，AMSDの発声発語器官検査ではおそらく一側（左側）にのみ異常所見が認められUUMNタイプと推察することができる．また，神経学的所見として，左片麻痺もこの時点で推察することができる．

さらに，発声発語器官では左側の舌，顔面下部に中枢性麻痺があるのに対して咽頭，喉頭，呼吸筋（横隔膜と腹筋群）に運動機能障害はみられないと仮説を立てることができる．なぜなら，発声発語器官の神経支配について，一般に舌と顔面（下部）を支配する運動ニューロンは対側の大脳皮質支配を受けているのに対して，咽頭，喉頭，呼吸筋は両側的に大脳皮質の神経支配を受けていると考えられているからである．そこで，これらの器官は一側の大脳病変では障害されないのである．

こうして損傷部位を手がかりとして発声発語器官の症状とタイプについて推察できると，おのずから構音の歪みとプロソディーの異常を発話特徴とすること，言語治療プランとして発話速度の調節法が有効であることまで予測できる．

このようにディサースリアでは，一般的情報だけで，かなりの点について推察することができる．あらかじめ情報をある程度入手して仮説を立てておくことで，その後の検査結果について見当をつけることができる．しかし，医学的情報だけで鑑別診断やタイプ分類を断定してはならない．というのは上述の例で示すと，右側の皮質延髄路の損傷により上位運動ニューロンが損傷し，左側の舌と顔面下部に中枢性運動麻痺が出現していると容易に予測できても，発声発語器官検査を実施してその確証を得るまではディサースリアの存在を確定することができないからである．またこの段階では，合併しているかもしれない器質的異常に伴う発話障害を除外することもできない．

2) 発話の検査

　発話の検査とは，話しことばの状態について通常は聴覚的手法によって評価するものである．構音の側面に偏重してはならず，呼吸，発声，共鳴・構音，プロソディーのすべての側面を評価の対象としなくてはならない．

　発話の検査では，発話の明瞭度，発話の自然度，発話特徴，発話速度の測定がとくに重要である．これらはいずれも，発話を全体的にとらえて実用的な点から評価を行う課題である．発話明瞭度と発話の自然度の評価尺度については表5-9と表5-10で学んだ．自然度に相当する概念としてかつては異常度という用語が用いられていたが，この用語には倫理的問題があり国際的に今日では用いられない傾向にある．発話の検査では，発話資料として自由会話，短文，長文，情景画の口頭説明などが用いられる．

　AMSDでは，発話特徴の聴覚的測定項目として，①呼吸・発声機能，②鼻咽腔閉鎖機能，③口腔構音機能，④プロソディー機能の4大項目16小項目からなる（表6-6）．第2章の第7節では聴覚的な発話特徴について学んだが，表6-7にAMSDに含まれる発話特徴の定義について簡潔に要約して示した．熟練した言語臨床家の耳は優れた分析器であり，発話の検査では聴覚的に発話症状をとらえるばかりでなく，発声発語器官の状態についても，あらましを推定することができる．たとえば，開鼻声が認められると鼻咽腔閉鎖不全を疑うことができる．声量の低下が認められると呼吸機能の低下を推察することができる．発話の検査では発声発語器官の運動機能を統合的にとらえることができるので，簡便にその全体像を評価することができる．こうした理由から，発話の検査は発声発語器官検査に先行させた方がよい．

　こうした作業は，いわば森林を整備するにあたり，まず森林全体を見渡すことのできる丘の上に登って，緊急に補修が必要な区域，できれば補修が必要な区域，必要でない区域というように，全体のなかでどこが問題なのか，その深刻さはどの程度なのか，などを区別するようなものであ

表6-6　AMSDにおける発話特徴の測定項目一覧[23]

①呼吸・発声機能	発話の短いとぎれ 声量の低下 粗糙性嗄声 気息性嗄声 無力性嗄声 努力性嗄声 声の高さの異常（高すぎる・低すぎる） 声のふるえ その他（　　　　　）
②鼻咽腔閉鎖機能	開鼻声 その他（　　　　　）
③口腔構音機能	構音の歪み その他（　　　　　）
④プロソディー機能	発話速度の異常（速すぎる・遅すぎる） 発話速度の変動 音の繰り返し 声の大きさの単調性 声の高さの単調性 声の大きさの過度の変動 その他（　　　　　）

表6-7 発話特徴の定義一覧[23]

①呼吸・発声機能	発話の短いとぎれ 　不自然に発話が短くとぎれる 声量の低下 　声が小さすぎる 粗糙性嗄声 　しわがれた，粗いだみ声．または，がらがら声．声帯に分泌物が付着して生じる液体振動音も含む 気息性嗄声 　息漏れ音を伴うかすれ声．最重度の場合は失声 無力性嗄声 　弱々しくか細い声 努力性嗄声 　絞り出すような喉を締めつけた力んだ声 声の高さの異常（高すぎる・低すぎる） 　年齢，性別に比して，声の高さが一貫して高すぎる，もしくは低すぎる 声のふるえ 　声が揺れたり，ふるえたりする．ふるえの程度から評価する
②鼻咽腔閉鎖機能	開鼻声 　呼気が不適切に鼻腔へ流出して過度の鼻腔共鳴が生じ，声が鼻音化する
③口腔構音機能	構音の歪み 　母音および子音が不正確になり，歪む．重症化すると，他の音に置換される
④プロソディー機能	発話速度の異常（速すぎる・遅すぎる） 　話す速さが通常よりも速い，もしくは遅い 発話速度の変動 　話す速さが，速くなったり遅くなったり，不適切に変動する．構音動作の異常を代償して時折不自然にゆっくりと話すものも含む 音の繰り返し 　音，音節，単語の一部などを繰り返す．繰り返しの頻度から評価する 声の大きさの単調性 　声の大きさの変化が乏しく，自然な声の大きさの変動性に欠ける 声の高さの単調性 　抑揚の変化が乏しく，自然な声の高さの変動性に欠ける．特定の高さの域に制限される傾向がある 声の大きさの過度の変動 　声の大きさが突然非意図的に変動し，過度に大きくなりすぎたり，小さくなりすぎたりする

そのほかに，主に以下の特徴がみられることがある．随時，記録用紙のその他（　）に記して重症度を判定する

①呼吸・発声機能	声の翻転 　声の高さが突然非意図的に変動して，声が裏声にひっくり返る．頻度から評価する
②鼻咽腔閉鎖機能	閉鼻声 　通常よりも鼻腔共鳴が過小な状態である
③口腔構音機能	音の引き延ばし 　音の引き延ばしがみられる 不規則な構音の崩れ 　構音の正確さが断続的，非系統的に崩れる
④プロソディー機能	発話の加速 　話す速さが徐々に速くなる 不自然な沈黙 　通常はみられないところに，不自然に沈黙が入る 過剰で平板なストレス 　通常ストレスがおかれないところに過剰にストレスがおかれ，本来ストレスがおかれるところとの違いが少なくなり，結果としてストレスが平板化する

る．あらかじめ発話の検査を行っておくと，発声発語器官のどこに異常があり，どこが良好であるかについて見当をつけておくことができる．したがって発声発語器官検査を行うにさいして，とくに注意すべき点と軽視してよい点とが明確になり，おのずから洞察力が高まる．たとえば，発話の検査で聴覚的に開鼻声を認めれば，発声発語器官検査を実施するさいに鼻咽腔の異常を想定しているので，「単に異常があるかどうか」ではなく「どのように，どの程度異常なのか」というように注意深く考えるものである．これに対して，いきなり発声発語器官検査を行うのは，思慮分別なく森林のなかに分け入って，一本一本の木や土砂を点検して歩き回るようなものである．

最後に，発話特徴を的確に評価できるようになるために，言語臨床家は自身の聴覚的評価能力を高める訓練が必要であることを強調しておきたい．AMSDの評価用基準スピーチ・サンプル集もしくはCD-ROMにはディサースリア例の豊富な音声データが含まれており，臨床的に有用であるばかりでなく，分析器としての自身の耳の性能を高めるさいにも有用である．担当するクライアントの発話について評価するさいに，初心者は必ず録音しておいて，AMSDの評価用基準スピーチ・サンプル集もしくはCD-ROMの発話サンプルと比較しながら慎重に評価することをお薦めする．一例一例のクライアントを大切に評価することこそが，臨床家としての聴覚的分析能力を高めることになる．

3）発声発語器官検査

発声発語器官検査とは，発話の生成に用いられる器官の運動機能と形態もしくは構造について評価するものである．機能としては，運動範囲，筋力，速度，協調性について評価する．呼吸機能，発声機能，鼻咽腔閉鎖機能，口腔構音機能についてそれぞれ評価し，発話の異常の原因となっている構造や生理学的機能の異常を解明することを目的とするものであり，発話障害の発現機序を生理学的レベルで明らかにするものともいえる．運動機能の評価では，主に非発話的課題を用いて運動範囲，交互反復運動時の運動速度，筋力，筋緊張などを評価する．構造の評価では主に視診により観察するが，必要に応じて触診を行う．AMSDでは，発声発語器官検査として，「1. 呼吸機能」「2. 発声機能」「3. 鼻咽腔閉鎖機能」「4. 口腔構音機能」の4大項目29小項目からなり，さらに「5. 補助検査」が加えられてある．「4. 口腔構音機能」は，「a. 運動範囲」「b. 交互反復運動での速度」「c. 筋力」に下位分類される．**表6-8**にAMSDにおける発声発語器官検査の大項目ならびに小項目の一覧を示

表6-8 AMSDにおける発声発語器官検査の項目一覧[23]

大項目〔下位項目〕	小項目
1. 呼吸機能	①呼吸数／1分 ②最長呼気持続時間 ③呼気圧・持続時間
2. 発声機能	④最長発声持続時間 ⑤／a／の交互反復
3. 鼻咽腔閉鎖機能	⑥／a／発声時の視診 ⑦ブローイング時の鼻漏出 ⑧／a／発声時の鼻漏出
4. 口腔構音機能 〔a 運動範囲〕	⑨舌の突出 ⑩舌の右移動 ⑪舌の左移動 ⑫前舌の挙上 ⑬奥舌の挙上 ⑭口唇の閉鎖 ⑮口唇を引く ⑯口唇の突出 ⑰下顎の下制 ⑱下顎の挙上
〔b 交互反復運動での速度〕	⑲舌の突出―後退 ⑳舌の左右移動 ㉑下顎の挙上―下制 ㉒／pa／の交互反復 ㉓／ta／の交互反復 ㉔／ka／の交互反復
〔c 筋　　力〕	㉕下顎の下制 ㉖下顎の挙上 ㉗舌の突出 ㉘舌面の挙上 ㉙口唇の閉鎖

す．表6-9にAMSDにおける発声発語器官検査の簡易評価規準表を示す．

表6-9 標準ディサースリア検査（AMSD）における発声発語器官検査の簡易評価基準表[22]

大項目	小項目（施行回数）	実施方法	評価基準	備考
1.呼吸機能	①呼吸数/1分（1）	安静時における胸郭および腹壁の動きを観察し，1分間の呼吸数を測定する．	0―27回以上，または7回以下 1―24～26，または8～10回 2―21～23，または11～13回 3―14～20回	呼吸数を測定していることを被験者に意識させないよう配慮する．衣服はゆるめ，安静状態を確認してから測定を開始する．
	②最長呼気持続時間（2）	最大吸気後，できるだけ長く/Φ/の構えで羽毛を吹く．	0―3.0秒未満 1―3.0秒以上6.0秒未満 2―6.0秒以上10.0秒未満 3―10.0秒以上	羽毛と口唇の間の距離を約1cmに保って測定する．鼻咽腔閉鎖不全のある被験者に対して，外鼻孔の閉鎖による介助はしない．
	③呼気圧・持続時間（2）	水深5cmまでストローを差し込み，最大吸気後できるだけ長くブローイングを行わせる．	0―3.0秒未満 1―3.0秒以上6.0秒未満 2―6.0秒以上10.0秒未満 3―10.0秒以上	ノーズクリップを用いて，必ず外鼻孔を閉鎖する．顔面神経麻痺のある被験者に対しては，ストローを口唇でくわえる動作を手指もしくはテープで介助し，口唇とストローの間からの呼気漏出を防ぐ．
2.発声機能	④最長発声持続時間（2）	最大吸気後，できるだけ長く/a/の発声を持続する．	0―3.0秒未満 1―3.0秒以上6.0秒未満 2―6.0秒以上10.0秒未満 3―10.0秒以上	鼻咽腔閉鎖不全のある被験者に対して，外鼻孔の閉鎖による介助はしない．会話時における習慣的な声の高さと大きさの程度で発声を持続する．
	⑤/a/の交互反復（2）	3秒間できるだけ速く/a/を反復する．	0―3.0回未満 1―3.0回以上6.0回未満 2―6.0回以上9.0回未満 3―9.0回以上	on-offが明確に認められた場合のoffsetの回数を測定する．約3秒間測定し，次式から3.0秒間の正確な反復回数を求める．3.0秒間の反復回数＝反復回数/時間（秒）×3
3.鼻咽腔閉鎖機能	⑥/a/発声時の視診（2）	/a/の発声を持続させ，軟口蓋の挙上の程度を視診で観察する．	0―まったく挙上しない． 1―若干の筋収縮が認められるのみ． 2―基準の運動範囲に及ばないがかなりの挙上が認められる． 3―基準の運動範囲に達する．	軟口蓋口腔側最上端が硬口蓋後端の高さにまで挙上して基準の運動範囲とする．
	⑦ブローイング時の鼻漏出（2）	ストローでコップの水を吹き，ブローイング時の呼気鼻漏出の有無と程度を鼻息鏡で測定する．	0―5度以上の鼻漏出が認められる． 1―3，4度の鼻漏出が認められる． 2―1，2度の鼻漏出が認められる． 3―鼻漏出が認められない．	検査前に鼻道の通鼻性をみておく．両側的に鼻道が閉塞している場合は評価しない．鼻漏出の程度が変動する場合，最大検出値にて評価する．可能であれば，3秒間程度ブローイングを持続させる．

大項目	小項目 (施行回数)	実施方法	評価基準	備　考
3.鼻咽腔閉鎖機能	⑧/a/発声時の鼻漏出 (2)	母音/a/を持続発声させ，発声時の呼気鼻漏出の有無と程度を鼻息鏡で測定する．	0―5度以上の鼻漏出が認められる． 1―4度の鼻漏出が認められる． 2―3度の鼻漏出が認められる． 3―鼻漏出が認められない，もしくは1，2度の鼻漏出が認められる．	検査前に鼻道の通鼻性をみておく．両側的に鼻道が閉塞している場合は評価しない．鼻漏出の程度が変動する場合，最大検出値にて評価する．可能であれば，3秒間程度発声を持続させる．鼻息鏡の評価尺度は「⑦ブローイング時の鼻漏出」と同様．
4.口腔構音機能　a 運動範囲	⑨舌の突出 (2)	開口位で舌を前方に突出する．	0―不動 1―下顎前歯列上まで舌尖を突出できる． 2―下唇上まで舌尖を突出できる． 3―下唇より偏位することなく前方に舌尖を突出できる．	偏位しての舌の突出は目標点からの範囲の誤りとみなし，一段階落とす．明らかに下顎の代償的な前方運動がみられる場合は，手指で抑制する．
	⑩舌の右移動 (2)	開口位で舌尖を右口角にまで移動する．	0―不動 1―舌尖の移動距離が正中位―口角間の1/2以下である． 2―舌尖が口角に達しないが移動距離が正中位―口角間の1/2以上である． 3―舌尖が口角にまで達する．	口角に達するのが，多少舌縁よりであってもよい．明らかに下顎の代償的な側方運動がみられる場合は，手指で抑制する．
	⑪舌の左移動 (2)	開口位で舌を左口角にまで移動する．	0―不動 1―舌尖の移動距離が正中位―口角間の1/2以下である． 2―舌尖が口角に達しないが移動距離が正中位―口角間の1/2以上である． 3―舌尖が口角にまで達する．	口角に達するのが，多少舌縁よりであってもよい．明らかに下顎の代償的な側方運動がみられる場合は，手指で抑制する．
	⑫前舌の挙上 (2)	開口位で，前舌を挙上させて硬口蓋との間に閉鎖をつくる．挙上を確認する目的で，硬口蓋と前舌の間で舌圧子を挟んで保持させる．	0―不動 1―舌面がまったく口蓋に接触することができない． 2―舌面が口蓋に接触することができるが，舌圧子を保持できない． 3―舌面と口蓋の間で舌圧子を保持できる．	バイト・ブロックで下顎を固定し，下顎の代償的な挙上運動を抑制して開口位で行う．無歯顎者には，無歯顎用のバイト・ブロックを使用すること．

4 ディサースリアの臨床で行う標準的検査の概要

大項目		小項目 （施行回数）	実施方法	評価基準	備　考
4．口腔構音機能	a 運動範囲	⑬奥舌の挙上 (2)	外鼻孔を閉鎖した状態で，開口位で/a：ka/と強めにゆっくりと構音させる．このさいの奥舌が軟口蓋に向かって挙上して閉鎖をつくる動きを，聴覚的かつ視覚的に測定する．	0—不動 1—奥舌がまったく軟口蓋に触れることができないので，音が他の音に置換される． 2—奥舌がようやく軟口蓋に触れるが口腔を十分に閉鎖することができないので，音に歪みが生じる． 3—奥舌が軟口蓋に接触し口腔を十分に閉鎖するので，音に歪みが生じない．	バイト・ブロックで下顎を固定し，下顎の代償的な挙上運動を抑制して開口位で行う．無歯顎者には，無歯顎用のバイト・ブロックを使用すること．ノーズクリップを用いて必ず外鼻孔を閉鎖する．
		⑭口唇の閉鎖 (2)	開口位で上下唇を閉鎖させ，閉鎖不全が最も著しい箇所で垂直に開放(閉鎖不全)距離を測定する．	0—開放距離が3 mm以上である． 1—開放距離が1 mm以上3 mm未満である． 2—開放距離が1 mm未満である． 3—完全に閉鎖する．	バイト・ブロックで下顎を固定し，下顎の代償的な挙上運動を抑制して開口位で行う．口唇が全て完全に閉鎖して基準の運動範囲とする．測定にはノギスを用いるとよい．無歯顎者には，無歯顎用のバイト・ブロックを使用すること．
		⑮口唇を引く (2)	上下唇をできるだけ明確に左右に引く．	0—不動 1—顕著に引きの程度が小さい． 2—若干引きの程度が小さい． 3—明確に引くことができる．	左右の対称性に留意し，健側の運動範囲と比較して患側の程度を判定する．
		⑯口唇の突出 (2)	上下唇をできるだけ明確に前方に突出する．	0—不動 1—顕著に突出の程度が小さい． 2—若干突出の程度が小さい． 3—明確に突出することができる．	左右の対称性に留意し，健側の運動範囲と比較して患側の程度を判定する．
		⑰下顎の下制 (2)	できるだけ大きく開口し，上顎切歯と下顎切歯の間の開口距離を正中位で垂直に測定する．	0—最大開口距離が5 mm未満 1—最大開口距離が5 mm以上20 mm未満 2—最大開口距離が20 mm以上35 mm未満 3—最大開口距離が35 mm以上	偏位の有無にかかわらず，測定値から評価する．測定には開口測定器，ノギスもしくは小型の定規を使用する．無歯顎者の場合，上顎および下顎歯槽部間で測定し，20 mmを減算して評価する．
		⑱下顎の挙上 (2)	左右いずれかの上下顎の臼歯または前歯間で舌圧子を咬んで保持する．	0—不動 1—舌圧子に上下顎の臼歯または前歯がまったく触れることができない． 2—舌圧子にようやく上下顎の臼歯または前歯が触れることができるが，舌圧子を保持できない． 3—舌圧子を咬んで保持できる．	無歯顎者の場合，上顎および下顎歯槽部間で舌圧子を保持させる．

大項目	小項目 (施行回数)	実施方法	評価基準	備考
4. 口腔構音機能 / b 交互反復運動での速度	⑲舌の突出一後退(2)	開口位で舌の前方突出一後退運動をできるだけ速く反復する.	0―0(単発的運動時でも下唇より前方に舌尖が突出しない) 1―1.0回未満 2―1.0回以上2.0回未満 3―2.0回以上	基本的には下唇より前方に舌尖が突出して1回とする. 偏位しても下唇より突出できれば1回とする.
	⑳舌の左右移動(2)	開口位で舌尖の左右口角間の往復移動をできるだけ速く反復する.	0―0(単発的運動時でも左右の口角にまで舌尖が達しない) 1―1.0回未満 2―1.0回以上2.0回未満 3―2.0回以上	左右の口角間を舌尖が往復して1回とする. 口角に達するのが多少舌縁よりであってもよい.
	㉑下顎の挙上―下制(2)	下顎の挙上―下制(開閉)運動をできるだけ速く反復する.	0―0(単発的運動時でも下顎をほとんど開閉することができない) 1―2.0回未満 2―2.0回以上3.0回未満 3―3.0回以上	咬合音が聞きとれるか, もしくは下顎の運動が視覚的に確認できて1回とする. 無歯顎者の場合, 下顎の運動を視覚的に確認して測定する.
	㉒/pa/の交互反復(2)	/pa/をできるだけ速く反復する.	0―0(単発的運動時でも不可) 1―2.0回未満 2―2.0回以上4.0回未満 3―4.0回以上	多少の歪みにかかわりなく, 聴覚的に弁別できる程度であれば1回として測定する.
	㉓/ta/の交互反復(2)	/ta/をできるだけ速く反復する.	0―0(単発的運動時でも不可) 1―2.0回未満 2―2.0回以上4.0回未満 3―4.0回以上	多少の歪みにかかわりなく, 聴覚的に弁別できる程度であれば1回として測定する.
	㉔/ka/の交互反復(2)	/ka/をできるだけ速く反復する.	0―0(単発的運動時でも不可) 1―2.0回未満 2―2.0回以上4.0回未満 3―4.0回以上	多少の歪みにかかわりなく, 聴覚的に弁別できる程度であれば1回として測定する.
c 筋力	㉕下顎の下制(1)	閉口位で下顎底に徒手的抵抗を加え, 勢いよく開口させる.	0―自動運動でもまったく運動することができない. 1―自動運動では部分的に運動することができる. 2―自動運動では基準の運動範囲まで運動を行うことができる. 3―中軽度の徒手的抵抗を加えても基準の運動範囲まで運動を行うことができる	上顎切歯―下顎切歯間を35mm以上に開口することができて基準の運動範囲とする(⑰「下顎の下制」を参照).

4 ディサースリアの臨床で行う標準的検査の概要　97

大項目	小項目 (施行回数)	実施方法	評価基準	備　考
4．口腔構音機能　　c 筋　力	㉖下顎の挙上 (1)	最大下制位で下顎臼歯または前歯上に徒手的抵抗を加え，勢いよく閉口させる．	0―自動運動でもまったく運動することができない． 1―自動運動では部分的に運動することができる． 2―自動運動では基準の運動範囲まで運動を行うことができる． 3―中軽度の徒手的抵抗を加えても基準の運動範囲まで運動を行うことができる．	徒手的抵抗を加えるのに下顎臼歯（または前歯）上に舌圧子を置く．両側上下顎の臼歯または前歯間で舌圧子を咬んで保持することができて基準の運動範囲とする（「⑱下顎の挙上」を参照）．
	㉗舌の突出 (1)	開口位で上下顎の切歯間で徒手的抵抗を加え，勢いよく舌を前方に突出させる．	0―自動運動でもまったく運動することができない． 1―自動運動では部分的に運動することができる． 2―自動運動では基準の運動範囲まで運動を行うことができる． 3―軽度の徒手的抵抗を加えても基準の運動範囲まで運動を行うことができる．	徒手的抵抗を加えるのに上下顎の切歯間に舌圧子を置く．舌尖が下唇より前方にまっすぐ突出することができて基準の運動範囲とする（「⑨舌の突出」を参照）．
	㉘舌面の挙上 (1)	開口位で前舌の舌面上に徒手的抵抗を加え，勢いよく舌体を挙上させる．	0―自動運動でもまったく運動することができない． 1―自動運動では部分的に運動することができる． 2―自動運動では基準の運動範囲まで運動を行うことができる． 3―軽度の徒手的抵抗を加えても基準の運動範囲まで運動を行うことができる．	徒手的抵抗を加えるのに舌面上に舌圧子を置く．バイト・ブロックで下顎を固定し，下顎の代償的挙上運動を抑制して開口位で行う．前舌と硬口蓋の間で舌圧子を挟んで保持できて基準の運動範囲とする（「⑫舌面の挙上」を参照）．指示内容の理解が困難である場合，まず硬口蓋と前舌の間で舌圧子を挟んで保持させてから下方に抵抗を与え，抵抗に抗して保持させるようにする．無歯顎者には，無歯顎用のバイト・ブロックを使用すること．
	㉙口唇の閉鎖 (1)	開口位で口角に徒手的抵抗を加え，勢いよく上下唇を閉鎖させる．	0―自動運動でもまったく運動することができない． 1―自動運動では部分的に運動することができる． 2―自動運動では基準の運動範囲まで運動を行うことができる． 3―軽度の徒手的抵抗を加えても基準の運動範囲まで運動を行うことができる．	徒手的抵抗を加えるのに左右いずれか一側の口角に指を入れて頬に向かって引く．一側ずつ両側をみて，機能不全のより著しい側で評価する．バイト・ブロックで下顎を固定し，下顎の代償的な挙上運動を抑制して開口位で行う．口唇が完全に閉鎖して基準の運動範囲とするが（「⑭口唇の閉鎖」を参照），検者の指の周囲に生じる間隙は評価に含まない．口唇の閉鎖は健側の代償によってもある程度生じるため，抵抗を与えた側の上下唇に抵抗に抗した筋収縮がみられることを確認して段階3を与える．無歯顎者には，無歯顎用のバイト・ブロックを使用すること．

図6-6　AMSD検査キット　　　　図6-7　バイト・ブロック

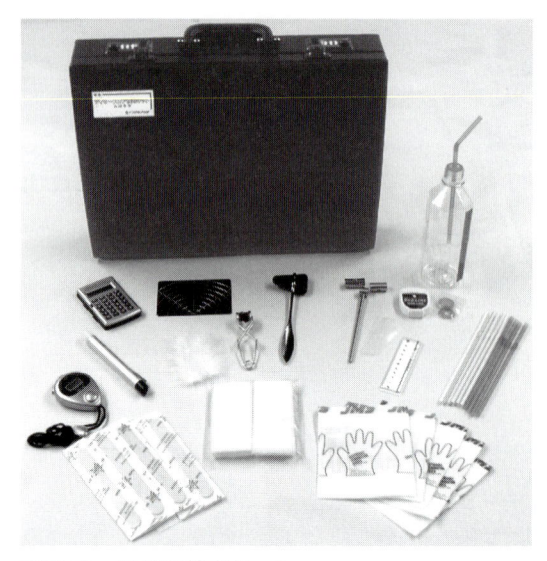

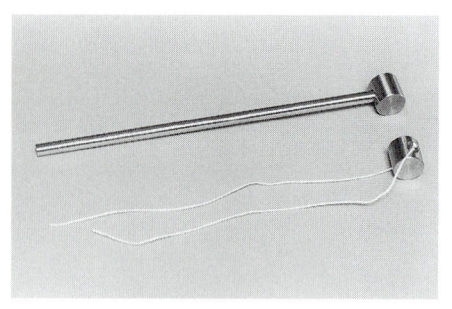

　発声発語器官検査を実施するには，一連の用具が必要である．**図6-6**に，AMSD検査キット（インテルナ出版より販売）を示した．各用具は，個別に集めても良い．音声言語医療用バイト・ブロック（**図6-7**）はディサースリア例を対象とした発声発語器官検査には欠かすことのできない器具である．別のクライアントに使用するには必ず滅菌を要するので，ある程度の本数を常備しておく必要がある．無歯顎者には，無歯顎者用バイト・ブロック（インテルナ出版より販売）を使用する．

　発話の聴覚的評価が発話運動を統合的に分析するものであるのに対して，発声発語器官検査は各器官を個別に分析するものであり，全体をとらえるには不向きである．この点からも，前述のように発話の検査によって全体の様子をとらえて，発声発語器官の機能についてあらかじめ推察してから，発声発語器官検査を実施して個々の器官ごとに機能を分析する方が適しているといえる．

　ディサースリアにおいて，発話の検査と発声発語器官検査は結果と原因の因果的関係にあるともいえる．この視点から以上をまとめると，発話の検査から神経・筋機構の異常の結果として生じている発話症状を把握しながら，その原因となっている発声発語器官の病態生理について仮説を立て，その仮説を発声発語器官検査によって証明したり否定したりするのである．十分に注意しなくてはならないことであるが，聴覚的評価では主観的な判定方法に依存しており，これだけで発声発語器官の機能を確定してはならない．重要な仮説ではあるが仮説以上のものではないのである．

5 標準ディサースリア検査結果の解釈の仕方

　ここでは，AMSDに準じて発声発語器官検査における運動機能の解釈ならびに評価上の留意点について解説する．形態の評価の仕方については，成書[23, 24]を参照されたい．

1）呼吸機能

呼吸器系は，発話の生成における空気力学的動力源としての役割を果たす．したがって，発声発語器官検査では，正常な発話を生成するのに必要な呼吸機能が備わっているかどうか，という視点から評価する．この点で，内科的診断基準とは大きく異なる点に留意する．内科的に拘束的もしくは閉塞性換気機能障害と診断されても，言語病理学的に正常であることは珍しくない．

（1）呼吸数／1分

「1. 呼吸数／1分」は，安静時の呼吸数を測定するものである．安静時は吸気筋（主に横隔膜）のみが働いている．呼気運動は肺および胸郭の弾性収縮力と腹部内臓の重力で行われる．したがって，本課題は吸気筋（横隔膜）の機能を測定していると解釈される．

呼吸数と1回換気量の積は分時換気量を表す．吸気筋の機能低下により1回換気量が低下すると，分時換気量を正常に保つための代償として呼吸数が増大する．呼吸数の増大は諸種の換気機能障害の代償として生じるが，ディサースリアのような神経・筋疾患例では吸気筋力の低下や胸郭の可動域の制限による代償を示唆する．肺実質や胸膜の障害による影響は，概して少ない．なお，呼吸数が25回以上を頻呼吸，12回以下を徐呼吸という．

（2）最長呼気持続時間

「2. 最長呼気持続時間」で短縮が認められる場合は，まず，肺容量の低下を疑う．神経・筋疾患例において肺容量の低下は呼吸筋の筋力低下や胸郭の関節可動域の制限により起こる．痙性麻痺ではこれらの双方がともにみられることがあり，弛緩性麻痺では筋力低下による．その他に呼気持続時間が短縮する要因として，肺の硬化をもたらす線維性変化などの肺内疾患，胸郭の可動域を制限する胸膜炎などの胸膜疾患，横隔膜の可動性を制限する腹水や妊娠などの肺外疾患があるので，病歴をよく調べる必要がある．

また，筋力や可動域が良好であっても吸気筋と呼気筋が持続的に協調的収縮を続けることが困難であれば，やはり呼気持続時間が異常に短くなる．つまり，呼気時に吸気筋が短時間で弛緩してしまえば，胸郭は急激に縮小するので呼気がたちまち排出されてしまい，結果として呼気持続時間は短くなる．失調性ディサースリア例では，こうした例が少なくない．

その他に，呼気持続時間は鼻咽腔閉鎖不全によっても生じる．したがって，呼気持続時間の短縮を認めた場合，外鼻孔を閉鎖して再び実施すると良い．仮に外鼻孔を閉鎖しても持続時間が異常に短いとすると，呼吸機能が原因であると判断することができる．しかし外鼻孔を閉鎖して基準範囲にまで大幅に持続時間が延長したとすると，呼吸機能は良好でありながらも鼻咽腔閉鎖不全が原因で持続時間が短縮していると判断することができる．

（3）呼気圧・持続時間

「3. 呼気圧・持続時間」の測定（図6-8）は，発話の生成における空気力学的動力源となる声門下圧の程度と持続時間を測定するものである．呼吸機能を評価するさいに最も重要な課題となり，ANCDS（Academy of Neurologic Communication Disorders and Sciences）の臨床ガイドラインにも含められている[7]．これは水深5cmまでストローを差し込んで，そこで発生する5cmH_2Oの水圧に抗してブローイング運動を行わせるものである．ノーズクリップで外鼻孔を閉鎖した状態でブローイングを行わせると口腔内圧と声門下圧は等しくなるので，①発話に必要な声門下圧（5cmH_2O）があるかどうか，②どの程度持続できるか，を測定することができる．発声時の呼気圧は約5〜10cmH_2Oの範囲内である．5cmH_2Oを5秒間持続できれば日常会話に最低限度必要な呼吸機能は備わっているとされ，10cmH_2Oを10秒間持続できればほとんどまったく問題はない．本検査課題では，ペットボトルを使用するが，水の密度は1.0で一定であるので

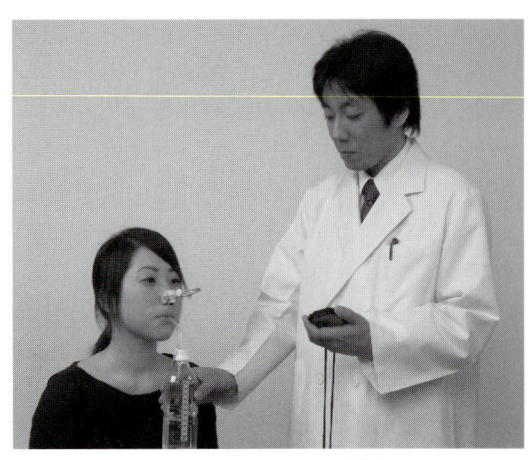

図6-8 呼気圧・持続時間の測定[23]

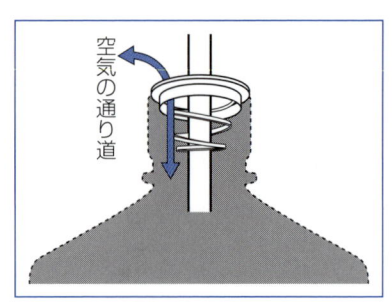

図6-9 ボトルキャップ（ストローストッパー）
「3. 呼気圧・持続時間」で用いるボトルキャップには空気の通り道のある通気性の高いものでなくてはならない

ペットボトルの口元のサイズは水圧に影響を及ぼさない．
　なお，本検査を実施するさいにボトルキャップ（ストローストッパー）を使用するとストローを固定させることができるので便利であるが，その場合はAMSD検査キットに含まれているような通気性の高いタイプのキャップを使用しなくてはならない（図6-9）．一般に普及している通気性の低いボトルキャップを使用するとブローイング時に抵抗が大きくなるので，使用してはならない．いずれのタイプのボトルキャップも，ホームセンターなどで市販されている．
　呼吸筋の運動麻痺は，頸髄の損傷によって発現する．前述のように，安静呼吸は吸気筋（横隔膜）のみにより営まれているので，生命を維持するうえで吸気筋はきわめて重要である．吸気筋の主動筋である横隔膜は第3～第5頸髄により支配されている．したがって，第1および第2頸髄（高位頸髄）の損傷では，完全な横隔膜麻痺が起こる．第3～第5頸髄（中位頸髄）の損傷では，不完全な横隔膜麻痺が起こる．第6～第8頸髄（低位頸髄）の損傷では，横隔膜の機能は良好に保持されるので，重篤な呼吸機能障害が起こることは希である．
　他方で，体幹の呼気筋は，第8頸髄よりも尾側の脊髄から起始する．したがって，頸髄損傷では呼気筋の機能が消失し，発話の動力源としての呼吸の支持性が著しく低下する．
　その他の補助的検査として，咳払いをさせて咳嗽力から呼気圧を簡便に推察することが可能であり[1, 20]，ANCDSでも推奨されている[7]．

2）発声機能

(1) 最長発声持続時間（MPT）

　「4．最長発声持続時間」は，主に肺容量の低下，呼気の持続的調節機能の低下，反回神経麻痺（図6-10）や声帯溝症などの声門閉鎖不全により短縮する．肺容量が十分であっても声門閉鎖不全があると発声時呼気流率が増大し，持続時間が短くなる．喉頭調節機能は声の高さと大きさによって変動するので，話声位で測定するように留意する．
　聴覚的な気息性嗄声は，声門閉鎖不全を示唆する徴候であり留意する．本課題で短縮が認められた場合，「2．最長呼気持続時間」，「3．呼気圧・持続時間」の測定結果および声質の聴覚的評価を参照することで，その原因が呼吸機能レベルの問題であるか喉頭レベルの問題であるかをある程度推察することができる．「2．最長呼気持続時間」や「3．呼気圧・持続時間」で良好でありながら発声持続時間が短縮していれば，喉頭レベルの問題であろう．こうした場合は気息性嗄声

が認められるであろう．逆に声質が良好であれば，喉頭の問題は否定される．こうした場合は，「3. 呼気圧・持続時間」で低下が認められるであろう．

なお初学者はしばしば誤解してしまうことだが，鼻咽腔閉鎖機能は最長発声持続時間に関与しない．いかに重度の鼻咽腔閉鎖不全を呈しても，呼吸器系と喉頭の機能が良好であれば，最長発声持続時間は良好な値を示す．

(2) /a/の交互反復

「5. /a/の交互反復」は声帯の内転―外転にかかわる交互反復運動速度を測定するものであるが，単に声帯の筋力低下や内転筋と外転筋との相反的活動性の低下といった喉頭レベルのみの問題だけで解釈されるものではない．発声と呼気との協調的運動機能，断続的呼気排出機能が関与している．

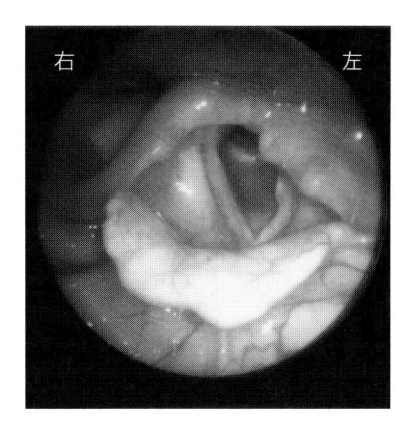

図6-10　左声帯麻痺
麻痺側の声帯は開大位で固定し，披裂軟骨は前傾している．また弓状弛緩が認められる

測定時には，反復時における声の大きさと声質の変動性にも留意する．声の大きさが変動する場合は，呼気圧を一定に保持して断続的に呼気を排出することが困難であることを示唆している．声質が変動する場合は，声帯の内転圧を一定に保持することが困難であることを示唆している．間欠的に失声が出現するものは，呼気と声帯との同期性に問題があることを示唆する．本課題の知名度は国内では低いようだが，その有用性についてはベルドリーニ[9]も示唆しており，ANCDSの臨床ガイドラインにも含められている[7]．

声帯運動にかかわる内喉頭筋は，輪状甲状筋（前筋）を除いて，迷走神経の分枝である反回神経（下喉頭神経）の支配を受けている．輪状甲状筋だけは，上喉頭神経の支配を受けている．古典的な理論では，声帯は軟口蓋と同様に核上性に両側神経支配を受けているので一側の核上性損傷で異常な徴候が出現することはなく，片側の麻痺は末梢性麻痺であるとされてきた．

ところが，近年になってこの理論に対する異論も提出されている[8]．ダフィ[1]が指摘するように，UUMNディサースリアで声質の異常を認めたとする一連の報告については，喉頭の筋は核上性に両側神経支配を受けているとされてきたとする従来の神経理論では説明できない．喉頭の神経支配には個体差があり，すべての人が両側大脳と十分に連絡をしているわけではないのかもしれない．

3) 鼻咽腔閉鎖機能

(1) /a/発声時の視診

「6. /a/発声時の視診」では，左右対称的に軟口蓋が挙上し，両側の咽頭側壁が内方に向かって運動する様子を口腔から観察する（**図6-11**）．軟口蓋に一側性の運動麻痺が出現すると，健側だけが挙上し，麻痺側の軟口蓋は健側に引かれる（**図6-12**）．弛緩性麻痺では，安静時でも麻痺側が下垂して左右非対称的であることが多い．しかし安静時は対称的でありながらも発声時に非対称的に健側だけが挙上する場合もあるので，安静時だけで運動麻痺を判定するには無理がある．また一側性麻痺では咽頭後壁があたかもカーテンを閉めるように健側に引っ張られる所見が認められ，これをカーテン徴候という．軟口蓋が両側的に挙上しながらも口蓋垂だけが偏位するものは，口蓋垂麻痺を示す．口蓋垂麻痺は，日本語を母国語とする発話者の場合発話に影響を与えない．軟口蓋麻痺と口蓋垂麻痺は別の所見であるが，一部で混同されている．

(2) ブローイング時の鼻漏出と/a/発声時の鼻漏出

「7. ブローイング時の鼻漏出」と「8. /a/発声時の鼻漏出」は，鼻咽腔の完全閉鎖機能の有無を判定するものである．しかし，健常発話者で必ず完全閉鎖するわけではない．とりわけ，「8. /a/発声時の鼻漏出」では高い頻度で健常発話者でも軽微な鼻漏出が認められるものである[23]．鼻咽腔は，発話時において聴覚的に開鼻声を認めない程度に閉鎖すれば良いのである．発話時に鼻息鏡で軽微な鼻漏出を認めても，聴覚的に開鼻声を認めなけば言語治療の対象とはならないということを読者は理解しておかなくてはならない．

また，鼻咽腔閉鎖には多様なパターンがあり，健常発話者でも視診で両側的に軟口蓋の挙上の程度が不十分であることもある．この場合は，咽頭後壁や咽頭側壁の動きによって閉鎖がなされている可能性がある．この場合も，聴覚的に開鼻声を認めなければ総合的判定で鼻咽腔閉鎖機能は良好とする．健常者においてみられる軟口蓋の挙上不全は常に両側的で左右対称的である．明らかな左右非対称的な挙上パターンは，常に異常を示す．また，異常な両側的な挙上不全は顕著な開鼻声を伴い，仮性球麻痺に多く認められる．

古典的には，咽頭の筋を支配する運動ニューロンは両側の中枢支配を受けているとされる．したがって，一側性の皮質延髄路の損傷では麻痺は起こらず，一側性の麻痺は末梢性麻痺を示す．しかし近年，一側性の核上性損傷でも鼻咽腔閉鎖不全がみられるという報告が相次いでいる．UUMNディサースリアで鼻咽腔閉鎖不全を認めたとする一連の近年の報告がこれを示唆している[2,4,18]．岩田[5]は，放線冠の一側性の小梗塞により対側の軟口蓋に永続的な一側性麻痺を認めた事例を報告している．したがって，軟口蓋の神経支配構造には，ある程度個体差があるものと推察される．

4）口腔構音機能

(1) 舌に関連する課題

「9. 舌の突出」は，舌の運動麻痺（舌下神経麻痺）を判定する重要な課題である．舌の運動麻痺は，本課題遂行時における偏位の有無により判定する．中枢性，末梢性にかか

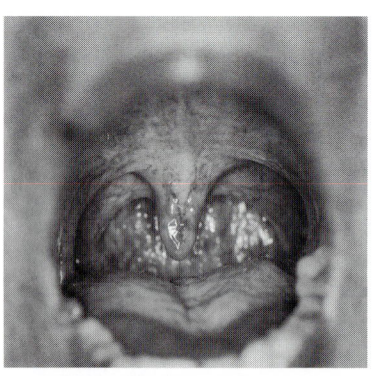

図6-11　上：咽頭の安静時，下：/a/発声時（健常高齢者）

軟口蓋が左右対称的に後上方に挙上し，かつ中咽頭側壁の内方運動が視診で観察される

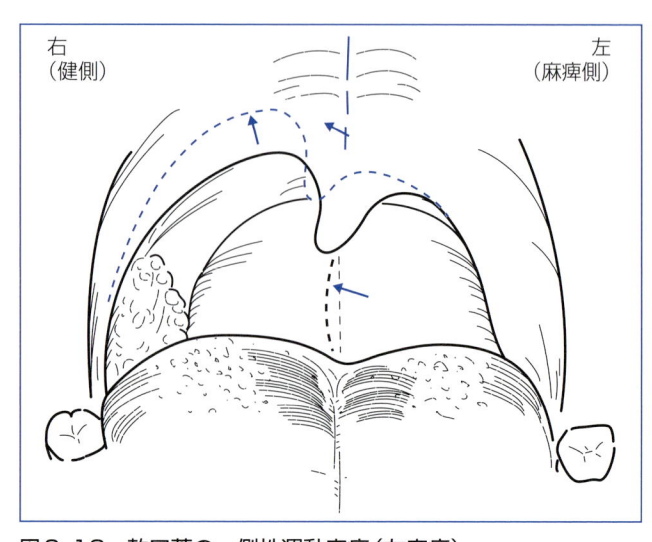

図6-12　軟口蓋の一側性運動麻痺（左麻痺）

実線は安静時，青の波線は/a/発声時を示す

わりなく，舌は正中線から麻痺側に偏位する（図6-13）．中枢性麻痺と比較して，舌の末梢性麻痺では偏位の程度が著しくみられる．したがって，末梢性麻痺では運動麻痺の判定が容易である．これに対して，中枢性麻痺における舌の偏位は，クライアントの正面から十分に注意して観察しないと見逃してしまうほど微妙な程度であることが多い．

一側性の舌下神経麻痺では「9．舌の突出」で偏位しながら突出するが，「10．舌の右移動」と「11．舌の左移動」では十分に運動範囲が保持される．「12．舌面の挙上」と「13．奥舌の挙上」の運動範囲も良好に保持される．交互反復運動課題でも，比較的良好に保持される傾向にある．「27．舌の突出」と「28．舌面の挙上」の筋力でも，良好に保持される．

これに対して両側性の舌下神経麻痺では，「9．舌の突出」でもしばしば運動範囲が制限される（図6-14）．「10．舌の右移動」と「11．舌の左移動」でも運動範囲が制限されやすい．「12．舌面の挙上」と「13．奥舌の挙上」の運動範囲も制限される傾向にある．交互反復運動課題では，明らかな低下を示す．「27．舌の突出」と「28．舌面の挙上」の筋力では，確実に低下する．

下位運動ニューロン障害では，しばしば舌に萎縮が出現する（図6-15）．上位運動ニューロン障害では，舌に萎縮は認められない．

舌筋を支配する運動ニューロンは対側の大脳皮質支配を受けているため，一側の皮質延髄路の損傷により対側の舌に運動麻痺が生じるという解釈が一般化している．舌が両側神経支配であるとする説も古くから存在するが，反対側優位であることに疑いはなく，交叉性線維と非交叉性線維の支配比には個体差があるのであろう．臨床的に一側の核上性舌下神経麻痺が起こりながらもディサースリアが出現したりしなかったりする背景には，このような神経支配比の個体差が関与しているのかもしれない．

「23．/ta/の交互反復」と「24．/ka/の交互反復」は，筋力低下以外の要因でも低下する．たとえば失調性ディサースリアでは第4章で解説したように，共同運動障害のために拮抗筋の収縮・弛緩が速やかに行えないために起こる．これは「5．/a/の交互反復」と「22．/pa/の交互反復」でも同様である．

(2) 口唇・頬部（顔面下部）に関連する課題

「15．口唇を引く」と「16．口唇の突出」は，顔面下部の運動麻痺を判定する重要な課題である．顔面下部の運動麻痺は，これらの課題遂行時の左右対称性から判定する．一側に運動麻痺がある場合は麻痺側の動きが乏しくなり，「口唇を引く」課題ではしばしば健側に偏位する．「15．口唇を引く」で，通常は「イーと言いながら口をできるだけ横に引いてください」と指示を与える．偏位の程度が曖昧である場合は，「歯をむき出すように」という指示を加えると偏位の程度がより明確になる．

健常であれば，ほぼ左右対称的に筋が収縮する．末梢性顔面神経麻痺では筋の弛緩が著しく，

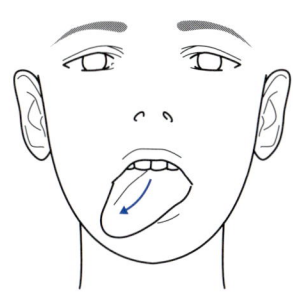

図6-13　右舌下神経麻痺
舌は突出時に麻痺側に偏位する

図6-14　両側性舌下神経麻痺
舌を口唇より前方に突出させることができない

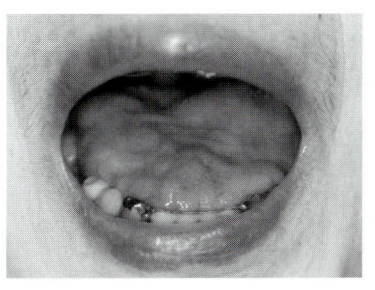

図6-15　筋萎縮性側索硬化症例における舌の高度な萎縮

安静時でも顔面の非対称性が際立つ傾向にある（図6-16）．麻痺側の鼻唇溝は浅くなるか，あるいは消失する．下顔面筋は抗重力性を失い，安静時でも口角の下垂が著しく，健側に偏位し，しばしば患側の口角から流涎がみられる．こうした末梢性顔面神経麻痺例では，「15．口唇を引く」運動課題時に麻痺側の顔面下部に筋収縮がまったく認められないこともしばしばある（図6-17）．「16．口唇の突出」でも同様である．「28．口唇の閉鎖」の筋力では，一側性麻痺でも確実に低下する．

さらに末梢性顔面神経麻痺では，顔面上部にも左右差が認められる．図6-16に示したように，麻痺側の前額部はのっぺりとして弛緩して皺が消失する．眼輪筋の麻痺により眼裂は開大し，兎眼を呈する．兎眼とは，閉眼を命じても十分に眼を閉じることができない症状のことである．また強く閉眼すると眼球が上方に回転して白眼が見える症状がみられ，ベル現象という．さらに動眼神経麻痺が合併しやすく，この場合は眼瞼挙筋の麻痺のために眼瞼下垂が加わり眼裂が狭小化する．

これに対して中枢性の一側性麻痺では，上顔面筋の障害は免れる傾向にある．というのは，顔面上部（前額部）の筋を支配する運動ニューロンは両側大脳の支配を受けるのに対して，顔面下部の筋を支配する運動ニューロンは反対側の支配を受けるとされるからである．こうした神経支配構造により，中枢性の一側性麻痺では障害は下顔面筋にだけ認められるが，概して末梢性の一側性麻痺と比較して安静時の顔面下部の非対称性は目立たない．安静時に麻痺側の口角下垂と鼻唇溝が浅くなる症状はしばしばみられるが，非対称性がまったく認められないこともある．こうした中枢性顔面神経麻痺例では「15．口唇を引く」や「16．口唇の突出」といった顔面下部の運動を行わせて，その左右差からはじめて麻痺側の運動機能障害が明らかになる．図6-18に示したように，ほとんどの中枢性顔面神経麻痺においてみられる左右の非対称性は軽微なものであるので，臨床的に正面から十分に注意して観察する必要がある．通常，「14．口唇の閉鎖」は運動範囲が保持されている．また中枢性の一側性麻痺では，「22．／pa／の交互反復」では，比較的良好に保持される傾向にある．「29．口唇の閉鎖」の筋力でも，中枢性麻痺では比較的良好に保持される傾向にある．しかし両側性麻痺では，口唇の運動にかかわるほぼすべての課題で低下する．

一側もしくは両側に運動機能不全を認めると，口輪筋反射と口とがらし反射を実施する．陽性であれば，皮質延髄路の核上性障害を示す．

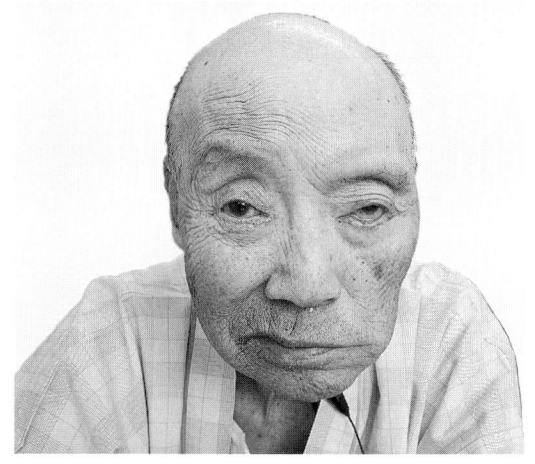

図6-16　末梢性左顔面神経麻痺（安静時）
　　　　（許可を得て掲載）

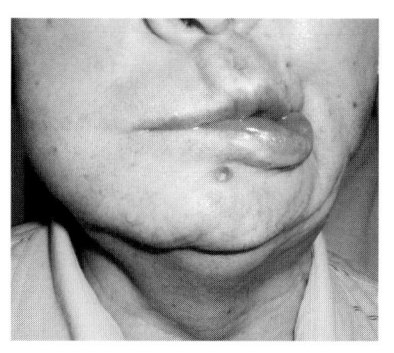

図6-17　末梢性右顔面神経麻痺側における「口唇を引く」課題遂行時

麻痺側に随意的な筋収縮は認められず，健側に著しく偏位する

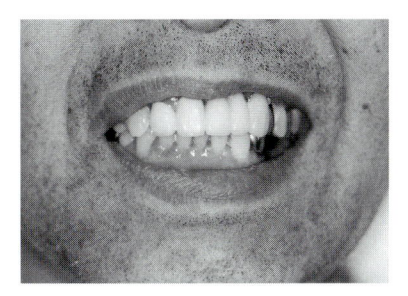

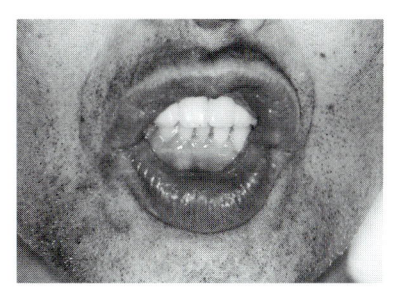

図6-18 中枢性右顔面神経麻痺例における「口唇を引く（左）」運動課題と「口唇の突出（右）」運動課題遂行時
いずれも麻痺側の動きが若干乏しく，非対称的である

　前述のように，古くから顔面上部（前額部）の筋を支配する運動ニューロンは両側大脳の支配を受けるのに対して，下部の筋を支配する運動ニューロンは反対側の支配を受けるとされてきた．しかし近年では，顔面下部は上部と同様に両側支配であるが，対側への支配が同側支配と比較して多いために，損傷された脳とは対側の顔面下部に運動麻痺が生じるという解釈に移行しつつある．

(3) 下顎に関連する課題
　「17．下顎の下制」と「18．下顎の挙上」では，下顎の運動機能を判定する．三叉神経の運動枝が一側性に損傷されると，開口時（「17．下顎の下制」遂行時）に下顎が患側に偏位する．このとき顔面神経麻痺によるものと混同しないため，「18．下顎の挙上」を行いながら歯を強く噛みあわせて咬筋と側頭筋を触診しておくと良い．麻痺側の筋収縮力の低下が認められる．
　咀嚼筋を支配する運動ニューロンは両側大脳の神経支配を受けているため，一側性の運動麻痺は末梢性麻痺を示す．

6 関連スタッフから得る情報

　リハビリテーションは多職種から構成されるチームにより系統的に展開される．このチームは単に専門スタッフの集合体ではなく，協働的な連携システムである．チームとして適切なリハビリテーション・プランを立案し遂行するために，言語聴覚士にはチームの一員として互いに他の関連スタッフと密に情報を交換し合い，理解し合う知識と，プランを共有し目標達成に向けて互いに有機的に連携し合う協調性が求められる．
　また言語聴覚士は関連スタッフから諸種の情報を得ることによってこそ，身体，個人，社会の多次元的レベルから総体的にクライアントをとらえることができる．自らの情報だけに依存すると，「鹿を追う者は山を見ず」の警句に例えられるように，局所的にしかクライアントをとらえることができないままに臨床を進めることとなる．
　関連スタッフとして，ここでは医師・歯科医師，看護師，医療ソーシャルワーカー（MSW），理学療法士（PT），作業療法士（OT），管理栄養士から得るべき情報について解説する．その他，施設により，ケアマネジャー，保健師，臨床心理士，薬剤師，視能訓練士，介護士などからの情報も重要となる．

1）医師・歯科医師からの情報

　医師・歯科医師からは，氏名，性別，生年月日，年齢などの基本的情報と，医学的診断名，損傷部位，画像所見，主訴，病歴，現症などの医学的情報を収集する．さらに，医学的処置事項，医学的治療計画，治療目標，予後に加えて，合併症，禁忌・注意事項にかかわる情報を収集する．国際生活機能分類（ICF）に準じていうと，医師・歯科医師からの情報は主に健康状態にかかわるものといえる．

　AMSDの「一般的情報」に含まれている「医学的情報」にかかわる諸項目の多くは医師・歯科医師から得る情報である．こうした医学的情報は，しばしばディサースリアの言語病理学的鑑別診断やタイプ分類において重要な役割を果たす．

2）看護師からの情報

　看護師からは，毎日の健康管理状況のほか，病棟でのクライアントの生活行為にかかわる情報を収集する．ディサースリア例については，生活行為のなかでもコミュニケーション状況が重要な情報となる．また病棟における摂食状況も，言語聴覚士にとっては関心を寄せるべき情報である．

　ICFに準じていうと，看護師からの情報は健康と活動の側面に深くかかわるものといえる．中間評価や最終評価では，言語訓練室で獲得した発話能力（できる発話）が病棟での発話の実行状況（している発話）においてどの程度活かされているかが，般化にかかわる重要な情報となる．

3）医療ソーシャルワーカーからの情報

　医療ソーシャルワーカーからは，身体障害者手帳の有無もしくは申請状況，東京都重度心身障害者手当ての受給資格の有無もしくは申請状況，補聴器や意思伝達装置などの補装具の交付状況，重度身体障害者日常生活用具給付制度の利用状況，障害者生活訓練・コミュニケーション支援事業の利用状況，特定疾患患者認定証および特定疾患医療自給者証もしくは特定疾患登録者証の有無，といった諸種の福祉サービスの利用にかかわる情報を収集する．

　さらに，経済状況，住宅状況，生活歴，クライアントならびに家族のニーズと希望，家族の協力態勢などにかかわる情報を収集する．支援策として，失業による経済支援（失業給付など），居住の場の確保（障害者用住宅，市町村の公営住宅の利用など），家事・生活の確保（ヘルパー，ボランティアの導入）などにかかわる情報を収集する．

　AMSDの「一般的情報」に含まれている「環境因子」にかかわる諸項目の多くは医療ソーシャルワーカーから得る情報である．ICFに準じていうと，医療ソーシャルワーカーからの情報は背景因子（とくに環境因子）にかかわると同時に，参加の側面においてクライアントを支援するうえで深くかかわるものといえる．

4）理学療法士・作業療法士からの情報

　理学療法士からは，主に身体機能と日常生活動作（activities of daily living：ADL）にかかわる情報を収集する．脳血管障害に起因する片麻痺運動機能検査としては，ブルンストロームの運動検査が広く用いられている．ADL評価法としては，FIM（機能的自立度評価法，フィム）とBarthel Index（バーセルインデックス）が普及している．パーキンソン病の重症度尺度としては，ヤール（Yahr）の分類（表4-4）が広く用いられている．脊髄損傷の評価尺度として古くから用いられてきたものとして，フランケルら[3]の5段階の分類がある．

これらの評価法は，言語聴覚士も理解しておくべき基本的なものである．したがってその内容や評価尺度については，成書[24]を参照して通じておくのが望ましい．AMSDの「一般的情報」に含まれている「活動と参加」にかかわる諸項目（食事，更衣，排泄，整容，移動，家事など）の多くは作業療法士から得る情報である．

また，治療計画，治療目標，予後に加えて，復職の可能性についての情報を，互いの専門領域における到達目標から推察して交換しておくことも大切である．作業療法士からは，認知機能にかかわる貴重な情報を得ることも少なくない．

ICFに準じていうと，理学療法士・作業療法士からの情報は機能，活動，参加にかかわるものといえる．

5）管理栄養士からの情報

管理栄養士からは，主に栄養状況にかかわる評価と，これに基づいた栄養管理プランとして，必要カロリー，栄養管理法，投与内容・投与方法にかかわる情報を収集する．

7 国際生活機能分類（ICF）に基づいたディサースリアの評価

1）国際生活機能分類（ICF）

2001年に世界保健機関（WHO）にて採択された国際生活機能分類（ICF）では，心身機能・身体構造，活動，参加のレベルから生活機能をとらえ，それぞれの否定的側面を機能障害（構造障害も含む），活動制限，参加制約としている．**図6-19**にそのモデルを示したが，各要素が両方向の矢印でつながれているのは双方向的な関係にあることを示している．さらに背景因子として環境因子と個人因子がとりあげられ，これらの要素も心身機能・構造，活動，参加とダイナミックな相互関係にある．**表6-10**に，心身機能・身体構造，活動，参加の各レベルの特徴を記した．また**表6-11**に，各構成要素の定義を示した．

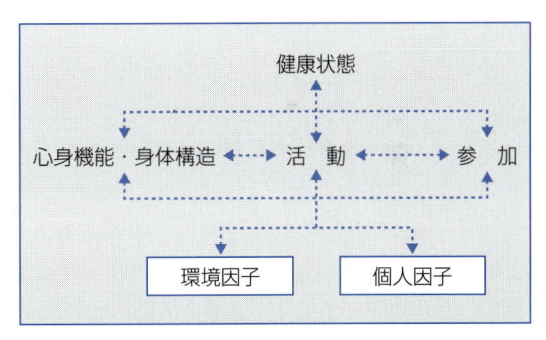

図6-19 国際生活機能分類（ICF）の生活機能障害構造モデル

表6-10 国際生活機能分類における各レベルの特徴

心身機能・身体構造 生物レベル（生命レベル）	活　動 個人レベル（生活レベル）	参　加 社会レベル（人生レベル）
体の働きや精神の働き，また体の一部分の構造のこと．	生きていくのに役立つ様々な生活行為のこと． 目的をもったひとまとまりをなした行為であり，日常生活活動（ADL）から家事，仕事，人との交際，趣味，スポーツなどに必要な多くの行為を含む．	社会的な出来事に関与したり，役割を果たすこと． たとえば主婦の役割，仕事の場での役割，家族の一員としての役割，地域社会（町内会や交友関係）のなかでの役割，その他色々な社会参加のなかでの役割．

表6-11 国際生活機能分類における構成要素の定義

構成要素	定　義
心身機能	身体系の生理的機能（心理的機能を含む）
身体構造	器官・肢体とその構成部分などの，身体の解剖学的部分
機能障害（構造障害を含む）	著しい変異や喪失などといった，心身機能または身体構造上の問題
活　動	課題や行為の個人による遂行のこと
参　加	生活・人生場面へのかかわりのこと
活動制限	個人が活動を行うときに生じるむずかしさのこと
参加制約	個人が何らかの生活・人生場面にかかわるときに経験するむずかしさのこと
環境因子	人々が生活し，人生を送っている物的な環境や社会的環境，人々の社会的な態度による環境を構成する因子のこと

2）ICFに基づいたディサースリアの評価

　ICFを用いることによって研究者たちは共通の言語と理論体系をもつことができるので，言語病理学の領域の研究における発展にも寄与するものと期待されている．ANCDSも，ディサースリアの臨床においてICFに基づくことの重要性を随所で強調してきた．しかしICFに基づいたディサースリアの障害モデルについては曖昧性が残されているため，ヨークストン[14,15]と西尾[23]はその解釈案を提示した．やがてANCDSはICFに基づいたディサースリアの障害モデルの解釈を明示したが[7,16]，それはヨークストンや西尾が示した解釈とまったく一致するものであった．

　ヨークストン[14,15]に準じて簡明に解説すると，発声発語器官検査の結果は発声発語器官の神経筋機能ならびに構造について調べるものであるので，心身機能・身体構造のレベルに対応する．たとえば，舌下神経麻痺や顔面神経麻痺というのは，機能障害に含められる．これに対して，発話の検査はコミュニケーションという他者とのかかわりにおける能力について調べるものであり，明らかに生活行為に関連するものである．したがって，発話の検査結果は活動のレベルに対応する．たとえば，発話明瞭度や自然度の低下というのは日常生活活動（ADL）における人との交わりのなかで生じる問題であり，活動制限に含められる．一般的情報の収集は，心身機能・構造，活動，参加のいずれのレベルにも関与するが，とくに背景因子（環境因子と個人因子）に関与する（図6-20）．このように，ディサースリアとは機能障害であると同時に，活動制限であり，参加制約である．決して，一元的に機能もしくは活動のレベルの障害として分類されるべきものではない．

　ディサースリアにおいて，機能障害，活動制限，参加制約の関係は単純ではない．一般に，各レベルは関連しあうが，機能障害や活動制限の程度が軽度であっても背景因子がバリア（阻害因子）となって参加が制約されることがある．たとえば，機能障害と活動制限がともに軽度であっても，営業業務，教師，弁護士，政治家，保育士のようにコミュニケーション・ニーズが高いと復職が困難となりやすく，機能障害や活動制限の程度と参加制約の程度の間に解離がみられる傾向にある．アナウンサーや歌手など発話に関する特殊で高度な職能技術により社会生活を営んでいる人は，自然度の若干の低下など軽微な活動制限でも失職し，職業的アイデンティティ喪失の危機に直面することがある．また，機能障害と活動制限が軽度であっても，普通小学校の教育制度がバリアとなって復学が困難となる事例も報告されている[20]．このように参加制約は，諸種

7 国際生活機能分類（ICF）に基づいたディサースリアの評価

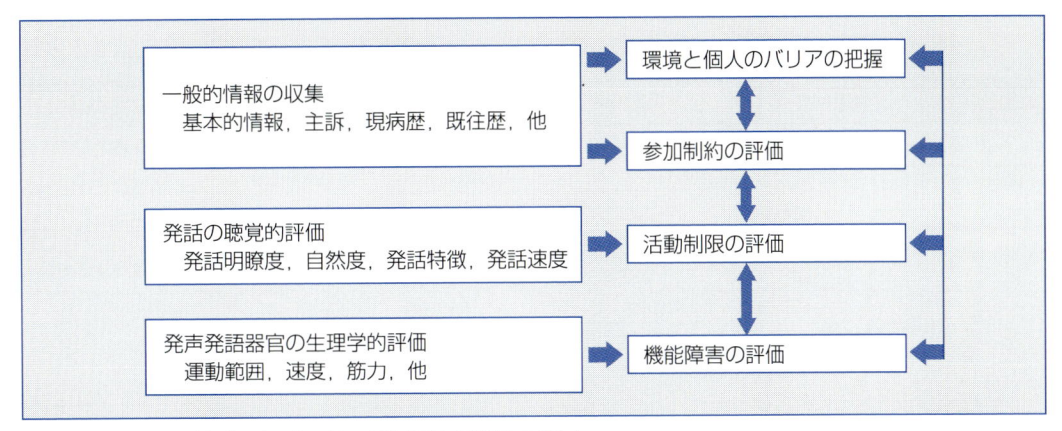

```
一般的情報の収集              → 環境と個人のバリアの把握
  基本的情報，主訴，現病歴，既往歴，他  ↕
                              → 参加制約の評価
                                ↕
発話の聴覚的評価              → 活動制限の評価
  発話明瞭度，自然度，発話特徴，発話速度  ↕
                              
発声発語器官の生理学的評価    → 機能障害の評価
  運動範囲，速度，筋力，他
```

図6-20　ICFに基づいたディサースリアの評価システム

の法的システム（社会福祉制度，社会保険制度，地域保健制度，教育制度，労働と雇用の制度など）のほかに，周囲の人々の偏見，態度，地域の習慣によっても生じる．

したがって，QOLの維持・向上を視座に含めてリハビリテーションの目標を設定するさいに，背景因子も含めて包括的に評価を行う必要がある．背景因子の把握と対応においては，医療ソーシャルワーカー，ケアマネジャー，臨床心理士など関連職種間の連携が重要となる．ICFは多様な専門家間ばかりでなく，クライアントないし利用者本人との共通言語と概念的枠組み（問題点に対する共通の見方や理解の仕方）を提供するので，チームの連携を深め，クライアント自身の自己決定権の尊重にも活用される．医療保険，介護保険ともにICFを基本骨格とする「リハビリテーション（総合）実施計画書」が定められ，これを関連職種間ならびにクライアントとの共通言語として活用することが推奨されている．このようなクライアントないし利用者の生活機能にかかわる情報の共有化は，地域リハビリテーションの質的向上にもつながるものと期待される．

上述のような共通言語を確立することの重要性から，AMSDはこのICFに準じている．ヨークストン[13,14]，西尾[20]は障害モデルを用いることにより，多次元的，統合的に障害を把握したり介入したりすることができることを示している．

図6-21に，ICFに準じた評価モデルの例を示した．事例は54歳男性で営業業務一筋に生きてきたUUMNディサースリア例である．

3）ディサースリアにおけるICFの言語治療への応用

ICFに準じてディサースリアの治療を行うことの重要性について理解するために，脳血管障害を発症して顔面と舌に運動麻痺を呈し，発話明瞭度が4/5にまで低下した1例について考えてみよう．

こうした事例に対して通常発症から間もない時期は，機能障害レベルのアプローチを中心とする．具体的には，顔面と舌の筋力増強訓練を積極的に実施する．その結果，両機能に改善を認め，発話明瞭度は4/5から2.5/5にまで上昇したとする．しかし機能的改善は，どこかの時点でプラトーに達する．通常脳血管障害例では発症後4～6カ月頃にプラトーに達することが多い．したがって治療を行いながらも発声発語器官検査の結果より機能的改善がプラトーに達したことを的確に確認することが重要である．

プラトーに達すると，機能的治療は速やかに終了とする．そして，機能障害レベルから活動制限レベルへと言語治療プランを切り替える．具体的には，発話速度の調節法や対照的生成ドリル

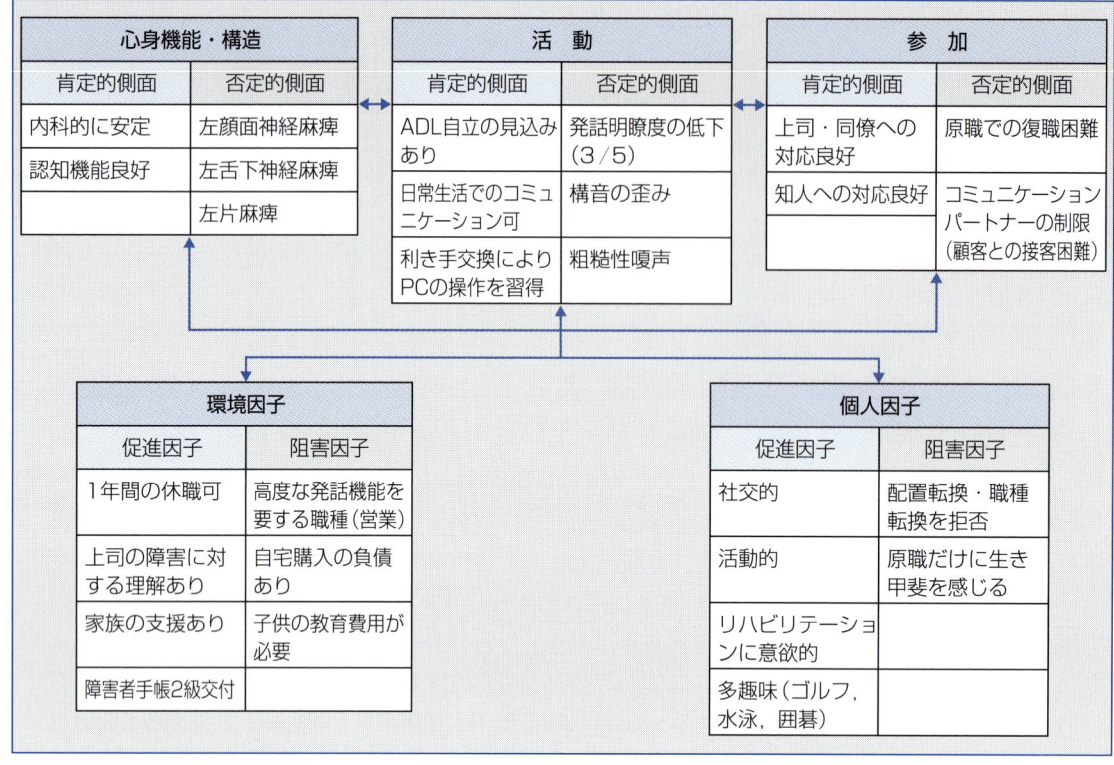

図6-21 ICFに準じた評価例（UUMNディサースリア例の場合）

心身機能・構造	
肯定的側面	否定的側面
内科的に安定	左顔面神経麻痺
認知機能良好	左舌下神経麻痺
	左片麻痺

活　動	
肯定的側面	否定的側面
ADL自立の見込みあり	発話明瞭度の低下（3/5）
日常生活でのコミュニケーション可	構音の歪み
利き手交換によりPCの操作を習得	粗糙性嗄声

参　加	
肯定的側面	否定的側面
上司・同僚への対応良好	原職での復職困難
知人への対応良好	コミュニケーションパートナーの制限（顧客との接客困難）

環境因子	
促進因子	阻害因子
1年間の休職可	高度な発話機能を要する職種（営業）
上司の障害に対する理解あり	自宅購入の負債あり
家族の支援あり	子供の教育費用が必要
障害者手帳2級交付	

個人因子	
促進因子	阻害因子
社交的	配置転換・職種転換を拒否
活動的	原職だけに生き甲斐を感じる
リハビリテーションに意欲的	
多趣味（ゴルフ，水泳，囲碁）	

を用いた構音訓練を実施する場合が多い．その結果，発話明瞭度は1.5/5にまで上昇したとする．
　さらにこうした回復期リハビリテーションで獲得した機能が言語訓練室内ばかりでなく日常生活で般化し，コミュニケーション・パートナーが拡大することを目的として，クライアント個人の生活に即した実用的なコミュニケーション場面を設定し社会的スキルとしてのコミュニケーション能力を獲得させるように務め，参加制限の軽減をはかる．
　このようにICFに基づいて体系的に治療を進めることによってこそ，発話明瞭度が4/5という最重度の状態から1.5/5まで大きく改善し，生活のなかで安定させることができる．脳血管障害後の運動麻痺の回復は，中枢性であれ末梢性であれ，必ずどこかの時点でプラトーに達する．重要なことは，プラトーに達するまでの期間は機能障害レベルの訓練を積極的に施行し，プラトーに達した後は速やかに活動制限レベルの代償的なアプローチに切り替えるということである．このように多次元的に障害をとらえることで，効率的に各レベルで時宜に適った治療効果を得ることができる．
　このようにして考えると，ディサースリアの臨床で得られた総治療効果とは，機能障害レベルで得られた効果と活動制限レベルで得られた効果との総和であることが理解できる．機能障害レベルの治療と活動制限レベルの治療を比較してどちらが重要であるか，などと論じることは無意味である．重要なことは，それぞれのアプローチが実施すべき時期に施行されているかどうか，という点にある．
　さらにICFに準じた評価結果に基づくことで，参加制約を軽減する目的としてクライアントの社会生活場面にそった実用的なコミュニケーション訓練課題を導入して般化プログラムを立案する視点が開ける．これは，個人のQOLを高めることのできる生活支援プログラムともいえる．

たとえ発話明瞭度がどんなにはかばかしく改善したとしても，クライアントのコミュニケーション生活に改善がみられないとすると，そのリハビリテーションは成功したとはいえないことを言語臨床家は忘れてはならない．

8 検査結果のまとめ方

　ここでは，今日医療の領域で広く国際的に標準的に用いられている問題志向型診療記録，いわゆる POMR（problem-oriented medical record）に基づいた結果のまとめ方について示す．本システムは米国の医師ウィード[10, 11]により開発され，疾患志向型から問題志向型への移行という現代医療における大きなパラダイムシフトをもたらした．国内では日野原[26]が1973年に紹介して以来多大な影響を与え，今日では医療の領域で標準的な診療録の記載法として普及するに至った．
　POMRに従うと，問題点をとりこぼしなく明確に把握でき，より的確に治療プランを立案することができる．POMRは，①基礎情報，②問題点，③治療プラン，④臨床経過の4つに分けて記録するものである．基礎情報は病歴関連と，診療所見に分けられる．
　基礎情報としては，まず，クライアントの氏名，年齢，性別，医学的診断名，損傷部位，言語病理学的診断名，主訴，現病歴，既往歴，家族歴などの病歴関連の情報を記す．
　続いて診療所見として，音声言語病理学的情報について，機能ごとに分けてできる限り数値をそえて正確に科学的に示す．ディサースリアの領域では，発話の検査と発声発語器官検査の両検査結果を適切に対応づけることが肝要である．両者は結果と原因の因果的関係にあり，この分析によって発話の異常の根本的原因となっている生理学的機能の異常を解明することになる．こうして障害の発現機序を明確にし，障害の構造を解きほぐす作業は，治療プランの立案に必須である．
　典型例を示すと，呼吸機能では，「呼気圧・持続時間」の低下は，「声量の低下」の原因として解釈することができるであろう．「最長呼気持続時間」や「呼気圧・持続時間」の低下は，「発話の短いとぎれ」の原因として解釈することができるであろう．音声言語病理学的所見はさらに詳細に記すこともあるし，結果のまとめをより簡潔に示すために同所見を略することもある．この場合，基礎情報は病歴関連の情報だけを示すこととなる．
　第2に，上記の情報における問題点リストを列挙する．手順として，まず，発話の検査と発声発語器官検査から得られた問題点を列挙する．国際生活機能分類（ICF）に従い，機能障害と活動制限のレベルに分けて列挙する．すでに学んだとおり，発声発語器官検査で認められた問題点は機能障害に対応し，発話の検査結果で認められた問題点は活動制限に対応する．さらに，一般的情報の収集の結果から，参加制約のレベルの問題点も列挙する．
　問題点リストは，それぞれのレベルで活動性の高いもの，すなわちより基本的で緊急性の高いもの，もしくは重要な順に配列する．問題点は簡潔に箇条書きにして記す．箇条書きの頭には記入年月日と問題点番号をつける．POMRの問題点のリストでいったんつけた番号は途中で内容を変更してはならない．このようにして問題点をリストアップすると，障害に対して介入する視点が明確になる．
　なお，問題点は活動性の問題点（active problem）と非活動性の問題点（inactive problem）に分けられる．ディサースリア例を対象として言語聴覚士が評価を行うさいに，前者は言語聴覚士の立場から解決しなければならないものであり，後者は言語聴覚療法を進めるに当たって再発や余病を引き起こすような問題点である．また，当初活動性の問題点でありながらも，その問題点

が解決すれば非活動性の問題点として記載する．ディサースリア例であれば，たとえば舌下神経麻痺や構音の歪みなどは活動性の問題点に該当する．これに対して，右片麻痺や右肩の痛み，高血圧などは他部門のスタッフにより解決されるべきものであり，非活動性の問題点に該当する．ディサースリアではactiveの欄からinactiveの欄へと移行することは例外的であることから，非活動性の問題点の欄を略することが多い．

第3に，列挙した個々の問題点を解決するために，言語治療プランを立案する．問題点と対応させてプランを記載するが，1つの問題点に対して複数のプランを立案することもある．

またこれと同時に，治療頻度と治療目標も設定する．一般に発病直後では治療目標を立案することはむずかしく，時間が経過するほど容易になる．したがって，発症当初は当面の目標（短期目標）を立て，その後の治療経過のなかで最終目標（長期目標）を設定することになる場合が多い．

第4に，中間評価や最終評価であれば，さらに，臨床経過についても加筆する．

POMRに基づいた結果のまとめ方は，医師，理学療法士，作業療法士などの領域ではすでに標準的なスタイルとして定着し，養成校でもある程度一貫性のある教育がなされている．しかし言語聴覚士の領域では，残念ながらこの点に関する教育的整備の遅れが目立っている．

POMRに基づいたディサースリア例の診療録の具体的な記載例については，西尾[24]を参照されたい．

表6-12に，POMRに基づいた最終評価結果のまとめのサンプルを示した．表6-13に報告書のサンプルを示した．同表6-13の報告書ならびに添付の検査結果は，AMSDのCD-ROMの自動作成機能にて作成したものである．すなわち，同ソフトウェアでは，自動的にPOMR方式で評価結果まとめ，報告書，依頼書が作成され，また検査結果もこのように自動的に表示される．こうした報告書では，要点を逃さず簡潔明快にまとめることが肝要である．冗長な文は控えるように努める．なお，初回評価と中間評価では通常，治療目標（短期目標と長期目標）を加える．

表6-12　最終評価結果のまとめ

事例	：73歳，男性，右利き
医学的診断名	：多発性脳梗塞
言語病理学的診断名	：弛緩性ディサースリア
主訴	：発話不明瞭，嚥下困難
現病歴	：1993年8月18日，突然の回転性めまいが出現．その後，歩行障害，協調運動障害など神経学的異常症候が出現，進行し，25日脳梗塞の疑いにて当院神経内科に緊急入院．当初経口摂取は可能で発話障害もみられなかったが，同年9月19日脳幹部の脳梗塞を再発し，弛緩性ディサースリアが出現した．意識障害の改善とバイタル・サインの安定化を待ち，11月19日から，言語聴覚士による評価と治療を開始した．
既往歴	：高血圧症にて内服を継続中．
職業	：無職（元会社員）
神経学的所見	：体幹と四肢に麻痺は認めなかったが，小脳性失調（左＞右）を認めた．脳神経領域では左動眼神経，左顔面神経，左聴神経，右舌下神経，左迷走神経，左副神経にいずれも末梢性麻痺（核性）を認めた．
MRI所見	：大脳両側深部白質，右中脳被蓋，左橋，左小脳脚にT₂強調画像にて高信号域，T₁強調画像にて低信号域に描出される異常信号域を認めた．
神経心理学的所見	：WAIS-R成人知能検査法では，全IQ90，言語性IQ98，動作性IQ83であった．諸簡易スクリーニング検査で，失語などの高次脳機能障害，感情，人格的側面の変化は認めなかった．

音声言語病理学的所見（AMSDプロフィール参照）

1. 呼吸機能	：発話の動力源となる随意呼気運動機能が著しく低下していた．スパイログラムでも，拘束性の換気機能障害を認めた（％肺活量は30.4％，1秒率は87.6％）．聴覚的に，顕著な「発話の短いとぎれ」を認めた．
2. 発声機能	：発声機能では，耳鼻科的精査の結果，反回神経麻痺は認めず，構造的異常も認めなかった．しかし聴覚的に呼気圧の低下を原因とする「声量の低下」と「無力性嗄声」，唾液の誤嚥によるものと推察される湿性の液体振動音を伴う著しい「粗糙性嗄声」を認めた．
3. 鼻咽腔閉鎖機能	：左側に咽頭麻痺を認め，発声時とブローイング時でともに左軟口蓋は挙上不全を呈し，咽頭後壁にはカーテン徴候を認めた．聴覚的に軽度の「開鼻声」を認めた．
4. 口腔構音機能	：右舌下神経麻痺（弛緩性），左顔面神経麻痺（弛緩性）を認めた．舌の右側は萎縮し突出時には右側に大きく偏位した．また下顎に筋力低下と筋緊張の低下を認め，運動範囲が制限されていた．聴覚的にきわめて顕著な「構音の歪み」を認めた．
5. プロソディー機能	：聴覚的に著しい「発話速度の低下」と「声の大きさの単調性」および「声の高さの単調性」を認めた．
6. 発話明瞭度	：単音節（100音節）明瞭度は16.3％，単語明瞭度は18.5％であった．会話明瞭度は4.5／5であった．

問題点

機能障害
- ＃1．右舌下神経麻痺（中等度，弛緩性）
- ＃2．左顔面神経麻痺（中等度，弛緩性）
- ＃3．呼気筋力の低下（中等度）
- ＃4．左軟口蓋麻痺（中等度，弛緩性）
- ＃5．下顎の筋力低下（中等度）

活動制限
- ＃6．発話明瞭度の低下（4.5／5）
- ＃7．構音の歪み（重度）
- ＃8．発話の短いとぎれ（中等度）
- ＃9．声の高さの単調性（中等度）
- ＃10．声の大きさの単調性（中等度）
- ＃11．発話速度の低下（中等度）
- ＃12．粗糙性嗄声（中等度）
- ＃13．声量の低下（中等度）
- ＃14．開鼻声（軽度）
- ＃15．無力性嗄声（軽度）

参加制約
- ＃16．コミュニケーション・パートナーの制約

言語治療プラン

問題点　　　プラン	
機能障害 　＃1　　①右舌の筋力増強訓練 　＃2　　②左顔面の筋力増強訓練（CIセラピー） 　＃3　　③呼気筋力の増強訓練 　＃4　　④鼻咽腔閉鎖機能の改善訓練 　＃5　　⑤下顎の筋力増強訓練 **活動制限** 　＃6　　⑥ポインティング・スピーチ 　　　　⑦発話速度の調節法（フレージング法） 　＃7　　⑧構音訓練（対照的生成ドリル） 　＃8 　〜　　⑨プロソディー訓練 　＃10	**治療目標** 　短期目標：コミュニケーション手段の確保と発話明瞭度の上昇 　長期目標：日常生活レベルでの口頭コミュニケーション能力の改善に伴うコミュニケーション・パートナーの拡大 **治療頻度** 　週5回，1日1回実施．その他，自主訓練を1日に複数回実施．

臨床経過

当初はコミュニケーション手段の確保が急務であった．そこで文字盤を使用して語頭の1音節を指さしながら発話させるポインティング・スピーチを選択したところ，比較的容易に発話明瞭度が上昇し口頭コミュニケーションが可能となった．

機能的治療を施行するにあたり，生理学的アプローチに基づいて機能障害を因果関係からヒエラルキーに配列し，治療手続きの選択と順序を明確にした．本事例では鼻咽腔，口腔構音器官の筋力の低下を認めたうえに呼吸機能の低下が加わっていた．このため，構音の歪み，開鼻声，プロソディー障害が出現し，口頭コミュニケーションが不能なレベルにまで発話明瞭度が低下していた．したがって，これらの異常発話徴候を軽減するには，筋力の改善により運動範囲を拡大させ，さらに速度と正確さを改善させる必要があった．そこで，右舌の筋力増強訓練，左顔面の筋力増強訓練，鼻咽腔閉鎖機能の改善訓練（行動的アプローチ），呼気筋力増強訓練，下顎の筋力増強訓練を実施した．顔面の訓練では，CIセラピーを用いて健側の代償運動を徹底的に抑制した．

機能障害レベルの治療によって，発声発語器官全体に著明な改善がみられた．発話明瞭度は，単音節レベルで50.5%，単語レベルで82.4%に上昇した．聴覚的な構音の歪み，粗糙性嗄声，開鼻声は顕著に軽減した．機能的治療はその後さらに続けたが，やがてAMSDの発声発語器官検査で再評価を行ったところ著変がみられないことからプラトーに達したと判断し終了とした．

機能的治療を終了した後からは，活動制限レベルの治療に集中した．具体的には，フレージング法を用いた発話速度の調節訓練と対照的生成ドリルを用いた構音訓練を中心とした．さらに，プロソディー訓練（アクセントの訓練，プロミネンスの訓練）も並行して実施した．

発話明瞭度は，治療終了時に単音節レベルで79.3%に，単語レベルで89.1%，会話明瞭度は1.5/5にまで上昇し日常生活で安定した．参加制約レベルの問題は，こうした活動制限の軽減によって解消した．

a．AMSDにおける発話特徴のプロフィール

b．AMSDにおける発声発語器官検査のプロフィール

●—● 初回評価時，○┄┄○ 言語治療終了時

1．大項目

大項目	0　1　2　3
1．呼吸機能	
2．発声機能	
3．鼻咽腔閉鎖機能	
④ 口腔構音機能	

2．口腔構音機能の下位項目

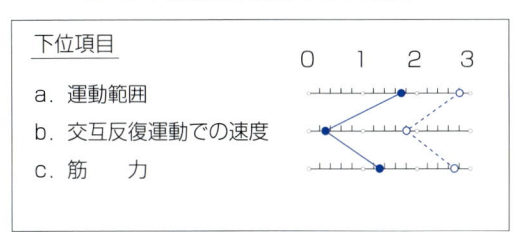

下位項目	0　1　2　3
a．運動範囲	
b．交互反復運動での速度	
c．筋　力	

3．小項目

●—● 初回評価時
○┄┄○ 言語治療終了時

大項目	小項目	0　1　2　3
1．呼吸機能	① 呼吸数/1分	
	② 最長呼気持続時間	
	③ 呼気圧・持続時間	
2．発声機能	④ 最長発声持続時間	
	⑤ /a/の交互反復	
3．鼻咽腔閉鎖機能	⑥ /a/発声時の視診	
	⑦ ブローイング時の鼻漏出	
	⑧ /a/発声時の鼻漏出	
4．口腔構音機能　a 運動範囲	⑨ 舌の突出	
	⑩ 舌の右移動	
	⑪ 舌の左移動	
	⑫ 前舌の挙上	
	⑬ 奥舌の挙上	
	⑭ 口唇の閉鎖	
	⑮ 口唇を引く	
	⑯ 口唇の突出	
	⑰ 下顎の下制	
	⑱ 下顎の挙上	
b 交互反復運動での速度	⑲ 舌の突出―後退	
	⑳ 舌の左右移動	
	㉑ 下顎の挙上―下制	
	㉒ /pa/の交互反復	
	㉓ /ta/の交互反復	
	㉔ /ka/の交互反復	
c 筋　力	㉕ 下顎の下制	
	㉖ 下顎の挙上	
	㉗ 舌の突出	
	㉘ 舌面の挙上	
	㉙ 口唇の閉鎖	

4. 小項目（補足用）

●—— 初回評価時
○----○ 言語治療終了時

大項目		小項目	初回評価	終了時
1. 呼吸機能		① 呼吸数／1分	2	3
		② 最長呼気持続時間	1	3
		③ 呼気圧・持続時間	1	2
2. 発声機能		④ 最長発声持続時間	3	2
		⑤ /a/の交互反復	1	2
3. 鼻咽腔閉鎖機能		⑥ /a/発声時の視診	1	2
		⑦ ブローイング時の鼻漏出	0	2
		⑧ /a/発声時の鼻漏出	2	3
4. 口腔構音機能	舌	⑨ 舌の突出 a	2	3
		⑩ 舌の右移動 a	3	3
		⑪ 舌の左移動 a	1	2
		⑫ 前舌の挙上 a	1	2
		⑬ 奥舌の挙上 a	2	3
		⑲ 舌の突出―後退 b	1	2
		⑳ 舌の左右移動 b	0	1
		㉓ /ta/の交互反復 b	1	2
		㉔ /ka/の交互反復 b	1	3
		㉗ 舌の突出 c	1	1
		㉘ 舌面の挙上 c	1	1
	口唇・頬部	⑭ 口唇の閉鎖 a	3	3
		⑮ 口唇を引く a	1	2
		⑯ 口唇の突出 a	1	2
		㉒ /pa/の交互反復 b	1	2
		㉙ 口唇の閉鎖 c	2	3
	下顎	⑰ 下顎の下制 a	1	2
		⑱ 下顎の挙上 a	3	3
		㉑ 下顎の挙上―下制 b	0	1
		㉕ 下顎の下制 c	1	2
		㉖ 下顎の挙上 c	1	3

a：運動範囲，b：交互反復運動での速度，c：筋力

表6-13 報告書のサンプル

御 報 告

○○○○病院リハビリテーション科 言語室 ○○ ○○ 先生 御机下
いつもお世話になっています．御紹介賜りました○○様(55歳，男性)につきまして，以下ご報告申し上げます．

医学的診断名：	脳出血
損傷部位：	左被殻
言語病理学的診断名：	ディサースリア
タイプ：	UUMN
主訴	発音がうまくできない
現病歴：	平成13年3月28日，職務中に気分が悪くなり，救急車にて搬送．頭部CTで上記診断にて入院．保存的治療を施行．同年3月31日より意識レベルが回復し，4月3日よりST，PT，OTを開始
既往歴：	10年前に高血圧の診断にて内服を開始．
家族歴：	父母ともに高血圧の診断にて内服中．
神経学的所見：	右片麻痺
合併症：	特記事項なし
神経心理学的所見：	失語などの高次脳機能障害，感情，人格的側面の異常は認めなかった．

音声言語病理学的所見（AMSD結果，別紙参照）

1．	呼吸機能	良好（「最長呼気持続時間」12.1秒，「呼気圧・持続時間」19.9秒）．
2．	発声機能	良好（「最長発声持続時間」15.4秒，「/a/の交互反復」12.4回）．
3．	鼻咽腔閉鎖機能	良好で，聴覚的にも開鼻声を認めなかった．
4．	口腔構音機能	右顔面下部および右舌に軽度の中枢性麻痺を認めた．発話特徴として，軽度の「構音の歪み」を認めた．
5．	プロソディー機能	「発話の短いとぎれ」と「音の繰り返し」を認めた．
6．	発話明瞭度	発話明瞭度は2.5/5，発話の自然度は2/5であった．

問題点

機能障害	＃1．軽度右舌下神経麻痺（中枢性） ＃2．軽度右顔面神経麻痺（中枢性）
活動制限	＃3．発話明瞭度の低下（2.5/5） ＃4．構音の歪み ＃5．プロソディー障害
参加制約	＃6．復職困難

言語治療プラン

機能障害	＃1．右舌の筋力増強訓練 ＃2．右顔面の筋力増強訓練（CIセラピー）
活動制限	＃3．発話速度の調節訓練（リズミック・キューイング法） ＃4．構音訓練（対照的生成ドリルの使用） ＃5．プロソディー訓練
参加制約	＃6．復職に向けての心理的サポートと職場との折衝
臨床経過	機能障害レベルでは，右舌の筋力低下は若干残存したが，右顔面の運動範囲の拡大を認めた 活動制限レベルでは，会話明瞭度は初回評価時2.5/5から治療実施後1.5/5へ上昇し日常生活で安定した．

記入日：平成○○年○○月○○日
○○○○病院 リハビリテーション科 ○○○○（ST）

AMSD検査結果（初回評価時）

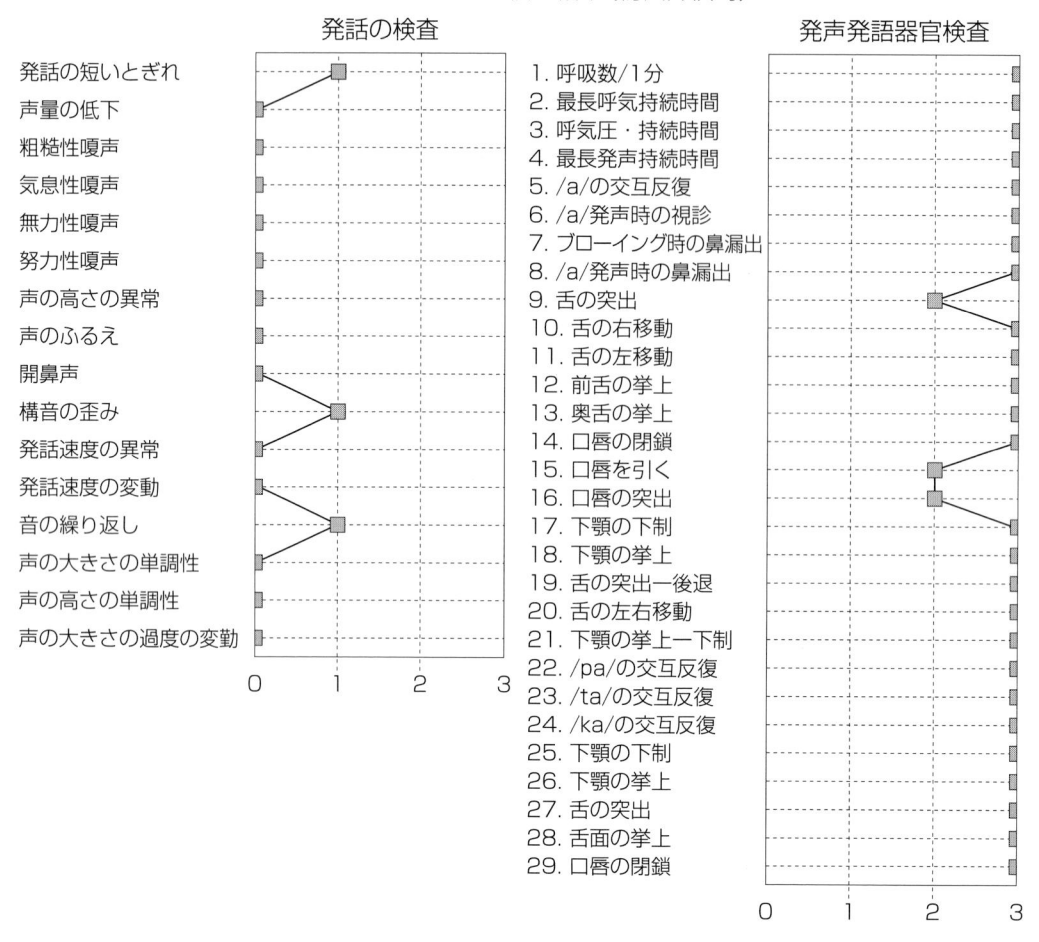

発話の検査

発話の短いとぎれ	
声量の低下	
粗糙性嗄声	
気息性嗄声	
無力性嗄声	
努力性嗄声	
声の高さの異常	
声のふるえ	
開鼻声	
構音の歪み	
発話速度の異常	
発話速度の変動	
音の繰り返し	
声の大きさの単調性	
声の高さの単調性	
声の大きさの過度の変動	

発声発語器官検査

1. 呼吸数/1分
2. 最長呼気持続時間
3. 呼気圧・持続時間
4. 最長発声持続時間
5. /a/の交互反復
6. /a/発声時の視診
7. ブローイング時の鼻漏出
8. /a/発声時の鼻漏出
9. 舌の突出
10. 舌の右移動
11. 舌の左移動
12. 前舌の挙上
13. 奥舌の挙上
14. 口唇の閉鎖
15. 口唇を引く
16. 口唇の突出
17. 下顎の下制
18. 下顎の挙上
19. 舌の突出―後退
20. 舌の左右移動
21. 下顎の挙上―下制
22. /pa/の交互反復
23. /ta/の交互反復
24. /ka/の交互反復
25. 下顎の下制
26. 下顎の挙上
27. 舌の突出
28. 舌面の挙上
29. 口唇の閉鎖

文　献

1) Duffy, J. R.：Motor Speech Disorders (2nd ed.), Mosby, 2005.
2) Duffy, J. R., Folger, W.N.：Dysarthria associated with unilateral central nervous system lesions：a retrospective study. *Journal of Medical Speech-Language Pathology*, 2：57～70, 1996.
3) Frankel, H. L., Hancock, D. O., Hyslop, G., Melzak, J, Michaelis, L. S., Ungar, G. H., Vernon J. D., Walsh J. J.：The value of postural reduction in the initial management of closed injuries of the spine with paraplegia and tetraplegia. *I. Paraplegi*, 7：179～192, 1969.
4) Hartman, D.E., Abbs, J. H.：Dysarthria associated with focal unilateral upper motor neuron lesion. *European Journal of Disorders Communication*, 27：187～196, 1992.
5) Iwata, M.：Unilateral palatal paralysis caused by lesion in the corticobulbar tract. *Archives of neurology*, 41：782～785, 1984.
6) McNeil, M. R. (ed.)：Clinical management of sensorimotor speech disorders. Thieme, 1997.
7) Spencer, K. A., Yorkston, K. M., Beukelman, D., Duffy, J.R, Golper, L. A., Miller, R., Strand, E., Sullivan, M.：Practice Guidelines for Dysarthria：Evidence for the Behavioral Management of the Respiratory/Phonatory System：Technical Report Number 3, Academy of Neurologic Communication Disorders and Sciences. http://www.ancds.org/, 2006.
8) Venketasubramanian, N., Seshadri, R., Chee, N.：Vocal cord paresis in acute ischemic stroke. *Cerebrovascular Diseases*, 9：157～162, 1999.
9) Verdolini, K.：Voice disorders. Diagnosis in speech-language pathology (J. B. Tomblin, H. L. Morris, D. C. Spriestersbach (eds.)), Sinulgar Press, 1994, pp247～330.

10) Weed, L. L.：Medical records that guide and teach. *The New England journal of medicine*, 278：593〜600, 652〜657, 1968.
11) Weed, L. L.：Medical Records, Medical Education and Patient Care. The Press of Case Western Reserve University, 1969.
12) WHO：International classification of functioning, disability and health, 2001.
13) Yorkston, K. M., Beukelman, D. R., Bell, K. R.：Clinical management of dysarthric speakers. Pro-ed, Austin, 1988.
14) Yorkston, K. M., Beukelman, D. R., Strand, E. A., Bell, K. R.：Mmanagement of motor speech disorders in children and adults (3rd ed). Pro-Ed, 2010.
15) Yorkston, K. M., Klasner, E. R., Swanson, K. M.：Communication in context：a qualitative study of the experiences of individuals with multiple sclerosis. *American Journal of Medical Speech-Language Pathology*, 10：126〜137, 2001.
16) Yorkston, K. M., Spencer, K. A., Beukelman, D., Duffy, J. R, Golper, L. A., Miller, R., Strand, E., Sullivan, M.：Practice Guidelines for Dysarthria：Evidence for the effectiveness of Management of Velopharyngeal Function：Technical Report 1, Academy of Neurologic Communication Disorders and Sciences. http://www.ancds.org/, 2002.
17) 伊藤元信, 笹沼澄子, 牛島達次郎, 広瀬 肇, 吉岡博英：発語失行症における発話時の構音器官の動態－ファイバースコープおよびX線マイクロビームシステムによる観測－. 音声言語医学, 19：285〜296, 1978.
18) 遠藤教子, 福迫陽子, 物井寿子, 辰巳 格, 熊井和子, 河村 満, 廣瀬 肇：一側性大脳半球病変における麻痺性(運動障害性)構音障害の話しことばの特徴. 音声言語医学, 27：129〜136, 1986.
19) 才藤栄一, 園田 茂(編)：FITプログラム－統合的高密度リハビリ病棟の実現に向けて. 医学書院, 2003.
20) 西尾正輝：慢性疾患の障害モデルに基づいたDysarthriaのスピーチ・リハビリテーション. 音声言語医学, 34：402〜416, 1993.
21) 西尾正輝：旭式発話メカニズム検査. インテルナ出版, 1993.
22) 西尾正輝：運動性発話障害. 新編 言語治療マニュアル(伊藤元信, 笹沼澄子編), 医歯薬出版, 2002.
23) 西尾正輝：標準ディサースリア検査(AMSD). インテルナ出版, 2004.
24) 西尾正輝：ディサースリアの基礎と臨床 第2巻 臨床基礎編. インテルナ出版, 2006.
25) 西尾正輝, 田中康博, 阿部尚子, 島野郭子, 山地弘子：Dysarthriaの言語治療成績. 音声言語医学, 48(3)：215〜224, 2007.
26) 日野原重明：POS医療と医学教育の革新のための新しいシステム. 医学書院, 1973.
27) Odell, K., McNeil, M. R., Rosenbek, J. C., et al.：Perceptual charactrtistics of consonant production by apraxia of speech. *Journal of Hearing Disorders*, 55：345〜359, 1990.
28) Duffy, J. R.：Motor speech disorders (2nd Ed). Mosby, 2005.
29) 吉野眞理子, 河村 満：純粋発語失行例における発話の経時的検討. 聴能言語学研究, 10：110〜119, 1993.

実力テスト

問 題	解 答
1 以下の記述で誤っているものはどれか． ①通常，急性期リハビリテーションは医療保険下で施行される ②通常，回復期リハビリテーションは医療保険下で施行される ③通常，維持期リハビリテーションは介護保険下で行われる ④急性期および回復期リハビリテーションは，予防的リハビリテーションとも呼ばれる ⑤通所リハビリテーションは維持期リハビリテーションの一環として行われる	**1** ④
2 以下の記述で誤っているものはどれか． ①検査とは，情報を収集する道具ないし手段である ②検査と評価は同義である ③実用的で精度の高い検査は評価基準や実施方法などが規格化されている ④標準検査とは信頼性が保証された検査のことをいう ⑤評価とは適切に治療を施行するために必要不可欠な臨床過程の一つである	**2** ②
3 以下の記述で誤っているものはどれか． ①ディサースリアと失語症との鑑別診断では，言語（language）の機能障害の有無を判定することが，鑑別診断上の決め手となる ②ウェルニッケ失語ではUUMNディサースリアを合併することがある ③UUMNディサースリアは，失語症や発語失行が合併すると隠れて目立たなくなりやすい ④ディサースリアと失語症では，しばしば損傷部位が異なる ⑤発語失行では発声発語器官に運動機能障害が認められない	**3** ②
4 以下の記述で誤っているものはどれか． ①ディサースリアと発語失行との鑑別診断では，発声発語器官の運動機能障害の有無をみることが必須である ②発語失行とディサースリアではともに異常徴候が口頭表出の側面に限局される ③発語失行では失語症とは異なり，聞く，読む，書くの言語様式に異常が認められない ④発語失行の発話症状として構音もしくは音韻の障害がみられる ⑤発語失行の発話症状にはプロソディー障害が含まれない	**4** ⑤
5 以下の記述で誤っているものはどれか． ①構音の誤りは，ディサースリアではきわめて高い一貫性がみられる ②構音の誤りは，発語失行では一貫性が低い ③発語失行では，笑い，咀嚼，嚥下といった非発話的運動時では問題がない ④ディサースリアでは，語の出現頻度と構音の誤りの間に関連性はみられない ⑤発語失行では低頻度語の方が高頻度語よりも容易に生成できる	**5** ⑤

6 以下の記述で誤っているものはどれか．
　①発語失行では系列語や挨拶のような発話では正しく表出されやすい傾向がある
　②発語失行では目的的，随意的に話そうとすると発話運動が困難となる
　③発語失行では実在語よりも無意味語の方が生成が容易である
　④発語失行では語の構造が複雑になったり，発話内容が長くなるほど目立って生成が困難となる
　⑤発語失行では自分の発話の誤りについて気づいている

6 ③

7 以下の記述で誤っているものはどれか．
　①一般的情報の収集では医師カルテや看護カルテも参考となる
　②一般的情報の収集ではカンファレンスも重要な情報源となる
　③一般的情報には基本的情報も含まれる
　④一般的情報には医学的診断名と画像所見も含まれる
　⑤一般的情報には背景因子に関する情報は含まれない

7 ⑤

8 以下のなかで発話の検査に含まれないものはどれか．
　①発話意欲
　②発話明瞭度
　③発話の自然度
　④発話特徴
　⑤発話速度

8 ①

9 AMSDの発話特徴の聴覚的測定項目に含まれないものはどれか．
　①呼吸・発声機能
　②鼻咽腔閉鎖機能
　③口腔構音機能
　④プロソディー機能
　⑤共鳴機能

9 ⑤

10 以下のなかで発声発語器官検査に含まれないものはどれか．
　①運動範囲
　②心拍数
　③筋力
　④運動速度
　⑤形態もしくは構造

10 ②

11 AMSDの発声発語器官検査の大項目に含まれないものはどれか．
　①呼吸機能
　②発声機能
　③鼻咽腔閉鎖機能
　④全身運動機能
　⑤口腔構音機能

11 ④

12 以下の記述で誤っているものはどれか．
　①発話の聴覚的評価は発話運動を統合的に分析するものである
　②発声発語器官検査は各器官を個別に分析するものである
　③発声発語器官検査は各器官を全体的にとらえるのに適している
　④発話の検査と発声発語器官検査は結果と原因の因果的関係にある
　⑤発話の聴覚的評価では発声発語器官の機能についてある程度推察できる

12 ③

13 以下の記述で誤っているものはどれか．
①呼吸機能の評価では内科的診断基準に基づく
②安静時は吸気筋のみが働いている
③呼吸数と1回換気量の積は分時換気量を表す
④1回換気量が低下すると呼吸数が増大する
⑤呼吸数が12回以下のものを徐呼吸という

13 ①

14 以下の記述で誤っているものはどれか．
①最長呼気持続時間で短縮が認められる場合は，肺容量の低下を疑う
②呼気持続時間が短縮する要因に肺の線維性変化も含まれる
③吸気筋と呼気筋の協調的収縮の異常によっても呼気持続時間は短くなる
④呼気持続時間は鼻咽腔閉鎖機能不全によって短縮しない
⑤呼吸筋の運動麻痺は，頸髄の損傷によって発現する

14 ④

15 以下の記述で誤っているものはどれか．
①安静呼吸時は呼気筋は働いていない
②横隔膜は第3～第5頸髄により支配されている
③高位頸髄の損傷では，完全な横隔膜麻痺が起こる
④中位頸髄の損傷では，不完全な横隔膜麻痺が起こる
⑤低位頸髄の損傷では，呼気筋の麻痺は生じない

15 ⑤

16 以下の記述で誤っているものはどれか．
①肺容量が十分であっても声門閉鎖不全があると発声持続時間は短くなる
②努力性嗄声は，声門閉鎖不全を示唆する徴候である
③内喉頭筋は，輪状甲状筋を除いて反回神経の支配を受けている
④輪状甲状筋は上喉頭神経の支配を受けている
⑤古典的な理論では，声帯は核上性に両側神経支配を受けている

16 ②

17 以下の記述で誤っているものはどれか．
①軟口蓋に一側性の運動麻痺が出現すると麻痺側の軟口蓋は健側に引かれる
②カーテン徴候では咽頭後壁が患側に引っ張られる
③日本語の場合，口蓋垂麻痺は発話に影響を与えない
④/a/発声時に鼻咽腔は健常者でも完全に閉鎖するとは限らない
⑤発話時に鼻息鏡で軽微な鼻漏出を認めても，聴覚的に開鼻声を認めなけば言語治療の対象とはならない

17 ②

18 以下の記述で誤っているものはどれか．
①舌の運動麻痺は突出時における偏位の有無により判定する
②正中線から麻痺側に偏位すれば中枢性運動麻痺である
③下位運動ニューロン障害では，しばしば舌に萎縮が出現する
④舌筋を支配する運動ニューロンは主に対側の大脳皮質支配を受けている
⑤一側の核上性舌下神経麻痺が常にディサースリアを引き起こすとは限らない

18 ②

19 以下の記述で誤っているものはどれか．
　①顔面下部の運動麻痺は，主に「口唇を引く」と「口唇の突出」の運動課題遂行時の左右対称性から判定する
　②口輪筋反射で陽性であれば核上性障害を示す
　③麻痺側の顔面の鼻唇溝は浅くなるか，あるいは消失する傾向にある
　④下顔面筋の運動麻痺では口角が下垂して流涎がみられやすい
　⑤顔面の運動麻痺は中枢性の方が末梢性よりも非対称性が目立つ

19 ⑤

20 以下の記述で誤っているものはどれか．
　①三叉神経の運動枝が一側性に損傷されると開口時に下顎が健側に偏位する
　②咀嚼筋を支配する運動ニューロンは両側大脳の神経支配を受けている
　③咀嚼筋の評価に側頭筋の触診も含まれる
　④咬筋の触診では麻痺側の筋収縮力の低下が認められる
　⑤咀嚼筋の一側性の運動麻痺は末梢性麻痺を示す

20 ①

21 ディサースリアの評価において誤っているものはどれか．
　①発声発語器官検査の結果は機能障害に対応する
　②発話の検査の結果は活動制限に対応する
　③一般的情報の収集の結果から参加制約のレベルの問題点を収集する
　④POMRの問題点リストは，各レベルで活動性の高いものから順に列挙する
　⑤POMRの問題点のリストでいったんつけた番号は適宜変更する

21 ⑤

22 POMRの記録に含まれないものはどれか．
　①面談
　②基礎情報
　③問題点
　④治療プラン
　⑤臨床経過

22 ①

第7章 ディサースリアの言語治療

1 治療アプローチの分類

　ディサースリアの治療アプローチは，いわゆる「治療の時代」と呼ばれる1980年代に，以下に示す分類が確立した[40,65]．これらのなかで言語聴覚士が臨床業務として担うのは，(1)〜(4)までの言語治療である．(5)と(6)は医師・歯科医師が臨床業務として担う医学的治療である．

(1) 行動的アプローチ

　発声発語器官の機能の改善をはかったり，代償的に発話明瞭度を改善させることを目的とした多様なトレーニング手技のことをいう．具体例として，筋力増強訓練，発話速度の調節法，構音訓練などがある．クライアントの主体的な意欲がある程度みられることが，適応条件となる．急性期では，内科的に不安定である場合は適応となりにくい．行動的アプローチには，カウンセリングも含まれる．

(2) 機器的アプローチ

　機器装置を活用した多様な手技が含まれる．具体例として，ビジピッチ（リアルタイムピッチ）や筋電図を用いたフィードバック法などがある．

(3) 補装的アプローチ

　補装具を活用した多様な手技が含まれる．具体的例として，軟口蓋挙上装置（PLP），拡声器＊，ペーシングボード，遅延聴覚フィードバック（DAF），腹帯などがある．これらの補装具のなかには，AACアプローチの一環として用いられるものもある．また，行動的アプローチを行うための道具となることもある（ペーシングボードなど）．補装的アプローチと行動的アプローチは，しばしば相補的な関係にある．

(4) 拡大・代替コミュニケーション・アプローチ（AACアプローチ）

　口頭コミュニケーションが困難な人のコミュニケーションを援助，促進，代替するあらゆるアプローチのことをいう．具体例として，ジェスチャー，筆談，絵，シンボル，文字板，透明文字板，コミュニケーション・ノート，VOCA（音声出力コミュニケーション・エイド），意思伝達装置など多岐にわたる．AACアプローチは行動的アプローチの一部としても理解されるし，また補装的アプローチとして解釈することもできる．

(5) 外科的アプローチ

　手術を用いた多様な手技が含まれる．具体例として，コラーゲンもしくは自家脂肪の声帯内注入術，喉頭枠組み手術，咽頭弁移植術などがある．

＊：拡声器はAACアプローチに含められることもある

(6) 薬理学的アプローチ

薬物を用いた多様な手技が含まれる．具体例として，パーキンソン病のあるディサースリア例へのドパミン投与，痙攣性発声障害のあるディサースリア例へのボツリヌストキシン注入，痙性を抑制するためのダントロレンナトリウムやチザニジンの投与などがある．

2 言語治療目標

目標志向的アプローチでは[76]，まず参加レベルから主目標を立案する．これはどのような人生をつくるのかというQOLからの視点を最重要視するものである．そしてその主目標を達成するために必要な活動レベルでの副目標Aを立案する．さらにその副目標Aを実現するために必要な機能レベルの副目標Bを立案する．目標志向的アプローチは，個々のクライアントを生の最中にある「人」としてとらえる全人的アプローチの実践的なモデルともいえる．

ところで，ディサースリア例では一部を除いて発話機能が正常化するということは希である．したがって，活動レベルでは原則として発話の正常化を治療目標として設定しない．口頭コミュニケーションが可能である場合は，「ベスト・スピーチ」を目標とする．活動レベルにおける発話明瞭度の改善を目標とし，これによるQOLの向上をはかる場合が多い．

しかし実際には口頭コミュニケーションが困難であるために，代替コミュニケーションに全面的に依存せざるを得ない事例も少なくない．そこで，ディサースリアにおける言語治療目標について広義でいうと，「ベスト・コミュニケーション」とすることになる．この場合の「ベスト」とは臨床家ではなく，クライアント自身の目の高さでとらえられるべきであり，クライアントにとって最も満足できるコミュニケーションの状態が言語治療目標となる．

最後に，機能レベルの言語治療目標について述べる．発声発語器官の機能の改善は，発話に必要な程度を目標とすべきである．仮に発声持続時間についていうと，10秒程度の持続時間があれば日常生活に影響は及ぼさない．そこで，発声持続時間が12秒のディサースリア例に対して呼吸訓練を行って16秒にまで延長しても，益の少ない効果であるといわなくてはならない．

また，究極的な治療目標を機能レベルに限定するのも控えるべきである．なぜなら，機能の改善は発話の改善に活かされなくてはならないからである．機能が改善しても発話が改善しなくては，言語治療の意義は乏しい．さらにいうと，発話が改善してもその人のQOLに改善が乏しければ，リハビリテーションの意義は乏しい．

3 運動療法的アプローチの基本

1) 運動の種類

運動の種類には，他動運動，自動介助運動，自動運動，抵抗運動がある．ディサースリアの臨床において運動療法的アプローチを使用するさいには，これらの運動の種類を適切に使い分けることができなくてはならない．以下に，各運動の概要について解説する．

(1) 他動運動

他動運動というのは外力による運動で，筋の収縮は起こらない．自身の力で自動的にほとんどまったく運動を行うことができないクライアントを対象とする．通常は，臨床家の徒手的介助に

より行う．関節可動域（運動範囲）を確保したり，固有受容感覚を刺激して神経筋再教育に役立つ．

(2) 自動介助運動

自動介助運動というのはクライアントの筋力低下のために自身で十分な運動ができない場合に，臨床家や器械器具の助力を得て運動を行うものである．この場合，介助量は最小限度にとどめ，常にクライアントに一定の筋収縮を発揮させる．

AMSDの筋力評価で0（自動運動でまったく運動することができない）の場合は他動運動を行い，1（自動運動で部分的に運動することができる）の場合は自動介助運動を行う．自動介助運動は筋収縮を促し，筋力増強に働く．また固有受容感覚を刺激して神経筋再教育に役立つ．

(3) 自動運動

自動運動というのは，介助も抵抗も与えないでクライアント自身の筋力によって行う運動である．運動範囲の維持，持久力を向上させる訓練などに用いられる．

(4) 抵抗運動

抵抗運動というのは，抵抗に抗して行う運動である．徒手的に抵抗を与える場合もあるし，機器を用いて抵抗を利用する場合もある．抵抗運動は，筋力増強目的として行われる．筋力とは筋収縮によって生じる筋の張力のことをいい，最大努力下で発揮できる最大の力を随意最大筋力という．

2) 筋力増強訓練

筋力増強訓練は，ディサースリアの臨床においては，舌や顔面などの口腔構音器官の訓練と呼吸機能訓練でとくに重要なアプローチとなる．ここでは筋力増強訓練にかかわる科学的なガイドラインについて学ぶ．

(1) 筋力増強と持久力の強化

まず筋力を増強させることと持久力を強化することは，異なることを理解しておかなくてはならない．原則として，筋力を増強するには高い負荷を与え，少ない反復回数で実施することで効果が得られる．これに対して持久力を強化するには，低い負荷量で反復回数を多くすることで効果が得られる．したがって，頻度と負荷量については，どちらの効果を目的とするのかによって設定の仕方が異なる．

(2) 過負荷の原理

筋力を増強させるためには，身体に対して一定水準以上の負荷を与える必要がある．これを過負荷の原理（オーバーロードの原理）という．筋力を増強させるさいの負荷量を決めるにあたり，2つの優れた研究が知られている．1つはデロームの法則であり，もう1つはヘティンガーの等尺性運動を用いた抵抗運動理論である．

(3) デロームの等張性運動を用いた抵抗運動理論

デロームは，RM（アールエム）という値を導入した．RMとは，最大反復回数を意味する．10回であれば10RMといい，7回であれば7RMという．反復可能な回数によって負荷量を決定する方法のことをRM法という．

デロームは10RMを等張性運動＊である期間繰り返すことによって，筋力を増強させる訓練法を提唱した．デロームの方法によると，まず10RMを測定する．10RMというのは，10回を超え

＊：筋が収縮するということは，筋力が発生するということを意味している．筋の収縮には，2つの様式がある．すなわち，①等尺性収縮，②等張性収縮，である．この点については，第3章で解説したとおりである．

ると反復ができない最大限度の筋収縮量である．わかりやすくいうと，かろうじて10回の運動を行うことができる負荷量（抵抗）である．まず10RMの1/2の強さで10回，さらに10RMの3/4の強さで10回，最後に10RMの強さで10回運動を行い，1セットとする（計30回）．これを3セット行う．1週間ごとに10RMを測定し，次週の負荷量を決め直す．このようにして，次第に負荷量を増加させる（漸増的負荷による過負荷の原理）．

(4) ヘティンガーの等尺性運動を用いた抵抗運動理論

もう1つの著明な古典的研究は，ヘティンガーによるものである．ヘティンガーは最大筋力の2/3程度の筋力が発揮される負荷量で，1日1回，6秒間の等尺性運動*で筋力増強がはかられるとし，20〜30％では効果が得られないとした．ヘティンガーらのこの報告はやがて批判を受け，最大筋力を4〜6秒間発揮し，1日に5〜10回の頻度で行うのが最も効果的であると訂正した．

(5) 近年の流れ

筋力増強訓練に関してはきわめて夥しい数の研究がその後行われてきたが，デロームの等張性運動を用いた抵抗運動理論と，ヘティンガーの等尺性運動を用いた抵抗運動理論は筋力増強訓練手技の基盤となり，今日でも運動療法の領域では修正されながらも標準的な手法として広く採用されている．

等張性運動は最も広く活用されている運動様式である．しかし，運動時の関節角度により負荷抵抗が変化するため，一定負荷で訓練を行うことが困難であるという欠点がある．他方で，等尺性運動は設定された関節角度に依存した筋力増強訓練である．したがって筋力は増強されるが，訓練を行った角度前後の筋力だけが増強する．そこで等尺性運動を行う場合には，可動範囲のすべてにおいて訓練を行う必要がある．その他の手技として，等速性運動の理論がある．等速性運動は関節の運動速度を一定にコントロールする機械を用いて，すべての関節の動きに応じて適切に最大限の抵抗が加えられる筋力増強訓練法である．

負荷の程度については，今日でも健常者における四肢の筋力増強は高負荷で効果が得られるとされている点では広く見解の一致が得られている．カーら[12]は，最新の知見から，最大負荷の80％で10回施行する（10RM）のが適当であるとしている．筋力低下が著しい人では最大負荷の50％から開始し，やはり10回実施する．いずれも10RMを1セットとし，休憩を入れながら3セット実施する．休憩時間はあまり長くない方が良いようである．

なお，筋力増強に必要な持続時間は，臨床的には等張性運動でも等尺性運動でも3〜5秒程度が一般的に妥当とされているが，負荷量に応じて持続時間を変化させる．

(6) 訓練頻度

訓練頻度は，健常者において週3回で効果が得られるという見解が一般に支持されている．週2回では3回と比較して80％まで効果が低下する．毎日1回というのが最も効果的であり，5日に1回では50％まで効果が低下し，2週間に1回では効果は0となり，それ以上にまで頻度が低下すると筋力は逆にマイナスとなる．口唇と舌の筋力についても，西尾ら[95]は健常発話者における週3回以上の頻度で等尺性運動を用いた訓練を3週間実施することで増強されることを明らかにしている．

持久力の向上を目的とする場合は，前述のように負荷量を低くして頻度を増大させる．

しかし，これらはすべて健常者もしくは整形外科疾患などを対象とした知見である．また，四

---

*：等尺性収縮に対して，等張性収縮では，筋長は短縮する．たとえば，手にバーベルのような重量物ないし負荷のある物を持って，腕を屈曲させる動作を考えてみよう．この場合，負荷よりも上肢の筋力が上回っていれば，前腕は屈曲し，肘の関節は小さくなる．つまり，上腕二頭筋は短縮して一定の張力を発揮する．

肢の筋力を測定したものである．脳卒中などに起因する神経・筋疾患例における適切な負荷量と頻度については見解の一致がみられていない．最近脳卒中例に対する有効なアプローチとして着目されているCIセラピーについては後述するが，神経・筋疾患例に対してはさらに集中的で頻回な言語治療を使用する必要があるとされている．最近の報告では，中枢性運動麻痺に対しては集中的に訓練を施行することで効果を得たとされている．これらの報告例では，1回の訓練だけでも，従来からいわれてきた10RMをはるかにしのぐ運動頻度（1パターンにつき最低で100回，計500回）を課すという[80, 100]．脳の可塑性を期待するには，おそらく週5～7回，従来いわれてきた以上に高頻度で実施する必要があると思われる．

これに対して，末梢神経障害，たとえばギラン・バレー症候群のクライアントなどに対して筋力増強訓練を行いすぎると，逆に筋力が落ちてしまうことがあり，これを過用性筋力低下（overwork weakness）という．過用性筋力低下は，重症筋無力症のような神経筋接合部の障害や筋疾患でも認められるとされており，臨床的に十分に留意しなくてはならない．

(7) 中枢性麻痺に対する筋力増強訓練の適応性

従来から，中枢神経損傷例に対する患側の筋力増強は痙性を高めるなどの指摘がなされ，禁忌とされてきた．しかし，実際にはそれを裏づけるエビデンスはなく，近年，この点を検証する一連の研究が行われた．その結果はいずれもリハビリテーション科学の常識を覆すものであり，今日では患側に対しても実施する傾向に変わりつつある．近年の多数の研究では，筋力増強訓練によって，従来から指摘されてきたように痙性，連合反応，同時収縮が増大することはないことが明らかにされたのである[1, 4, 57, 63]．

こうした知見を基盤として，言語聴覚療法の領域でも，筆者らは中枢性の舌や顔面の運動麻痺に対して積極的に筋力増強訓練を実施している．そして，その効果を確実に得ている[74, 79, 82, 85, 98]．脳卒中後に中枢性麻痺を呈するクライアントに対して筋力増強訓練を実施して有効であった報告例は乏しいが，近年の報告では脳卒中後の高齢者でも有効であったと報告されている[37, 55, 63]．

筋緊張の変化に関しては，脳卒中後のクライアントに対して筋力増強訓練を実施すると，痙性はむしろ低下するというのが最新の一連の研究結果で示されている[57, 63]．カーら[12]は，これまでの研究成果をふまえて，以下のように結論づけている．「筋力トレーニングにより痙性や筋緊張亢進が増大するというエビデンスはなく，むしろ筋力トレーニング後に痙性は減少するというエビデンスが多数蓄積されている」．

4 タイプごとの言語治療ガイドライン

近年，海外では1983年に設立されたAcademy of Neurologic Communication Disorders and Sciences（ANCDS）を中心として，エビデンスに基づいたディサースリアの治療ガイドライン化が旺盛に推進されている．近年発表されたディサースリアの言語治療に関する重要論文として，以下がある．国内では，西尾ら[103]による研究成果がある．

Yorkston, K. M.：Treatment efficacy：dysarthria. *J. Speech. Hear. Res.*, 39：S46～57, 1996.

Hustad, K. C. Beukelman, D. R., Yorkston, K. M.：Functional outcome assessment in dysarthria. *Semin. Speech. Lang.*, 19：291～302, 1998.

Yorkston, K. M., Spencer, K. A., Duffy, J. R., Beukelman, D. R., Golper, L. A., Miller, R., Strand, E. A., and

Sullivan, M.: Evidence-based practice guidelines for dysarthria: Management of velopharyngeal function. *Journal of Medical Speech-Language Pathology*, 9: 257～273, 2001a.

Yorkston, K. M., Spencer, K. A., Duffy, J. R., Beukelman, D. R., Golper, L.A., Miller, R., Strand, E. A., and Sullivan, M.: Evidence-based medicine and practice guidelines: application to the field of speech-language pathology. *Journal of Medical Speech-Language Pathology*, 9: 243～256, 2001b.

Sellars, C, Hughes, T, Langhorne, P.: Speech and language therapy for dysarthria due to non-progressive brain damage.: a systematic cochrane review. *Clinical Rehabilitation*, 16: 61～38, 2002.

Spencer, K. A., Yorkston, K. M., and Duffy, J. R.: Behavioral management of respiratory/phonatory dysfunction from dysarthria: a flowchart for guidance in clinical decision-making. *Journal of Medical Speech-Language Pathology*, 11: xxxix～lxi, 2003.

Yorkston, K. M., Spencer, K. A., and Duffy, J. R.: Behavioral management of respiratory/phonatory dysfunction from dysarthria: a systematic review of the evidence. *Journal of Medical Speech-Language Pathology*, 11: xiii～xxxviii, 2003.

Duffy, J. R., Yorkston, K. M.: Medical interventions for spasmodic dysphonia and some related conditions: a systematic review. *Journal of Medical Speech-Language Pathology*, 11: ix～lviii, 2003.

Frattali, C., Bayles, K. A., Beeson, P., Kennedy, M. R. T., Wambaugh, J., Yorkston, K. M.: Development of evidence-based practice guidelines: Committee update. *Journal of Medical Speech-Language Pathology*, 11: ix～xvii, 2003.

Hanson, E. K., Yorkston, K. M., Beukelman, D. R.: Speech supplementation techniques for dysarthria: a systematic review. *Journal of Medical Speech-Language Pathology*, 12: ix～xxix, 2004.

Baylor, C. R., Yorkston, K. M., Eadie, T. L., Strand, E. A, Duffy, J.: A systematic review of outcome measurement in unilateral vocal fold paralysis. *Journal of Medical Speech-Language Pathology*, 14: xxvi～lvii, 2006.

ANCDSについて

　Academy of Neurologic Communication Disorders and Sciences（ANCDS）は，コミュニケーション障害のある成人ならびに小児のQOLの向上を目的として，1983年に設立された高度に科学的な学術組織である．設立以来今日に至るまで，本領域におけるエビデンスに基づいた臨床の発展に関して，国際的に指導的役割を果たしてきた．年に一度科学会議が開催され，2006年度はフロリダ州マイアミで行われた．

　ディサースリアの領域においても，ヨークストンやダフィたちが中心となって積極的に evidence based practice（EBP）を推進し，ガイドラインの作成にとりくんできた．

　ANCDSにより行われた研究成果の一部は，臨床ガイドラインとして2002年からANCDSのホームページ上で発表されるようになった．URLは以下である．

　http://www.ancds.org/

　しかし，国内における言語治療ガイドラインについて検討するさいには，ANCDSのデータは重要ではあるが，これに過剰に依拠することには懸念を感じている．なぜならまず第一に，非発話的な課題，すなわち鼻咽腔，舌，顔面などの機能的改善についてはかなり参照として適応することができるが，発話的課題に関しては，ディサースリアの治療効果は使用する言語の特性による影響を受けるため，欧米のデータは参照となっても，そのまま日本語を母国語とするディサースリア例に適応することはできないからである．とくに日本語の場合，①母音で終わる開音節言語である，②モーラ単位の等時性を有する，③音節の種類が少なく単純である，④表意文字であるなどの諸言語的特性から，発話速度の調節法やポインティング・スピーチなどのアプローチがすぐれて効果を発揮しやすいものと推察される．文字板がしばしば有効であるのも，1音と1文

字とが基本的に対応した関係にあるという特性によるものであろう．

　さらに言語聴覚士の業務範囲や関連職種との連携のあり方などについての理解，社会保障制度，教育制度なども国により異なり，ANCDSの臨床ガイドラインは主に米国における言語病理学をとりまく風土のなかで産まれたものである．

　以下では，ANCDSからこれまでに提出されているデータと筆者らが日本ディサースリア臨床研究会の協力を得て行ったディサースリアの言語治療成績にかかわる研究から得たエビデンスに基づいて，タイプごとに言語治療ガイドラインを示す．筆者らが行った研究の対象は，言語治療を実施した実験群187例および言語治療を実施しなかった比較対照群76例の計263例であり，詳細は文献[103]を参照されたい．

1) 脳血管障害に伴う弛緩性ディサースリア

　① 機能的改善が期待できる時期は発声発語器官の機能的治療を主とし，とくに筋力増強訓練を積極的に行う．しかし機能的改善がプラトーに達すると，代償的アプローチを主とする．

　② 急性期に重度であっても，生理学的アプローチと障害モデルに基づいた丁寧な臨床によって，長期的には飛躍的に改善することがある．

　③ 症状が固定した慢性期において発話明瞭度が重度であれば，言語訓練歴の有無にかかわらず活動制限レベルの代償的アプローチに徹し，機能的改善は期待しない．とくにAACアプローチを重視する．

　④ 口頭コミュニケーション機能が実用的なレベルにまで達する見込みがないと判断された場合，病期にかかわりなく機能的治療は意義を有さないため消極的に行うか，もしくは施行しない．社会資源を活用してAACアプローチを主とする．

　⑤ 音声外科的治療（コラーゲンもしくは自家脂肪の声帯内注入術，咽頭弁形成術，顔面神経吻合術など）がしばしばリハビリテーションと併用され，効を奏する．

　⑥ 鼻咽腔閉鎖不全に対して，PLPがしばしば著効を奏する．

2) 脳血管障害に伴う痙性ディサースリア

　① 機能的改善が期待できる時期（3～6MPO）は発声発語器官の機能的治療を主とし，プラトーに達すると発話速度の調節法と構音訓練（対照的生成ドリル）を主とする．

　② 急性期に重度であっても，生理学的アプローチと障害モデルに基づいた丁寧な臨床によって，長期的には飛躍的に改善することがある．

　③ 症状が固定した慢性期で発話明瞭度が重度であれば，言語訓練歴の有無にかかわらず活動制限レベルの代償的アプローチに徹し，機能的改善は期待しない．

　④ 口頭コミュニケーション機能が実用的なレベルにまで達する見込みがないと判断された場合，病期にかかわりなく機能的治療は意義を有さないため消極的に行うか，もしくは施行しない．社会資源を活用してAACアプローチを主とする．痙性ディサースリアではAACアプローチを必要とする頻度が高い．

　⑤ 病的泣き・笑いが言語治療の阻害要因となる場合，薬物治療（アミトリプチリンなど）が奏効することがある．

3) 脊髄小脳変性症などに伴う失調性ディサースリア

　①活動制限レベルにおける発話明瞭度と自然度を改善させるにあたり，リズミック・キューイング法と対照的生成ドリルが効を奏する．

② 言語治療はしばしば長期的に実施する．
③ 発声発語器官の機能的アプローチとして有効性が確認されているものはなく，原則として実施しない．しかし廃用性の呼吸機能低下は，機能的訓練の適応となり得る．

4) パーキンソン病などに伴う運動低下性ディサースリア

① 機能障害レベルでは，発声機能訓練としてリー・シルバーマンの音声治療（LSVT）が中〜軽度例に対して有効である．
② 活動制限レベルでは，中〜重度例に対して発話速度の調節法が著効を奏する．とくにペーシングボードが適応となり，短期間で発話明瞭度を劇的に上昇させる．日常生活では形態型のボードを携行することで，速度調節の般化が促される．
③ 声量の低下を呈する重度例に対しては，社会資源を活用して拡声器を積極的に導入する．
④ 言語治療はしばしば長期的に実施する．
⑤ 声門閉鎖不全に対して，コラーゲンもしくは自家脂肪の声帯内注入術が適応となり得る．
⑥ 薬物治療に伴う変動性に留意し，適時課題内容や目標を修正する．

5) 脳血管障害に伴うUUMNディサースリア

① 機能的改善が期待できる時期は，顔面と舌の機能的治療を主とする．この場合，中枢性麻痺に対する筋力増強訓練がかつては禁忌とされたが，今日では推奨される．顔面の訓練では，CIセラピー（constraint-induced movement therapy：CIMT））が有効である．
② 機能的訓練は高頻度に集中的反復的に実施する．
③ 機能的改善がプラトーに達すると，発話速度の調節法と構音訓練（対照的生成ドリル）を主とする．発話速度の調節法では通常リズミック・キューイング法を用いる．本アプローチが実用困難である場合は，ペーシングボードを用いてからリズミック・キューイング法へと移行する．

6) ALSに伴う混合性ディサースリア

① 中〜軽度例ではフレージング法と母音の引き延ばし法を中心とした発話速度の調節法を主とする．
② 重度例では社会資源を活用してAACアプローチを主とする．ローテクとハイテクを場面と目的によって使い分ける．概して，日常生活での簡単なやりとりではローテクの方がコミュニケーションが効率的で実用的となる傾向にあり，詳細な記録，電話などではハイテクが実用的となりやすい．
③ 発声発語器官の機能的アプローチは，原則として禁忌である（例外として呼吸理学療法は有効であることがある）．

7) 頭部外傷に伴うディサースリア

① 行動的手法を用いた生理学的アプローチが有効となる場合が多い．
② 発話速度の調節法が有効となる場合が多い．
③ フィードバック法を重視する．
④ 脳血管障害例と比較して，改善が長期にわたって認められる傾向にある．重度例でも長期的にフォローアップを行う必要がある．
⑤ 症状が事例によって大きく異なり多彩なため，治療プランの立案では個別性をより重視す

る．
　最後に，多様なアプローチに関するタイプごとの適応性について，**表7-1**にまとめて記す．

表7-1　多様なアプローチのタイプごとの適応一覧

アプローチ	ディサースリアのタイプ					
	弛緩性	痙性	失調性	運動低下性	運動過多性	UUMN
呼吸機能						
姿勢の調整	＋	＋	－	＋	±	±
胸腹部の圧迫	＋	±	－	＋	－	－
腹帯の活用	＋	＋	－	±	－	－
発話時の吸気量の増大	＋	＋	－	＋	－	－
発話パターンの改善訓練	＋	＋	＋	＋	＋	－
脊柱・胸郭の可動域の拡大訓練	±	＋	－	＋	－	－
ブローイング訓練	＋	＋	－	＋	－	－
筋力増強訓練	＋	＋	－	－	－	－
発声機能						
プッシング・プリング法	＋	－	－	－	－	－
あくび-ため息法	－	＋	－	－	＋	－
硬起声発声	＋	－	－	＋	－	－
気息声発声	－	＋	－	－	＋	－
喉頭マッサージ	－	＋	－	－	＋	－
ＬＳＶＴ	－	－	－	＋	－	－
リラクゼーション	－	＋	－	－	＋	－
頸椎装具の利用	＋	－	－	－	±	－
バイオフィードバック法	＋	＋	＋	＋	＋	＋
咀嚼法	－	＋	－	±	－	－
腹式発声	－	±	－	±	±	－
頭頸部回旋	＋	－	－	－	－	－
甲状軟骨の側方圧迫	＋	－	－	－	－	－
呼気段落の調節	＋	＋	＋	＋	－	－
拡声器の活用	＋	＋	－	＋	±	－
人工喉頭	＋	－	－	－	－	－
コラーゲン/自家脂肪の声帯内注入術	＋	－	－	＋	－	－
反回神経切断術	－	－	－	－	＋	－
ボツリヌストキシン注入術	－	－	－	－	＋	－
披裂軟骨内転術	＋	－	－	±	－	－
鼻咽腔閉鎖機能						
ＰＬＰの装着	＋	±	－	－	－	－
ＣＰＡＰ療法	＋	±	－	－	－	－
体幹後屈	＋	＋	－	－	－	－
アイシング	＋	＋	－	－	－	－
外鼻孔の閉鎖	＋	＋	－	±	－	－

アプローチ	ディサースリアのタイプ					
	弛緩性	痙性	失調性	運動低下性	運動過多性	UUMN
鼻咽腔閉鎖機能						
咽頭弁形成術	＋	±	－	－	－	－
バイオフィードバック法	＋	＋	＋	＋	＋	＋
口腔構音機能						
筋力増強訓練	＋	＋	－	－	－	＋
リラクゼーション	－	＋	－	－	＋	－
ストレッチング	－	＋	－	＋	－	＋
バイオフィードバック法	＋	＋	＋	＋	＋	＋
対照的生成ドリル	＋	＋	－	＋	＋	＋
チンキャップ	＋	＋	－	－	－	－
顔面神経吻合術	＋	－	－	－	－	－
発話速度						
ペーシングボード	＋	＋	±	＋	－	＋
タッピング法・モーラ指折り法	±	±	±	－	－	±
リズミック・キューイング法	－	±	＋	±	－	＋
視覚的フィードバック法	＋	＋	＋	＋	＋	＋
フレージング法	＋	＋	±	＋	±	±
ポインティングスピーチ	＋	＋	±	＋	－	＋
遅延聴覚フィードバック（DAF）法	－	－	－	＋	－	－
メトロノーム	－	－	－	±	－	－
プロソディーと自然度						
リズムの訓練	±	±	±	＋	±	±
対照的アクセント・ドリル	＋	＋	＋	＋	＋	＋
対照的ストレス・ドリル	＋	＋	＋	＋	＋	＋
対照的イントネーション・ドリル	＋	＋	＋	＋	＋	＋

＋：適応となる，±：必要に応じて適応となる，－：適応とならない

5 脳卒中後の中枢神経系の再組織化とリハビリテーション

　末梢神経線維がかなりの再生能力を有することは，よく知られてきた．中枢神経線維の再生は以前は不可能と考えられていたが，次第に下等動物のみならず高等動物でも再生能力を有するとする見解が強まった．1980年代に入ると，アグアヨ（Aguayo）らの一連の研究によって，中枢神経系のニューロンでも再生が起こりうることが実験的に証明されるようになった．

　近年では，functional MRI，脳磁図（MEG），ポジトロンCT（PET），経頭蓋的磁気刺激法（TMS），遠赤外分光描画法（NIRS）などに代表されるように，脳機能を測定する新しく精度の高い科学技術が進展するとともに，神経系が絶えず再構築されることが解明されてきた．そして過去10年間の間に，中枢レベルで損傷を受けた大脳運動皮質運動野の機能地図に可塑的変化が生じ，機能地図が再構築されることが動物と人の双方で確認されている[34〜36, 43〜45]．

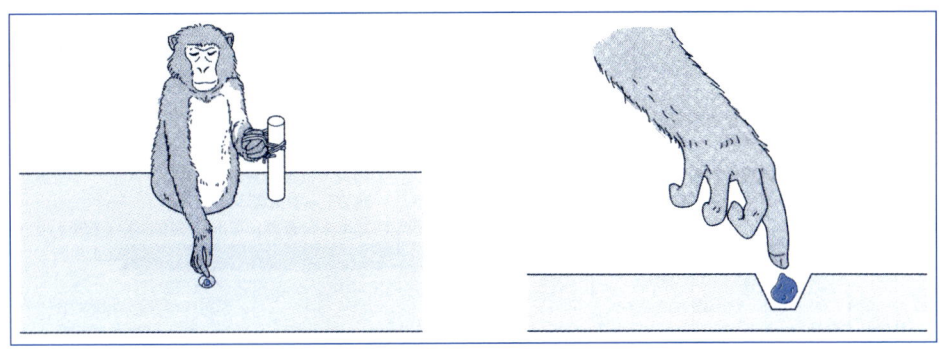

図7-1-a　サルの健側肢拘束による患側肢の強制使用

サルの非麻痺肢を拘束し，強制的に麻痺肢の指で穴に置かれたエサを摘み取ることを反復させた

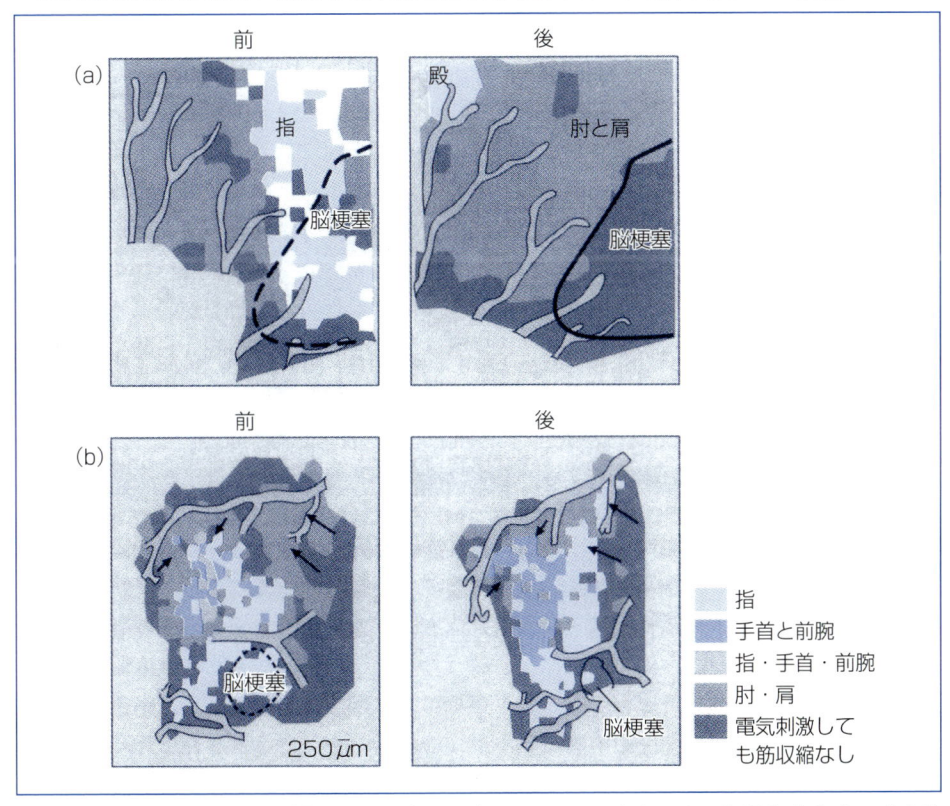

図7-1-b　非麻痺側の手を制限しない（リハビリテーションを行わない）場合（a）と，非麻痺側の手を制限して麻痺側を強制的に使用させた（リハビリテーションを行った）場合（b）の脳の運動野の機能地図の変化

リハビリテーションを行わなかった場合（a），運動野の手指，手関節の支配野は肩の支配野に変わっている．リハビリテーションを行った場合（b）の運動野の手指，手関節の支配野は従来の肩の領域にまで拡大した

（「Nudo, R. J., et al.：Neural substrates for the effects of rehabilitative training on motor recovery after ischemic infarct. Science, 1996」「Nudo, R. J., et al.：Use-dependent alterations of movement representations in primary motor cortex of adult squirrel monkeys. J. Neurosci, 1996」「川平和美：片麻痺回復のための運動療法－川平法と神経路強化的促通療法の理論．医学書院，2006，p15」より改変）

　1996年に報告されたヌードゥらのリスザルを用いた一連の研究は最初の基礎的実験であり，中枢神経機能を再構築，再組織化させて機能回復につなげるための新たなリハビリテーション手技の開発へと導いた．図7-1-a,bに，ヌードゥらによる実験を示した．ヌードゥらは大脳皮質

の手指の運動領域に虚血性梗塞巣を人工的につくり，リハビリテーションを施行する前後で運動野のマッピングを行い機能地図の変化について調べた．梗塞後にリハビリテーションが行われなかったサルの場合，傷害部位に隣接した領域では手指の支配領野の神経組織がさらに減少することがわかった．神経組織が進行的に減少したことは，手指を使用しないことによるものであった．

これに対して，非麻痺側の手指を使わないように制限する一方で，受傷した手指に対してリハビリテーション（指で小さい穴からエサをとる訓練）を毎日繰り返し行った場合，組織の減少が抑えられるばかりでなく，傷害部位に隣接した領域に手指の支配領野が元の状態より拡大することが証明された．また非麻痺側の手指が使用できないように制限し，そのうえで訓練も行わない場合，手全体と手首および前腕の支配領野のサイズが減少することがわかった．この研究結果は，非麻痺側の手を使わないようにすることだけでは残存した手の領域を保持するには不十分であることを示している．

ヌードゥラの研究は，結論として大脳皮質運動野には可塑性があり，大脳皮質の傷害を受けた部位の付近に残存した無傷のニューロンに機能的変化をもたらして活かすためには，麻痺側の四肢を積極的もしくは強制的に使用することが必要であることを結論づけるものである．このようにして，新たな観点に立脚したリハビリテーションの有効性が示唆された．シナプス発芽などの中枢神経系の可塑性についてはすでに証明されていたが[2]，リハビリテーション効果として脳の再組織化を立証したのは本研究が初めてのことであった．ヌードゥラの研究は，半世紀以上にわたって進められてきた中枢神経組織の再生にかかわる研究と運動障害の臨床とを結ぶ架橋となったといっても良いかもしれない．

そしてその後，人を対象とした研究でも，健側の使用を抑制して課題指向的な反復運動課題を麻痺側に積極的に与えることで，脳卒中後の人の成熟した運動皮質レベルで神経の再組織化が生じるというエビデンスが蓄積されてきた[34, 35]．脳卒中後の中枢神経系の再組織のメカニズム，とくにシナプス変化については関心が集まり，運動学習は運動野の第Ⅱ層と第Ⅲ層のシナプス数の増加に関与しているなどの知見が相次いで蓄積されている[46]．詳細にはなおも不明な点も多数残されているが，これら一連の研究は脳卒中後の中枢性運動麻痺に対するリハビリテーションのあり方に大きな影響を及ぼし，集中的な行動的アプローチであるCIセラピー（constraint-induced movement therapy：CIMTともいう）を科学的なエビデンスの裏づけをもって確立させた[46]．

さらに近年では，脳損傷後の神経系の機能回復は薬物投与によっても効果を得ることができることが明らかにされている．たとえばアンフェタミンの投与は神経発芽とシナプス形成に関与しているというエビデンスが蓄積されている．こうした新たな運動療法的アプローチと薬理学的アプローチとが融合することにより，脳卒中後の中枢性運動麻痺に対するリハビリテーションは長い暗黒のような時代を抜けだし，今や光ある新時代へと辿り着こうとしている．

以上の知見から，読者は右脳損傷により中枢性左顔面神経麻痺例に対する顔面のリハビリテーションのあり方について，以下を考えてみていただきたい．その解答は，本章10節の口腔構音機能における「CIセラピー」でみつけることができるだろう．

●左顔面を積極的に反復運動学習させなければ，クライアントの運動皮質における当該部位は縮小してしまうと推察される．しかし，実際にはクライアントは笑うときも，提示された運動課題の遂行時も，健側を主体として運動を行ってしまっていないだろうか？あなたは，適切に左顔面を積極的に反復運動学習させているだろうか？

●左顔面神経麻痺の機能を回復させるにはどのようにすれば良いのだろうか？

6 誤った言語治療

　ディサースリアの歴史は，「診断の時代」，「治療の時代」「臨床方針決定の時代」の3期に区分される．第一期である「診断の時代」は，1969年に発表されたダーレィら[16,17]によるメイヨー・クリニックの報告をもって完結し，1970年代に全盛期を迎えた．1980年代になって「治療の時代」に入るとディサースリアの評価ならびに治療技術が進展し，一連の手法が開発された．こうした時代を経て，エビデンスに基づいて臨床方針を決定する今日の「臨床方針決定の時代」を迎えている．

　ところが，国内におけるディサースリアの領域では，ダーレィらが築いた「診断の時代」でその歩みが滞ってしまった．その後今日に至るまでの期間のことを，筆者は「空白の25年間」と呼んでいる．こうして，国内の言語聴覚士は，1980年以降に米国を中心として体系化された臨床的技術について教育を受ける機会に恵まれないまま，きわめて古典的でエビデンスの裏づけもないアプローチを臨床で施行し続けてきた傾向にある．有効な治療技術に関する情報が極端に不足しているため，多くの言語聴覚士に，ディサースリアについて「むずかしい」，「治療効果が得られにくい」といった苦手意識を与えてしまった．

　他方で2002年に「日本ディサースリア臨床研究会」が設立され，活発な啓発的活動を通して過去25年間に体系化された治療技法やANCDSの治療ガイドラインが紹介されるようになり，力量のある臨床家が続々と育つ環境が整った．実際に，最近の若手の言語聴覚士たちによる一連の活発な研究報告は優れており，彼らは常にエビデンスをもって言語治療効果を提出し続けている．すでに一部の臨床家たちは，欧米の臨床レベルに達していると思われる．こうして，国内の言語聴覚士は二極化してしまった感がある．

　古典的でエビデンスの裏づけもない疑わしい言語治療の例について，以下にいくつか示す．まず，発声訓練では，最長発声持続時間が低下しているからといって発声持続の努力を促す課題をあげることができる．しかし最長発声持続時間が短縮しているのであれば，まず，その原因が呼吸の問題か，それとも喉頭の問題かを見極めなくてはならない．もし呼吸筋力の低下が原因であれば，呼吸筋力増強訓練を行わなくては効果は得られない．声帯の内転不足により呼気流率が異常に上昇している結果として呼気を浪費しているのであれば，声帯内転訓練などが適応となる．ただし，パーキンソン病のある方に対するLSVTの一環として最長発声持続を反復させるのは，例外的に効果的である．

　問題点と治療プランが対応していない例も少なくない．たとえば最長発声持続時間は，10秒以上あれば基準範囲内とみなして良い[91]．したがって，最長発声持続が15秒も可能である事例に持続時間を延長させる訓練を行うのは過介入である．こうした過介入の多くは，適切な検査法を用いて評価を実施していないために起こる．つまり，健常と異常とを適切に判別できるモノサシを使用しないために起こるのである．AMSDのような精度が高く標準化された検査法を用いるとこうした誤りは起こらない．

　/pa/，/ta/，/ka/などの音節の反復速度が低下しているからといってこれらの音節を反復させる課題もまた，誤った古典的訓練の例である．反復速度が低下しているとすると，その低下の原因が筋力の低下に依存するものなのか，協調性の低下に依存するものなのか，というように分析を行い，根本的な問題に対して働きかけなくてはならない．

　失調性ディサースリアなどでは，音節を反復させる課題は逆にプロソディーの異常性を助長させてしまう．ディサースリアの言語治療では，音節や単語を機械的に反復させたり，短文や長文

を漫然と音読，復唱させて改善することはありえない．ましてや，「できるだけ速く」音節や単語を反復させるのは発話能力を低下させてしまうものであり，逆に速度を低下させなくてはならない．

あるいは構音器官の運動性が低下しているからといって，機械的に舌や口唇，下顎の運動を繰り返す課題（ことばの体操，口の体操）なども，しばしばみかけられる古典的な効果が期待できない言語治療である．

ディサースリア例に対する不適切な腹式発声の指導も時にみかけられる．ディサースリア例で腹式発声の訓練が適応となるのは，呼吸機能は良好であるが発声機能に異常がある場合である．たとえば発声時に過剰に喉頭を力ませる事例に対しては，腹式発声を指導して呼吸の支持性を高めることで喉頭の負担を軽減させることができる．また，声門閉鎖不全例に対して呼気圧を高めることで，声帯の内転運動が促通されやすくなる．

つまり，腹式発声とは呼吸機能が良好であることを前提条件として，発声の効率を改善させることを目的として行われるものである．にもかかわらず，肺容量が低下していたり呼吸筋力が低下しているディサースリア例に対して腹式発声を指導するのは愚昧である．吸気筋力が低下している人に横隔膜を選択的に使用させて吸気を得させるのは無理な難題である．もし吸気筋力を増強させることを目的とするのであれば，次節で述べるように，適切な手法を用いて行わなくてはならない．

障害モデルに立脚していない意義の乏しいアプローチは，非常に頻繁にみかけられる．一人ひとりのクライアントに対して機能障害レベルからアプローチを行うべきか，活動制限レベルからアプローチを行うべきかを判断することは，きわめて重要である．臨床家がこの点を適切に判断してプランを立案しないと，機能的改善がプラトーに達しているにもかかわらず機能的訓練を無意味に行ってしまうことになる．これではクライアントの努力はまったくむくわれない．発症から数年も経たクライアントに舌の筋力増強訓練を行うなどということは，避けなくてはならない．

その他，発話速度を遅くさせるために「ゆっくり話しましょう」と指示を与えるだけの訓練なども不適切な訓練としてよくみかけられるものである．鼻咽腔閉鎖不全例に対するブローイング法もまた，有効性が否定されて久しいアプローチの一つである．早口ことばなどは論外である．

7 呼吸機能へのアプローチ

ディサースリア例に対して呼吸訓練を行う目的は，言語病理学的観点から発話の動力源としての呼吸の支持性を確立することである．臨床的には，標準ディサースリア検査（AMSD）を実施して，呼吸機能の評価を行い，①呼吸機能に異常が認められ，②呼吸機能の低下が発話に影響を与えていることが，適応の有無に関する重要な判断基準となる．

内科的に基準（正常）範囲を逸脱していても，発話に影響を及ぼしていなければ，原則として適応とはならない．この点で，肺理学療法とは本質的に異なる．

言語聴覚士が呼吸訓練を行う対象は，回復期の段階にある事例が最も多いだろうが，維持期における訓練も意義がある．急性期は適応となりにくい．亜急性期に実施することもあるが，その場合は訓練プログラムについて主治医の了承を得るのはもちろんのこと，安全性に十分に配慮しなくてはならない．

訓練の実施にさいしては，訓練に伴う呼吸機能の変化を随時測定する．AMSDの「1. 呼吸機能」

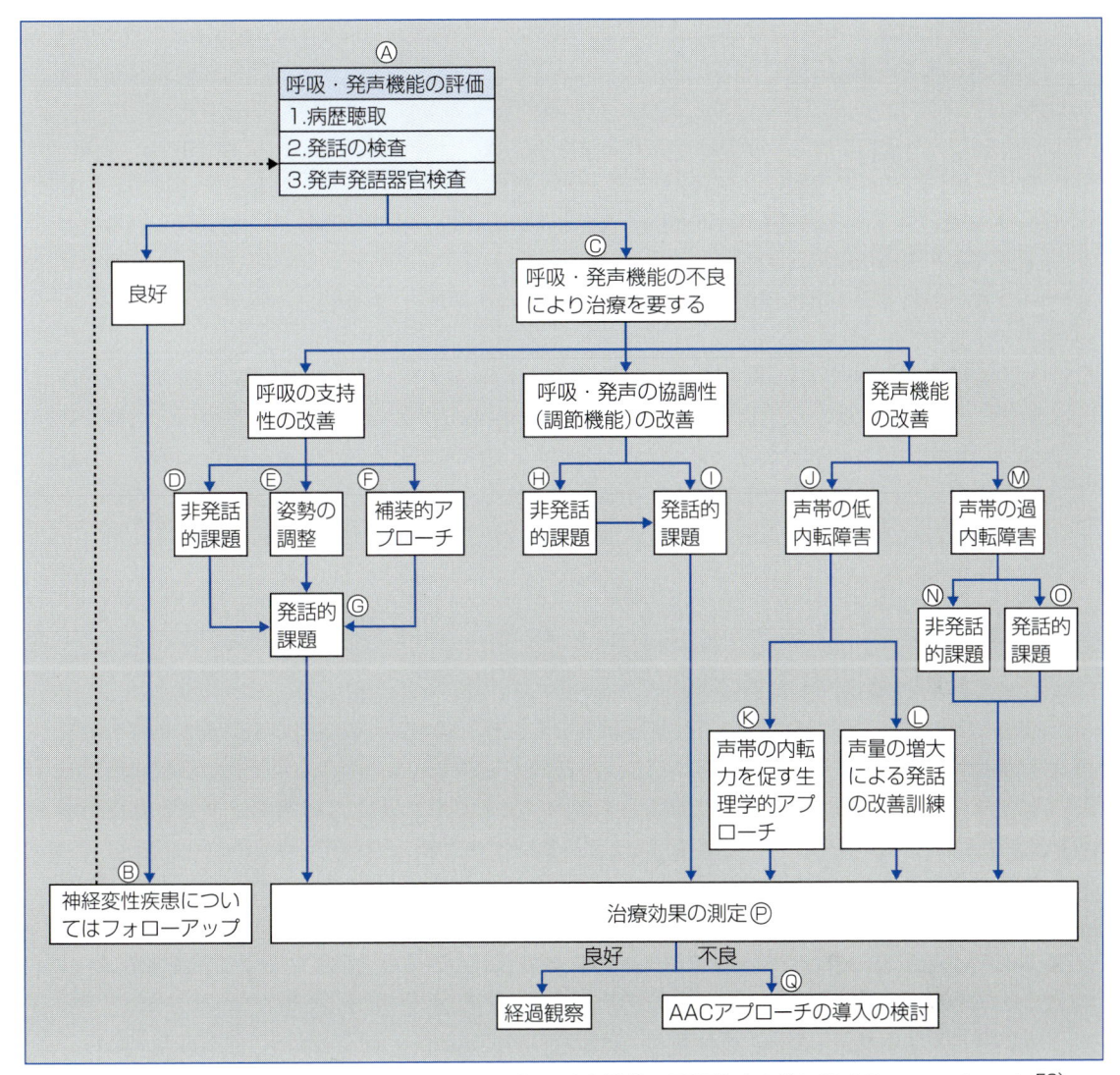

図7-2 ANCDSによるディサースリアにおける呼吸-発声機能の言語治療方針に関するフローチャート[59]

に含まれた3小項目は最も言語病理学的に重要であり，とくに「③呼気圧・持続時間」の測定は必須である．その他，ピークフローメーターは廉価であり，呼気筋力を簡便に測定する指標ともなる[96]．

図7-2に，ANCDSによるディサースリアにおける呼吸-発声機能の治療方針を決定する過程のフローチャートを示した．治療方針の基本的原則として，呼吸-発声機能の評価で機能不全により治療が必要と認められると，①呼吸の支持性を改善する訓練，②呼吸-発声の協調性もしくは調節機能を改善させる訓練，③発声機能の改善訓練を行う（C）．①呼吸の支持性を改善する訓練としては，抵抗に抗して呼吸運動を促す呼吸筋力増強訓練などの非発話的課題を用いた訓練（D），姿勢の調整（E），腹帯を活用といった補装的アプローチ（F）がある．これらの言語治療は，バイオフィードバック法などを活用した発話的課題を用いた訓練（G）へと結びつけてゆく．

②呼吸-発声の協調性もしくは調節機能を改善させる訓練は，非発話的課題を用いた訓練（H）と発話的課題を用いた訓練（I）に二分される．いずれにおいても，レスピロレースなどを活用したバイオフィードバック法が重視される．

③発声機能の改善訓練としては，声帯の低内転障害（内転不足）に対する治療（J）と声帯の過内転障害に対する治療（M）に分けられる．気息性嗄声を特徴とする声帯の低内転障害に対する治療（J）は，プッシング-プリング法などの声帯の内転力を促す生理学的アプローチ（K）と，LSVTなどの声量の増大により発話の改善をはかる手法（L）に分けられる．後者は主に，運動低下性ディサースリアが適応となる．痙性ディサースリアでみられる声帯の過内転に対する治療（M）もまた，非発話的課題を用いた訓練（N）と発話的課題を用いた訓練（O）に分けられる．非発話的課題を用いた訓練としてはバイオフィードバック法，リラクゼーション，咀嚼法，喉頭マッサージなどがあり，発話的課題を用いた訓練としてはあくび-ため息法，バイオフィードバック法などがある．

こうして言語治療効果の測定すなわち再評価を行うが（P），この場合ICFに基づくことをANCDSでは重視している．ANCDSに準じたディサースリアにおけるICFに基づいた機能，活動参加の解釈の仕方については，第6章第7節で詳しく学んだとおりである．再評価の結果でなおも不良であれば，拡声器や電気式人工喉頭などのAACアプローチの導入を検討する（Q）．

本書では以上のなかで主なものについて解説するが，さらに詳しくは西尾[95]を参考とすると良いであろう．

1）姿勢の調整

(1) 吸気筋の機能が低下した事例へのアプローチ

姿勢によって，重力が呼吸に及ぼす影響は異なる．吸気運動は，吸気筋の主動筋である横隔膜が収縮して下降することによって営まれる．横隔膜が下降すると，その結果として腹部内臓は下方に圧迫され，腹腔の前壁が前方に向かって拡大する．これによって胸郭および肺の容積が増大し，肺内に気流が流入する．

座位や立位のような姿勢では，重力は腹部内臓を下方に押し下げる方向に作用するので，横隔膜が下降して胸郭が拡大する働きを助けることになる．したがって，吸気筋の筋力が低下している事例では，仰臥位よりも座位や立位とすることで吸気の容量を増大させることができる．

(2) 呼気筋の機能が低下した事例へのアプローチ

安静時における呼気運動は，主に肺および胸郭の弾性収縮によって受動的に営まれる．しかし発話時には，弾性収縮に加えて，腹筋群が収縮して横隔膜を能動的に強く押し上げて呼気圧を高める必要がある．これによって胸郭の容積をより勢いよく縮小させて肺から気流を流出させ，声帯を振動させる．

仰臥位のような姿勢では，重力は腹部内臓が横隔膜を胸腔内に押し上げる方向に作用するので，腹筋群の収縮を助けることになる．その結果，仰臥位では直立位よりも呼気運動時に声門下圧が高くなる[25]．したがって，呼気筋の筋力が低下している事例では，座位や立位よりも仰臥位とすることで発話に必要な呼気圧の生成を高めることができる．

上記のアプローチを選択するにあたり，当然のことながら，事例ごとに吸気筋と呼気筋の双方を的確に評価しておくことが重要である．神経・筋疾患のあるクライアントの場合，標準ディサースリア検査（AMSD）で，「1. 呼吸数/1分」の増大は吸気筋（横隔膜）の機能低下による1回換気量の低下を示唆することが多い．「3. 呼気圧・持続時間」の低下は，主に呼気筋力の低下および/もしくは肺容量の低下を示唆する．

2）脊柱・胸郭の関節可動域の拡大訓練

パーキンソン症候群に伴う運動低下性ディサースリアや，皮質延髄路の両側性障害に伴う痙性

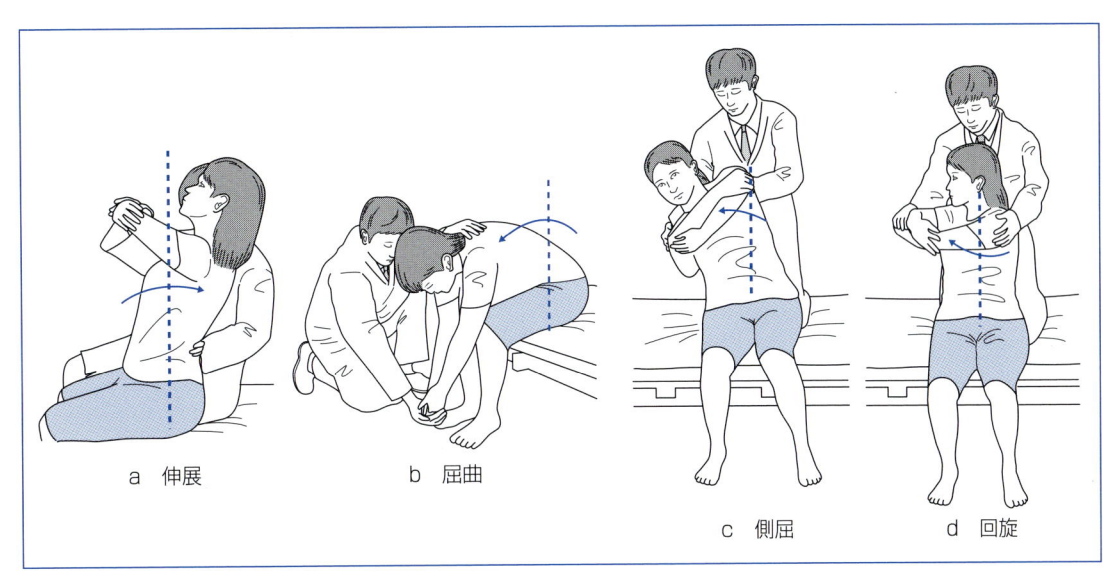

図7-3-a～d　脊柱の関節可動域の拡大訓練

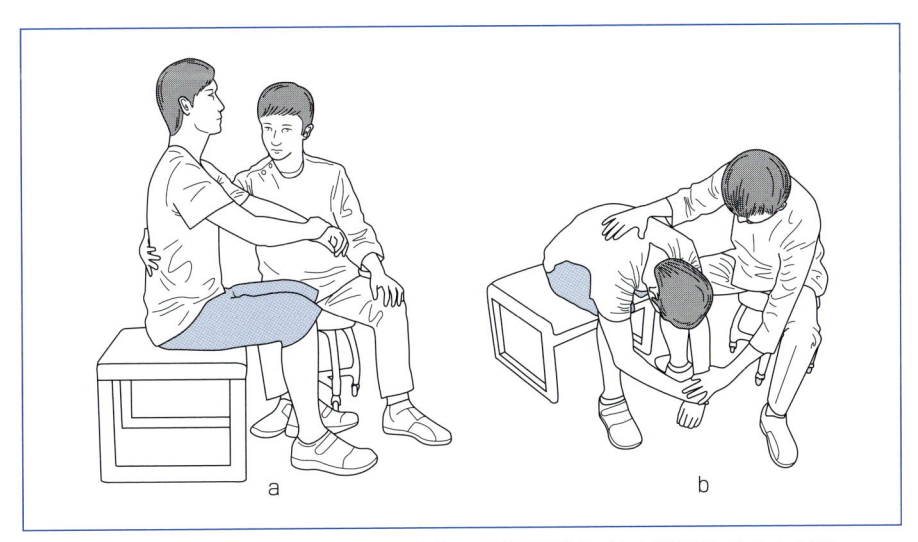

図7-4-a, b　片麻痺がある人に対する脊柱の関節可動域の拡大訓練（左片麻痺の例）

ディサースリアでは，しばしば筋緊張の亢進により脊柱・胸郭の運動範囲に制限がみられ，発話に必要な呼吸の支持性が低下する．こうしたディサースリア例に対しては，脊柱・胸郭の可動域（ROM）の拡大訓練を行う．

(1) 脊柱の関節可動域の拡大訓練

　体幹の伸展，屈曲，側屈，回旋運動を他動的もしくは自動的に行う．多くの場合，頸部も一緒に運動を行う．介助を与えるかどうか，また介助を与える場合の程度については，クライアントの機能障害の程度による．図7-3 (a～d) に，その基本パターンを示した．できるだけ呼吸を深く行わせて，胸郭が十分に拡大するようにさせる．浅い呼吸で機械的に実施してもあまり意味をなさない．基本的には，まず伸展とともに吸気を得てから，呼気とともに屈曲と側屈運動を促す．回旋時には吸気を得ながら一側に向かって運動を行い，正中位に戻りながら呼気を促す．

　片麻痺がある人に対して訓練を実施する場合は，クライアントに自身の健側の上肢で患側上肢のリストを握って伸展（図7-4-a），屈曲（図7-4-b）などの各運動を行わせる．運動時に患側に

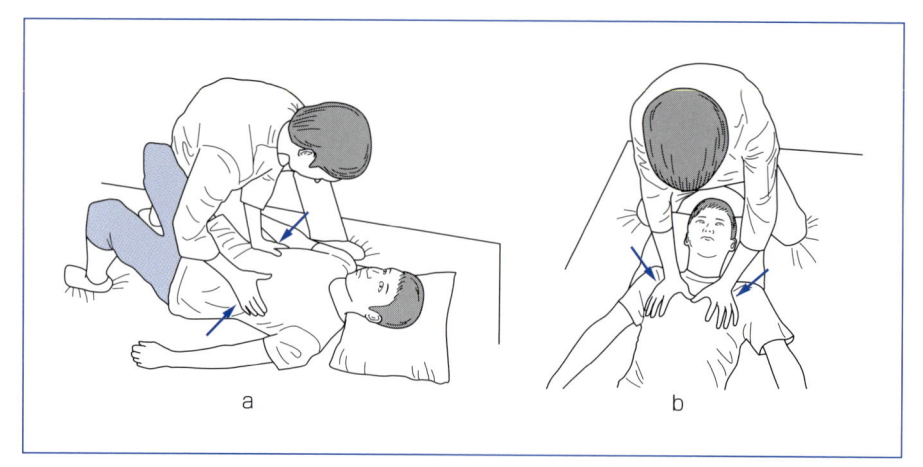

図7-5-a　胸郭下部の関節可動域の拡大訓練　　b　胸郭上部の関節可動域の拡大訓練

バランスを崩すことがあるので，臨床家はクライアントの患側に位置して必要に応じて介助し，良肢位を保持させながら運動を行わせる．

(2) 胸郭の関節可動域の拡大訓練

　胸郭の関節可動域を他動的に拡大するには，仰臥位で，胸郭の自然な動きにあわせて行う．すなわち吸気に伴い胸郭下部は主に左右に向かって拡大して運動し横径が増すのに対して，胸郭上部は前後径が増す．したがって，胸郭下部の可動域を徒手的に拡大させるには，臨床家はクライアントの側方に位置し，肘を軽く屈曲させて胸郭下部に両手をあてがい，呼吸のリズムにあわせて，呼気時に内方に向かって絞り込むように胸郭を圧迫する（**図7-5-a**）．

　最初の2〜3回の呼吸時は臨床家は力を加えないで，クライアントの呼吸のリズムを把握するように努めると良い．この間は，シールを貼るように両手をピッタリと胸壁につけて触診を行う．この手技を，用手全面接触という．

　胸郭上部の関節可動域を拡大させるには，臨床家はクライアントの上方に位置し，上部鎖骨の直下で両拇指（親指）が胸骨を覆うように胸郭上部に両手をあてがう．やはり呼吸のリズムにあわせて，呼気時に下方に向かって胸郭を圧迫する（図7-5-b）．

　これらの運動は胸郭をつくる諸関節の柔軟性を改善させ，可動域を拡大させる．その結果として，肺に出入りする空気の容量が増大する効果が得られる．

　実施にさいしては，①呼吸のリズムにあわせて行うこと，②クライアントに適した休息を与えながら進めること，③呼吸苦と痛みの有無に十分に注意しながら徐々に進める．呼吸苦や痛みを見逃さないために，クライアントの表情に留意して訓練を行う．

3) 呼吸筋力増強訓練

　呼吸筋力の増強訓練は，吸気筋の訓練と呼気筋の訓練とに分けられる．漫然として行うのではなく，漸増的負荷による過負荷の原理を忘れないように留意する．ANCDSの調査でも，呼吸筋の抵抗運動はエビデンスに基づいた有効なアプローチに分類されている[58,59]．

(1) 吸気筋の増強訓練

　吸気筋の訓練では，仰臥位で砂嚢や重錘バンドもしくは臨床家の徒手的抵抗を胸腹部に加え，これに抗して最大吸気を得させる．図7-6は，横隔膜に対して抵抗を与えるために腹部に重錘バンドを置いた典型的な訓練例である．呼吸補助筋を強化する目的で，胸部に重錘バンドを置く

図7-6 重錘バンドを用いた吸気筋の増強訓練　　図7-7 徒手的抵抗を用いた吸気筋の増強訓練

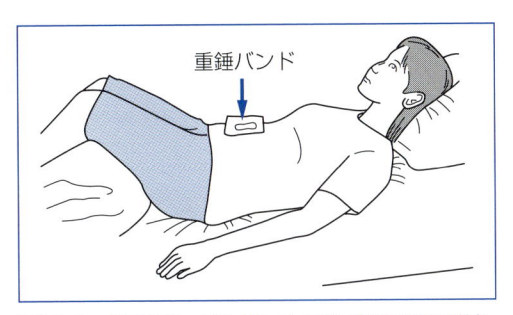

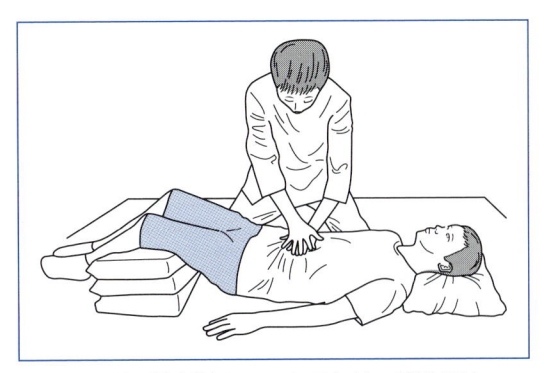

こともある．臨床家が自分の手を用いて抵抗を与えると，クライアントの筋力の程度を触覚的に知ることができるのでより望ましい（**図7-7**）．

胸郭に対して徒手的抵抗を加える場合は，胸郭の動きにあわせる．すなわち，胸郭下部に対して抵抗を与える場合は図7-5-aと同じ格好となり，臨床家はクライアントの側方に位置し，肘を軽く屈曲させて胸郭下部に両手をあてがい内方に向かって絞り込むように胸郭を圧迫した状態で，クライアントに吸気を命じる．

胸郭上部に対して抵抗を与える場合は図7-5-bと同じ格好となる．臨床家はクライアントの上方に位置し，上部鎖骨の直下で両拇指が胸骨を覆うように胸郭上部に両手をあてがい下方に向かって胸郭を圧迫した状態で，クライアントに吸気を命じる．

市販の吸気筋力増強訓練器具を使用すると，座位でも可能であり，簡便に抵抗の程度を調節することができる．あるいは1～2リットルのペットボトル（やわらかいものが良い）を口にくわえて最大吸気運動を数秒間行わせる手法もある．

吸気筋の訓練では，訓練に伴う呼吸苦に十分に留意し，個々の事例ごとに適切なプログラムを立案して進めなくてはならない．

(2) 呼気筋の増強訓練

呼気訓練では，ブローイング・テクニックを使用した抵抗課題を与え，抵抗に抗して最大呼気を促す．鼻咽腔閉鎖不全があるクライアントでは，ブローイング訓練を実施するさいに，ノーズクリップで外鼻孔を閉鎖しなくては声門下圧が適切に上昇しない．簡便で的確に訓練を行う手法の一つとして，AMSDの「3. 呼気圧・持続時間」を応用したブローイング・テクニックがある．すなわち，水の入ったコップの中に5cmの深さにまでストローを入れてブローイングを行わせる．本課題では，発話に必要な呼気の力（5～10cmH$_2$O）と持続時間（5秒間）を簡便に測定しながら訓練を実施することができる．あるいは，500ミリリットルのペットボトルの底にピンで5～15個程度の穴をあけて，ペットボトルを口にくわえてブローイングを行わせるのも簡便に実施可能な手法の一つである．

視覚的フィードバック法を用いた市販の呼気筋力増強訓練用の用具を使用するのも良い．呼気陽圧訓練器具を用いた訓練はPEP療法とも呼ばれ，こうした器具を転用して呼気筋力増強訓練として用いられることが多い．**図7-8**に，セラペップ（スミスメディカル・ジャパン株式会社より販売）と呼ばれる自主訓練用具を示し，**図7-9**にその訓練場面を示す．本装置では，生成している圧力の大きさについて，10cmH$_2$Oと20cmH$_2$Oの2箇所に目盛があり，自身が生成している圧を簡便に視覚的にモニターできる．呼気時の抵抗の程度は，6段階に調節することができるので，個々のクライアントの筋力に応じて抵抗の程度を調節できる．

図7-8　呼気筋力増強訓練用具

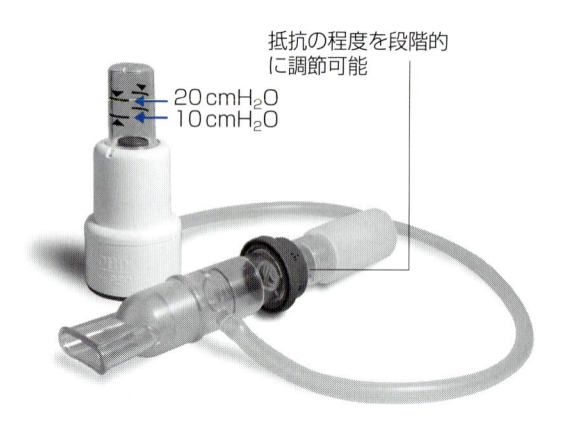

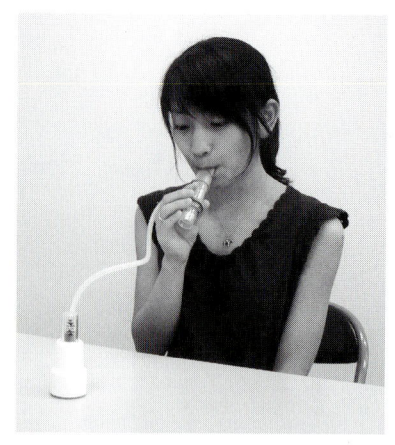

図7-9　訓練場面

　口すぼめ呼吸というのは，口をすぼめることで呼気の最終出口を小さくして口腔内に抵抗をつくり，呼気運動に対して負荷を与えるものであり，呼気筋力増強訓練の一種として利用する．口を小さくすぼめて呼気努力を促すほど声門下圧が大きくなり，発話の呼気圧を高めるうえで有用である[61]．

4) 補装的アプローチ（腹帯の活用）

　弾性のある腹帯を利用することによって，発話に必要な呼気圧の生成を高めることができる（図7-10）．というのは，これらの補装具の弾性収縮を利用することによって呼気時に腹部内臓が横隔膜を胸腔内に押し上げる作用が加わり，呼気圧が高まるからである．仰臥位で実施すると重力効果が加わり，いっそう効果的である．腹帯を用いて発声を促すさいには，吸気を大きく得るように指示する．

　ANCDSでは発話のための呼吸補装具として呼気ボードなど複数のものを推奨しているが[59]，筆者の臨床経験では腹帯が最も有用である．ヨークストンら[67]が端的に指摘しているように，こうした呼吸補装具を必要とするほど呼吸機能が低下したクライアントは，呼気ボードを操作するだけの体幹の筋力が欠如している．弾性が十分に備わっていれば，腹巻などでも良い．着物の帯下に締めるだて巻などは，弾性がないため適応とならない．

　ただし，こうした補装具は，吸気筋の機能は良好に保持されているが呼気筋が障害されたクライアントにだけ適している．吸気筋が障害されたクライアントに対しては吸気運動を阻害するため，決して用いてはならない．

5) 胸腹部の圧迫

　発声に必要な声門下圧を自身の力で生成できないディサースリア例に対して，臨床家が発声時に他動

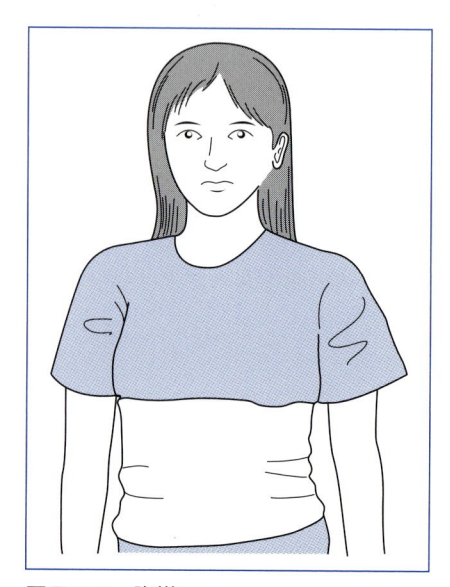

図7-10　腹帯

的に手で胸腹部を圧迫して呼気圧の上昇を介助してやる．原則として，呼気圧に重力効果が加わることを期待して仰臥位で行う．

発声が不能な事例に対して，その原因を求める目的で行うこともある．胸腹部の他動的圧迫により呼気圧が高まり発声が可能となれば，発声不能の原因が喉頭の問題ではなく呼吸の問題であることがわかる．こうして発声を経験させてやることによって，クライアントの訓練意欲を高めることが期待できることもある．

6）リスク管理

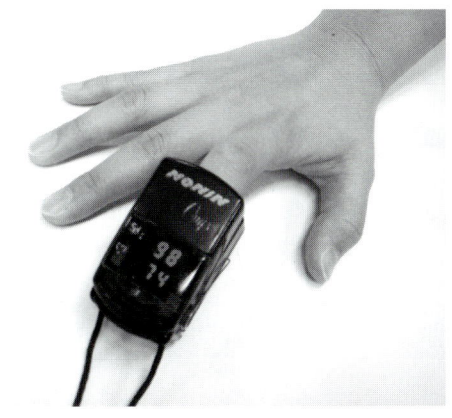

図7-11　パルスオキシメーター

訓練中は，クライアントの呼吸困難感，息切れに留意して行う．呼吸数の増大は，こうした所見を客観的に示すものである．SpO_2（経皮的動脈血酸素飽和度）およびPaO_2（動脈血酸素分圧）が著しく低下するとチアノーゼが生じ，唇や爪などが暗紫色を呈する．呼吸困難感は自覚的な症状であるのに対して，チアノーゼは他覚的な症状所見として把握することができる．

臨床的には，リスクを伴うクライアントの場合はパルスオキシメーターを用いてSpO_2を適宜測定すると良い．指などにプローブを装着するだけで，クライアントに負担を与えることなく非侵襲的で簡便に測定できる．**図7-11**に，パルスオキシメーターを装着してSpO_2を測定している場面を示した．最近は超小型のものも市販されており，便利である．

訓練時には，$SpO_2 > 90\%$とする．仮に$SpO_2 \leq 89\%$となった場合は，酸素吸入を併用して$SpO_2 > 90\%$を維持するように務める．酸素吸入を併用しても$SpO_2 < 85\%$の場合は，呼吸訓練を含めて全身的な運動は避けなくてはならない．

8　発声機能へのアプローチ

1）声のハンディキャップ指数（Voice Handicap Index：VHI）

ディサースリアの評価については，第6章で解説した．しかし，発声機能の評価についてはいわゆるVHIを使用するとさらに詳細な評価と言語治療による効果を判定することができるので，便宜上，ここで示すことにする．今日では後述するLSVTでVHIスコアーが重視されるほか，痙攣性発声障害のあるディサースリア例へのボツリヌストキシン注入[6]，喉頭癌に対する外科的治療[9, 56]など多様な音声治療の効果の判定に用いられている．

VHIはヤコブソンら[28]により開発された評価システムであり，信頼性が保証されている．**表7-2**に，その評価用紙を示した．生理的レベル，実用的レベル，感情的レベルの3つのレベルに分類され，計30から構成される質問事項について0点（決してない）～4点（常にある）までの5段階でクライアントに自己評価させる．結果の集計にあたり，まず3つのレベルで別個に総計して算出し，最後に3つのレベルのスコアを合算して総合VHIスコアとする．したがって，総合VHIスコアーは0～120点までの範囲に位置することとなる．

2）声帯内転訓練

音声障害およびディサースリアの領域では，声門閉鎖不全に対して古くから声帯内転訓練とし

表7-2 声のハンディキャップ指数(VHI)[28] (西尾正輝訳)

氏　名：
施行日：

レベル	番号	質問事項	決してない	あまりない	時にある	しばしばある	常にある
実用的	1	音声の問題のために，自分の話すことばが人々に聞き取りにくくなっている					
生理的	2	話すさいに，呼気を使い尽くしてしまう(息がとぎれる)					
実用的	3	騒がしい場所では，自分の話すことばが人々に理解してもらえない					
生理的	4	1日の中で，声が変化する					
実用的	5	家の中で家族を呼び出そうとしても，家族が自分の声に気づいてくれない					
実用的	6	電話を使用したいと願っている頻度と比較して，実際に電話を使用する頻度が少ない					
感情的	7	声の問題のために，人と話すさいに声が緊張する					
実用的	8	声の問題のために，人々の輪のなかに入るのを避ける傾向がある					
感情的	9	人々にとって自分の声が耳障りであると思う					
生理的	10	「その声はどうしたのか」と人からたずねられる					
実用的	11	声の問題のために，友人，隣人，親族たちとあまり話さない					
実用的	12	すぐそばで話していても，相手から自分の言ったことを繰り返すように求められる					
生理的	13	自分の声がカサカサ(パサパサ)して歪んでいるように感じる					
生理的	14	声を出すのに，力まずにはいられない					
感情的	15	自分の声の問題が他の人にはわかってもらえないと思う					
実用的	16	声の問題のために，自分の私生活や社会生活が制約されている					
生理的	17	(話す前に)どれだけ良い声で話すことができるか察しがつかない					
生理的	18	相手によく聞こえるために，声を変えるように努めている					
実用的	19	声の問題のために，会話が途絶えてしまうと感じる					
生理的	20	話すのに非常に努力が必要である					
生理的	21	夕方になると，声が悪くなる					
実用的	22	声の問題のために，収入が減少した					
感情的	23	自分の声に動揺する(ショックを受ける)					
感情的	24	声の問題のために，自分の社交性が低くなった					
感情的	25	声の問題のために，社会的に不利な立場に立ったと感じる					
生理的	26	話している最中に，声が途切れてしまう					
感情的	27	繰り返して言うように相手から要請されると，不快に感じる					

感情的	28	繰り返して言うように相手から要請されると，困る
感情的	29	声のために，自分が無能（役立たず）だと感じる
感情的	30	自分の声の問題を恥ずかしく思う

本日の声の調子について該当するものに〇を付けてください
良好　　軽度に問題あり　　中等度に問題あり　　重度に問題あり
生理的スコアー＿＿＿＿＿＿＿＿＿＿＿　　実用的スコアー＿＿＿＿＿＿＿＿＿＿＿
感情的スコアー＿＿＿＿＿＿＿＿＿＿＿　　総　合スコアー＿＿＿＿＿＿＿＿＿＿＿

　て，プッシング法もしくはプリング法が用いられてきた．反回神経麻痺例，声帯溝症例，老人性喉頭に伴う声門閉鎖不全が適応となる．訓練は1回約30分，週に2回程度，計8週間程度を目安とする．訓練プログラムの適応期間は発症から3～6カ月間である．

　このテクニックは，上肢でモノを押したり持ち上げたりするさいには声帯の内転活動が増大するという生理的機序を利用するものである．一側性の反回神経麻痺に対してこのアプローチを施行するさいには，健側の声帯が正中を越して声門を閉鎖することを期待するものである．すなわち，健側声帯を過内転させることで声門閉鎖不全を代償させる．声帯麻痺例では，こうした健側声帯の過内転がしばしば自然に生じる．

　古典的なプッシング法では，クライアントは，握り拳をつくって胸までふり上げ，力強く一気に振り下ろす．これができるようになると，次にこの腕の動作と一緒に発声する．今日では，多様な形で用いられている[59]．

　たとえば，プリング法では，以下のように変形させて行う．クライアントは椅子に座り，自分の座っている椅子を上方に持ち上げるようにする（図7-12）．このとき，まず腹部と喉頭でぐっと力んで吸気を数秒保持してから，発声を促す．このときには，喉頭の緊張を増大させて硬起声を促すことが大切である．あるいは，両手を胸の前で絡ませて組み，互いに引き合うように腕に力を入れさせて，同様に発声させる（図7-13）．

　プッシング法も，多様な形で行われる．たとえばクライアントは椅子に座り，自分の座っている椅子を下方に押しながら発声させる．または立位が可能なクライアントであれば，壁に向かって両手を伸ばして壁を押しながら腕に力を入れて発声させる．テーブルを押す動作も用いられる．両手の掌を胸のあたりで合わせたり（合掌するような動作），両手の掌を組んで（指を組み合わせる），力強く互いに圧迫し合って発声させる方法も用いられる．車いすのアームを握って前方に押す動作も用いられる．

　声帯内転訓練において重要なことは，フィードバック法を重視することである．可能であれば，リアルタイム・ピッチ，ビジピッチ，電気グロトグラフ（EGG）などを用いて声の強度や声帯の運動パターンをクライアントにフィードバックさせながら行うのが望ましい．

　臨床家は，声帯内転訓練だけでは般化は期待できない点をわきまえておく必要がある．プッシング動作なしでも硬起声を生成できるレベルにまで運動学習させることが，必要である．逆にいうと，プッシングなしでも硬起声の生成が可能となったら，プッシング動作は除去すべきである．そして連続的発話の難易度を徐々に高め，短文，長文，文の完成課題，口頭説明，会話などへと進め，般化訓練を施行する過程へと進める必要がある（文献87）第9～13章参照）．また，文献92，93）は，般化課題としていっそう有用である．

　訓練を実施している間は，声質に変化がみられるかどうか，すなわち気息性嗄声に改善がみられるかどうか，について聴覚的に注意する．また，本訓練は心疾患の既往がある人には原則とし

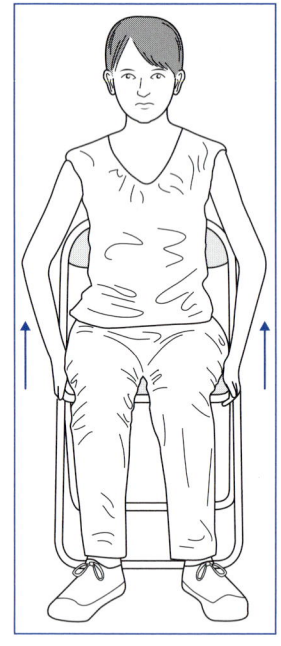

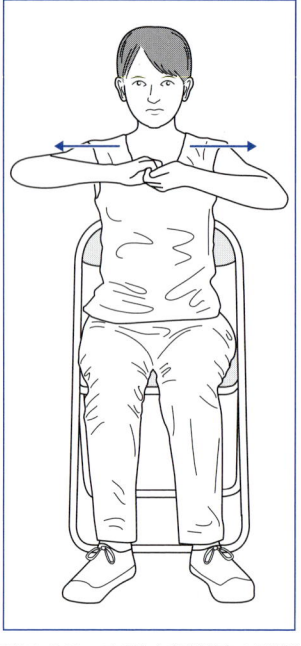

図7-12　声帯内転訓練の例　　図7-13　声帯内転訓練の別例

て実施しない．声帯麻痺例ではすべてのクライアントがプッシング・プリング法を必要とするわけではない．声門を破裂させるように意識させて母音を出させたり，単に硬起声発声を指導するだけで音声に改善がみられることもある．声帯溝症の場合はとくに，プッシング・プリング法よりも硬起声発声が適している．硬起声発声とは，いったん息を止めてから，大きい発声とともに努力して強い声門閉鎖を促すものである．硬起声発声を指導するさいには，腹部を他動的に圧迫したり，前述の様々なバイオフィードバック法を併用すると良い．咳払いも一種の声帯内転訓練として利用できる．

なお過剰な使用や誤用は，逆に音声機能を低下させるので留意が必要である．

一側の声帯麻痺の自然回復が期待できるのは，発症から3～6カ月以内であり，この期間は健側の声帯の代償能力を高めるプッシング・プリング法が重要な役割を果たす．しかしこの間に実施しても効果がみられない場合は，外科的アプローチを検討する．プッシング・プリング法はANCDSでも推奨されるアプローチの一種に含められている[59]．他方でANCDSによる調査では，反回神経麻痺に対して有効であった治療報告としては外科的アプローチが圧倒的に多いのに対して，音声言語訓練効果によるものはきわめて少ないことも示されている[5]．

3) あくび-ため息法

健常発話者があくびをしたりため息をついたりするさいには，咽頭や声門上腔が大きく拡張し弛緩している．これとともに音声を生成するときは喉頭の位置が下降して，きわめてリラックスした声となる．そこで，過緊張性発声を原因とする様々な音声障害（機能的発声障害，結節，ポリープ，接触性潰瘍等）に対して，このようなあくびやため息を利用した発声方法が効果的であると推奨されてきた．

ディサースリア例では，皮質延髄路の両側性損傷に起因する痙性ディサースリア，錐体外路系損傷に起因する運動過多性ディサースリア（ハンチントン病，内転型痙攣性発声障害など）では声帯の過内転による努力性嗄声が認められ，過緊張を抑制した発声法を習得させることを目的として本アプローチが適応とされる．

実施にさいしては，全身的にリラックスできる姿勢で行う．片麻痺のある人で座位では全身的に筋緊張が亢進する場合は，仰臥位で，股関節と膝関節を少し屈曲させて行うと良い．

手法として，まずクライアントに臨床家に続いてあくびをさせる．最初は声を出さないで，単に大きく開口してあくびを繰り返す．呼気時には，喉に力をいれず，できるだけ腹式呼吸に近い呼吸パターンで呼気圧を高めるようにする．続いて，呼気時に軽く声を出すように指導する．あ

くびの動作そのものは，多くの場合，簡単に習得できるテクニックである．しかし，腹筋を適切に用いた呼気コントロール能力を習得するには，一定の時間を要する．この動作の習得に，フィードバック法も有用である．

声帯内転訓練とは逆に，ここでは軟起声発声もしくは気息声発声を指導する．軟起声発声とはやわらかい声立てであり，発声に先立って声門間隙から少量の呼気を漏出させた後に，ゆっくりとした声帯の内転によって声門閉鎖を行わせる手技であり，気息声発声とは呼気を軽く漏らす発声によって強い声門閉鎖を防止する手技である．いずれも，喉頭がリラックスした感覚をクライアントに意識させながら，発声させる．

あくび発声が可能となったら，単語，語句レベル，短文レベルへと難易度を上昇させ，一息で言える発話の単位を長くする．単語レベルで開始するさいには，/ha/から始まる単語を用いると良い．

次に大きく開口して，「ハァー」という長めのため息を行う．ため息が可能となったら，喉頭のリラックスした感覚を意識的に持続させながら，やはり単語，語句レベル，短文レベルへと難易度を上昇させる．

以上のあくび-ため息法を習得したら，そのリラックスした発声感覚を維持しながら臨床家との対話課題を行い，最終的には般化を目標とする．喉頭をリラックスさせ，腹筋を用いて呼気圧をコントロールする発声パターンをある程度習得していない限り，文レベルでの般化はむずかしいであろう．教材として，文献87，92，93）が有用である．

4）リー・シルバーマンの音声治療（The Lee Silverman Voice Treatment：LSVT）

パーキンソン病例に伴う運動低下性ディサースリア例のために，ラミッグらにより開発された音声治療手技である．声量の低下，嗄声，声の高さの異常（低すぎる），声の高さと大きさの単調性，呼吸の支持性の低下，声のふるえがみられる事例に対して，発声努力，声帯内転，呼吸の支持性を増大することを目標とする．治療効果として，声量の増大の他に，声域の拡大，ピッチ調節機能の改善，声質の改善などが得られる[14, 26, 47~49, 52, 53, 60]．ANCDSの調査によると，ディサースリア例に対する呼吸－発声機能に関する行動的アプローチのなかでは，LSVTにより改善を認めたとするものが最も多い[70]．

LSVTでは，十分な吸気を得た後で，「叫ぶつもりで」「大きな声で」と盛んにクライアントに指示し，集中的，行動的に言語治療を行い，日常での実用を促す．また，①古典的な治療手技とは異なること，②治療効果が得られること，③治療効果が持続されること，を強調する．リー・シルバーマンとは，この治療を最初に実施したクライアントの名前に由来する．

LSVTでは，以下を治療の5原則とする．

①音声治療に専念する，②高い努力で治療に専念する，③集中的な治療に専念する，④校正に専念する，⑤定量化に専念する

②の高い努力の必要性について説明するために，図7-14に，パーキンソン病例における声の相対的な大きさをダイアグラムで示した．パーキンソン病例の声の大きさは，「弱い声」もしくは「とても弱い声」にまで低下する．したがって，「普通の声の大きさ」にまで高めるには，「叫ぶ」くらいの高い努力で発声する必要がある．③集中的治療とは，50～60分のセッションを1週間に4回，4週間実施するので，1カ月間で16セッションを実施することになる．治療中は，臨床家自身も模範例を示したりクライアントを励ましたりする必要があることから，クライアントと一緒に精力的に行う．④校正とは，声の大きさについてのクライアント自身の感覚的フィードバックのレベルを変化させることである．多くのパーキンソン病例は自身の声が次第に小さくな

りながら，その小さな声に日常生活で馴れ合いになってしまっている．図7-14で示すと，パーキンソン病例は「弱い声」で話をしていても，それが自身にとって「普通の大きさの声」と感覚的に受け止めてしまっている傾向にある．そこで，感覚的な校正が必要となる．⑤定量化とは，クライアントの動機づけのために，毎回のセッションの結果を数値化して示すことである．言語治療中は，常に各課題における発声持続時間（秒），声量（dB），声の高さ（Hz）を施行ごとに記録する．**表7-3**に，毎日言語聴覚士が実施する課題の記録のために作成された音声治療フォームを示す[50]．

さて実施する訓練課題は，前半の25～30分間のデイリー課題と後半の25～30分の階層的発話課題に二分される．前半のデイリー課題のプログラムは，以下3種である．①単純な／a／の持続発声の反復（12～15分），②できるだけ高い声と低い声で／a／の持続発声の反復（10～12分），③実用的な常套句の反復（5～10分）．

①／a／の持続発声では，十分に吸気を得てから「叫ぶ」つもりの大きな声で，少なくとも12～15回は反復させる．毎回持続発声時間はストップウォッチで測定しながら，クライアントにフィードバックする．声の大きさに関する自己調節機能を高めるために，騒音計を用いて声量をフィードバックさせると良い．

②段階的なピッチの調節では，できるだけ高い声と低い声で／a／の発声を各12～15回行う．

③日常生活で用いる常套句として，「こんにちわ」「ありがとう」などの実用的なフレーズを10個選択し，5回ずつ（計50フレーズ）を発声させる．

後半の階層的発話課題のプログラムは，以下3種である．前半のデイリー課題を日常生活での会話に般化させるために重要な意義を有する．①音読（20～25分），②即興的な発話（off and cut）（5～10分），③般化させるための宿題についての説明（5分）．

階層的発話課題は週単位で難易度を高めてゆくが，詳細には日々変化させる．典型的には1週目は単語・短いフレーズの音読，単純な会話を行う．2週目は短文の音読，単純な会話を行う．3週目は長文の音読や会話を行う．4週目は会話を中心とする．

LSVTの訓練課題内容は，単純である．しかしこの単純性こそが本アプローチの特異性であり，効果を発揮するポイントである．臨床家にとって重要なことは，この単純な課題を確実に，粘り強くしつこく行い続けることである．

また，訓練以外に自主訓練として，1)訓練を実施した日には5～10分間自主訓練を1回，2)訓練を実施しない日には10～15分間の自主訓練を2回実施する．**表7-4**に，自主訓練の評価フォームを示す．

LSVTの原理は，最近になって四肢に対しても応用されるようになり，これをLSVT BIGという．これに対して，従来の声量を増大させる訓練をLSVT LOUDという．

最後に，LSVTには名称独占が定められている．したがって，有資格者でなければLSVTの名称を用いて訓練を実施することができない．なおLSVTのURLは，http://www.lsvt.org/である．

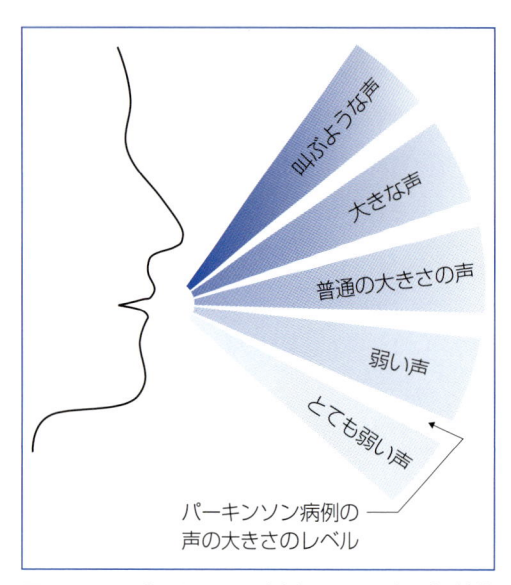

図7-14 パーキンソン病例における声の相対的な大きさのレベル（Bonitati, 1987より）

表7-3 LSVT LOUD音声治療フォーム[50] (Ramigら，2009より：翻訳 西尾正輝)

氏　名：＿＿＿＿＿＿＿＿＿＿＿＿　日　付：＿＿＿＿＿＿＿＿＿＿＿＿　セッション番号：＿＿＿＿＿＿
時　間：＿＿＿＿＿＿＿＿＿　服薬した時間：＿＿＿＿＿＿＿＿＿　次の服薬予定時間：＿＿＿＿＿＿
騒音計から口唇までの距離　＿＿＿＿＿＿＿＿＿＿＿＿

ディリー課題 1.「アー」の最長発声持続．持続時間（秒）と音圧（dB SPL）を測定する．

持続時間（秒）　　　　　　　　　　dB SPL
1. ＿＿＿＿＿＿＿＿＿＿＿＿＿＿＿＿＿＿＿＿＿＿＿＿＿＿＿＿＿＿＿＿＿
2. ＿＿＿＿＿＿＿＿＿＿＿＿＿＿＿＿＿＿＿＿＿＿＿＿＿＿＿＿＿＿＿＿＿
3. ＿＿＿＿＿＿＿＿＿＿＿＿＿＿＿＿＿＿＿＿＿＿＿＿＿＿＿＿＿＿＿＿＿
4. ＿＿＿＿＿＿＿＿＿＿＿＿＿＿＿＿＿＿＿＿＿＿＿＿＿＿＿＿＿＿＿＿＿
5. ＿＿＿＿＿＿＿＿＿＿＿＿＿＿＿＿＿＿＿＿＿＿＿＿＿＿＿＿＿＿＿＿＿
6. ＿＿＿＿＿＿＿＿＿＿＿＿＿＿＿＿＿＿＿＿＿＿＿＿＿＿＿＿＿＿＿＿＿
7. ＿＿＿＿＿＿＿＿＿＿＿＿＿＿＿＿＿＿＿＿＿＿＿＿＿＿＿＿＿＿＿＿＿
8. ＿＿＿＿＿＿＿＿＿＿＿＿＿＿＿＿＿＿＿＿＿＿＿＿＿＿＿＿＿＿＿＿＿
9. ＿＿＿＿＿＿＿＿＿＿＿＿＿＿＿＿＿＿＿＿＿＿＿＿＿＿＿＿＿＿＿＿＿
10. ＿＿＿＿＿＿＿＿＿＿＿＿＿＿＿＿＿＿＿＿＿＿＿＿＿＿＿＿＿＿＿＿＿
11. ＿＿＿＿＿＿＿＿＿＿＿＿＿＿＿＿＿＿＿＿＿＿＿＿＿＿＿＿＿＿＿＿＿
12. ＿＿＿＿＿＿＿＿＿＿＿＿＿＿＿＿＿＿＿＿＿＿＿＿＿＿＿＿＿＿＿＿＿
13. ＿＿＿＿＿＿＿＿＿＿＿＿＿＿＿＿＿＿＿＿＿＿＿＿＿＿＿＿＿＿＿＿＿
14. ＿＿＿＿＿＿＿＿＿＿＿＿＿＿＿＿＿＿＿＿＿＿＿＿＿＿＿＿＿＿＿＿＿
15. ＿＿＿＿＿＿＿＿＿＿＿＿＿＿＿＿＿＿＿＿＿＿＿＿＿＿＿＿＿＿＿＿＿

平均持続時間（秒）：＿＿＿＿＿＿＿＿　平均音圧（dB SPL）：＿＿＿＿＿＿＿
範囲：＿＿＿最小＿＿＿最大＿＿＿　範囲：＿＿＿最小＿＿＿最大＿＿＿
聴覚的に感じられる努力の程度：＿＿＿＿＿＿＿＿＿＿
声の大きさのキュー：最大　普通　最小　なし
即興的な質問に対する反応時の音圧（dB）：＿＿＿＿＿＿＿＿＿＿

ディリー課題 2. 基本周波数の最大範囲（Hz または音名／音階で記録する）

最高ピッチ：
1.＿＿＿　2.＿＿＿　3.＿＿＿　4.＿＿＿　5.＿＿＿
6.＿＿＿　7.＿＿＿　8.＿＿＿　9.＿＿＿　10.＿＿＿
11.＿＿＿　12.＿＿＿　13.＿＿＿　14.＿＿＿　15.＿＿＿
最高ピッチの平均：＿＿＿＿＿＿＿＿＿＿

最低ピッチ：
1.＿＿＿　2.＿＿＿　3.＿＿＿　4.＿＿＿　5.＿＿＿
6.＿＿＿　7.＿＿＿　8.＿＿＿　9.＿＿＿　10.＿＿＿
11.＿＿＿　12.＿＿＿　13.＿＿＿　14.＿＿＿　15.＿＿＿
最低ピッチの平均：＿＿＿＿＿＿＿＿＿＿
聴覚的に感じられる努力の程度：＿＿＿＿＿＿＿＿＿＿
声の大きさのキュー：最大　普通　最小　なし
ピッチのキュー　　：最大　普通　最小　なし
即興的な質問に対する反応時の音圧（dB）：＿＿＿＿＿＿＿＿＿＿

ディリー課題 3. 常套句の発話．音圧（dB SPL）を測定する．

1.＿＿＿　1.＿＿＿　1.＿＿＿　1.＿＿＿　1.＿＿＿
2.＿＿＿　2.＿＿＿　2.＿＿＿　2.＿＿＿　2.＿＿＿
3.＿＿＿　3.＿＿＿　3.＿＿＿　3.＿＿＿　3.＿＿＿
4.＿＿＿　4.＿＿＿　4.＿＿＿　4.＿＿＿　4.＿＿＿
5.＿＿＿　5.＿＿＿　5.＿＿＿　5.＿＿＿　5.＿＿＿
6.＿＿＿　6.＿＿＿　6.＿＿＿　6.＿＿＿　6.＿＿＿
7.＿＿＿　7.＿＿＿　7.＿＿＿　7.＿＿＿　7.＿＿＿
8.＿＿＿　8.＿＿＿　8.＿＿＿　8.＿＿＿　8.＿＿＿
9.＿＿＿　9.＿＿＿　9.＿＿＿　9.＿＿＿　9.＿＿＿
10.＿＿＿　10.＿＿＿　10.＿＿＿　10.＿＿＿　10.＿＿＿

平均音圧（dB SPL）：＿＿＿＿＿＿＿＿＿＿　範囲：＿＿＿最小＿＿＿最大＿＿＿
聴覚的に感じられる努力の程度：＿＿＿＿＿＿＿＿＿＿
声の大きさのキュー：最大　普通　最小　なし
即興的な質問に対する反応時の音圧（dB）：＿＿＿＿＿＿＿＿＿＿

階層的発話課題　1. 音読
単語／フレーズ　短文　長文　会話
患者の生活に即した音読教材を選択する．音読課題と自発的な質問の双方において，定期的に音圧（SPL）を測定する．
騒音計から口唇までの距離　＿＿＿＿＿＿＿＿＿＿
以下を音読する時の音圧（dB SPL）＿＿＿＿＿＿＿＿＿＿
＿＿＿＿＿＿＿＿＿＿＿＿＿＿＿＿＿＿＿＿＿＿＿＿＿＿＿＿＿＿＿＿＿＿＿＿＿＿
＿＿＿＿＿＿＿＿＿＿＿＿＿＿＿＿＿＿＿＿＿＿＿＿＿＿＿＿＿＿＿＿＿＿＿＿＿＿
＿＿＿＿＿＿＿＿＿＿＿＿＿＿＿＿＿＿＿＿＿＿＿＿＿＿＿＿＿＿＿＿＿＿＿＿＿＿

聴覚的に感じられる努力の程度：＿＿＿＿＿＿＿＿＿＿
声の大きさのキュー：最大　普通　最小　なし

階層的発話課題　2. 即興的な発話
以下の即興的な質問に対する反応時の音圧（dB）：＿＿＿＿＿＿＿＿＿＿
＿＿＿＿＿＿＿＿＿＿＿＿＿＿＿＿＿＿＿＿＿＿＿＿＿＿＿＿＿＿＿＿＿＿＿＿＿＿
＿＿＿＿＿＿＿＿＿＿＿＿＿＿＿＿＿＿＿＿＿＿＿＿＿＿＿＿＿＿＿＿＿＿＿＿＿＿
＿＿＿＿＿＿＿＿＿＿＿＿＿＿＿＿＿＿＿＿＿＿＿＿＿＿＿＿＿＿＿＿＿＿＿＿＿＿

聴覚的に感じられる努力の程度：＿＿＿＿＿＿＿＿＿＿
声の大きさのキュー：最大　普通　最小　なし

表7-4　LSVT LOUD自主訓練フォーム[50]（Ramigら，2009より：翻訳　西尾正輝）

言語訓練を行った日には，自主訓練としてセット1だけを5〜10分間の自主訓練として行いましょう．言語訓練を行わなかった日は，自主訓練としてセット1とセット2を行いましょう．セット1とセット2は別々の時間帯に行い，1回に10〜15分間練習を行いましょう．

用意するもの：秒針のついている腕時計または時計，デジタルタイマー，ペンまたは鉛筆．可能であれば騒音計などの音圧測定装置

氏　名：＿＿＿＿＿＿＿＿＿＿＿＿＿＿　日　付：＿＿＿＿＿＿＿＿＿＿＿＿＿＿
時　間：＿＿＿＿＿＿＿＿＿＿＿＿＿＿　服薬した時間：＿＿＿＿＿＿＿＿＿＿

デイリー課題

1．大きく，質の良い声で，「アー」とできるだけ大きな声で，できるだけ長く声を出し続けましょう．言語訓練で行ったのと同じくらいの努力で実施しましょう．以下に持続した時間もしくは✓を付けてください．

セット1　①　②　③　④　⑤　⑥
セット2　①　②　③　④　⑤　⑥

2．大きく，質の良い声で「アー」と言い，できるだけ高い声まであげて5秒間声を出し続けましょう．言語訓練で行ったのと同じくらいの努力で実施しましょう．上手くできるたびに，✓を付けてください．

セット1　①　②　③　④　⑤　⑥
セット2　①　②　③　④　⑤　⑥

3．大きく，質の良い声で「アー」と言い，できるだけ低い声までさげて5秒間声を出し続けましょう．言語訓練で行ったのと同じくらいの努力で実施しましょう．上手くできるたびに，✓を付けてください．

セット1　①　②　③　④　⑤　⑥
セット2　①　②　③　④　⑤　⑥

4．言語訓練で学習したように，大きく質の良い声で，あなたの10の常套句を読み上げましょう．上手く出来るたびに，✓を付けてください．

セット1　①　②　③　④　⑤
　　　　⑥　⑦　⑧　⑨　⑩
セット2　①　②　③　④　⑤
　　　　⑥　⑦　⑧　⑨　⑩

階層的発話課題

5．○を付けた課題で訓練を行いましょう．あなたの担当の言語聴覚士が定めた課題，もしくは自宅にあるお好みの音読教材で行わなくてはなりません．

　　単語・フレーズ　　短文　　長文音読　　会話
　　その他の課題：

担当の言語聴覚士と訓練を行う時と同じくらいの努力をして自主訓練を行いましたか？

6．般化課題：この課題を行う時は，言語訓練室で実施する時と同じくらいの声の大きさと感じられることを忘れないようにしてください．

5）バイオフィードバック法

　音声障害の臨床では，フィードバック法を用いることが重要である．声の大きさ，高さ，発声パターンの調節機能を改善する訓練手技として，古くからビジピッチの有用性が示唆されてきたが，今日ではビジピッチの訓練プログラム集に含まれているリアルタイム・ピッチというソフトウェアが視覚的フィードバック法として用いられる．このソフトウェアではコンピューターの画

面上にリアルタイムで強度と周波数を表示して視覚的にフィードバックさせることができる．また，即座に容易に音声を再生できるので，聴覚的フィードバック法としても実用的である．加えて，定量的にピッチレンジや持続時間などを即座に自動計算システムで測定できるので，数値で記録したり，クライアントにフィードバックしたりすることができる．

訓練実施時は，臨床家とクライアントは並んで座る．ウィンドゥを複数表示することができるので，まず臨床家が模範例を示してコンピューター画面上に呈示してから，別のウィンドゥを開いてクライアントにこれを模倣させる，といったこともできる．ある程度の認知機能が保持されていれば，自主訓練としても活用できる．

声量の調節訓練を実施するさいには，最初はブローイングのような非発話課題で呼気圧を調節する課題を実施する．リアルタイムピッチでは，このとき，強度だけがトレースされてコンピューターの画面上に表示される．一定の強度でブローイングを持続させたり，「フッ，フッ，フッ」というように断続的に行わせたり，次第に強度を強めたり，弱めたりといった課題を行う．次に，母音の持続発声，単音節の反復，数字の数え上げといった単純な発話課題に移行する．これが可能となったら，短文レベルで実施する．最終的に，対話形式で声の大きさが適切に調節されるよう般化を目標とする．

リアルタイム・ピッチばかりでなく，ビジピッチに含まれているほとんどの訓練プログラム集は，CSL（コンピュータースピーチラボ）あるいはマルチスピーチ（いずれも国内ではペンタックス（株）より販売）のオプションソフトウェアとしても利用できる．マルチスピーチはノート・パソコン上でも駆動できる．

その他に有用な視覚的フィードバック法として，電気グロトグラフ（EGG）がある．

6) 痙攣性発声障害に伴う運動過多性ディサースリアに対するアプローチ

痙攣性発声障害（SD）は，長い議論の末に，今日では喉頭に局限的にジストニーが生じたものとする点で見解の一致が得られつつある．内転型と外転型に分けられるが，両者が混ざった混合型もある．1871年にトラウベ（Traube）により報告されて以来有効な治療法がなく，難治性の音声障害とされてきた．

より発現頻度が高いものは，内転型である．第5章でも触れたが，内転型は声帯の不規則で過剰な内転を特徴とし，発話中に間欠的ないし持続的な強いのどづめが起こる．その結果，声質は苦しげに絞り出すような努力性嗄声となり，発話が突発的に途絶したり始まったりするので，発声が途切れ途切れとなりやすい．こうした声帯運動における不随意な内転運動が，内転型における最も際立った病態特性である．とくに低めの声で症状が出現しやすく，高音ないし裏声で軽減しやすい．また，発話中，ピッチは突発的に変動する傾向がある．

外転型では声帯が間欠的不随意的に外転し，声質は気息性嗄声で，時に無声化してささやき声が混ざった発声となりやすい．

医学的治療手技として，反回神経切断術もしくは甲状披裂筋切断術とボツリヌストキシン注入術があるが，反回神経切断術は次第に使用されない方向にある．ボツリヌストキシンは従来からジストニーに対して用いられてきたが，SDの治療手技としても今日国際的にゴールドスタンダードとされている．ANCDSの調査報告でもボツリヌストキシン注入術の有効性を示唆するエビデンスが最も多く蓄積されており，次に反回神経切断術であった[18]．しばしば著効を奏し，多くの場合，3～6カ月間効果が持続する．内転型と外転型の双方に対して有効である．

リハビリテーション効果については，国内では行動的アプローチが有効であるとする事例報告が散見される[77, 78, 81]．内転型に対しては，話声位の変更（ピッチを高くする），あくび–ため息

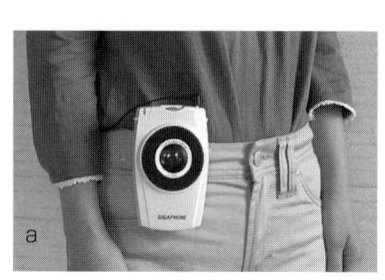

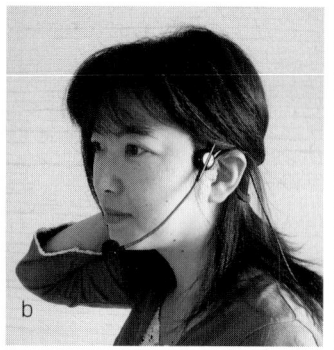

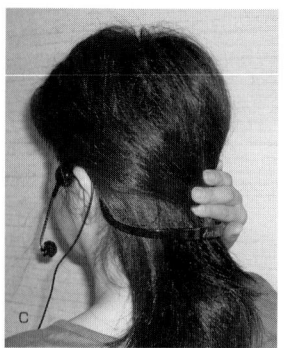

図7-15 ギガホンの本体(a)およびヘッドセットマイクの装置場面(b：前面，c：背面)

法，軟起声発声，気息声発声，ため息発声，笑った発声，発話速度の低下が事例によって有効と考えられる．外転型に対しては，話声位の調整，硬起声発声，プッシング法が事例によって有効と考えられる．これらの行動的治療とボツリヌストキシン注入術との併用を考えるのが現段階では最も妥当な見解といえるだろう．これらの治療でも改善がみられない場合は，反回神経切断術もしくは甲状披裂筋切断術を検討する．

7）拡声器の活用

　声量の低下を認めるディサースリア例に対して拡声器を装着することで，簡単に音声の問題を代償させることができる．喉頭よりも上方の声道の機能，すなわち構音機能が良好に保持されていれば，即座に高い効果を発揮する．パーキンソン病例では，とくに効果的である．その他，上下肢型のALS例も，声量の低下が目立ちながらも声道の機能が良好に保持される傾向にあるので適応となる．頸椎損傷により呼吸機能が低下した弛緩性ディサースリア例も同様である．

　外出の機会の多い人の場合は，携帯型のものが必須である．携帯型拡声器としてはギガホン（南豆無線電機より販売）やビバボイス（銀鈴会より販売）のように，ヘッドセットマイク，増幅器，スピーカーがセットになって販売されているものが多い．図7-15に，ギガホンの本体およびヘッドセットマイクの装着場面を示す．ヘッドセットマイクは，審美上の問題からクライアントが拒否することがしばしばある．しかし，ギガホンには咽喉マイクという頸部に直接とりつける特殊なマイクが備わっており，スカーフやマフラーで覆い隠せば審美的問題を解消することができる．しかし，携帯型の小型スピーカー，マイク，小型のアンプ（増幅器）を別途に購入して接続して使用することもできる．スピーカーは目立たないように背広の内ポケットなどに入れておくとよい．一般に，携帯型の拡声器は，ハウリングが起こりやすいという難点がある．

　外出の機会の少ない人の場合は，市販の卓上型のアンプ（増幅器）内蔵のスピーカーをベッドから離れた位置に，クライアントとは逆の向きにして置くと良い．会話時に，この装置にヘッドセットマイクもしくはピンマイクを接続するだけで実用できる．常時マイクを装着しておく場合は，マイクの手元で電源スイッチの操作ができるタイプのものが良い．フレキシブルマイクをベッドの柵に工夫して備え付けることで，口頭コミュニケーションが実用段階に至った事例も経験している．

　なお携帯型拡声器は，条件を満たせば日常生活用具給付等事業の制度を活用して貸与される（携帯用会話補助装置の種目）．

8) 電気式人工喉頭の活用

　口頭コミュニケーションが困難なディサースリア例で，その原因が呼吸-発声機能にある場合，電気式人工喉頭が有効であることがある．ささやき声もしくは無声音でしか話すことができないクライアントでも，しばしば劇的に口頭コミュニケーション能力が代償的に向上する．

　ディサースリア例に対して電気式人工喉頭の導入を検討するにあたり，人工的な音源を構音・共鳴させるために，声道もしくは構音器官の機能が良好に保持されていることが適応条件となることを理解しておかなくてはならない．ディサースリア例では鼻咽腔，舌，口唇も同時に損傷される傾向にあり，こうした事例では，人工喉頭によって人工的に音源を生成することができてもこれを的確に共鳴させ構音することができないことに留意し，その適応性について慎重に検討しておく必要がある．

　電気式人工喉頭を導入するさいには，クライアントの発話が最も明瞭な位置を確認し，①ゆっくりと構音器官を大きく動作させる構音訓練，②発話速度の調節法を並行して指導する．1音節ごとにゆっくり構音器官を動作する指導から開始し，やがて適当な箇所で休止を適切に入れることによって明瞭性が高まることも指導する．通常は，文節レベルで休止をおくフレージング法が有用である．電気式人工喉頭を導入する当初は，摩擦音（とくに声門摩擦音/h/），破擦音，鼻音はむずかしいので，導入時には避けた方が良い．母音から開始し，やがて子音を弁別的に生成する能力を高める．

　多くのディサースリア例がそうであるが，有喉頭者が電気式人工喉頭を使用するさいには，息こらえをして声門を閉鎖して用いると良い．声門が閉じると下気道での共鳴を防ぎ，声道での共鳴状態が良くなり明瞭性が高まる．

　電気式人工喉頭を用いた代用音声の難点は，機械的もしくは人工的な音質と，声の大きさと高さが単調となる点にある．このため，自然度の低下という問題がつきまとう．なお人工喉頭は従来は補装具として扱われてきたが，平成18年10月より条件を満たせば日常生活用具給付等事業（種目は「人工喉頭」）の制度を活用して貸与されることとなった．

9) 発話改善装置の活用

　発話改善装置（speech enhancer：SE）は，ボイス・プロセッサーとヘッドセット型のマイク付きヘッドフォンから構成される軽量な機器装置である．ボイス・プロセッサーは腰のあたりに身につけたり車いすに備え付けて携行する．

　SEは音声信号を音響学的に再処理して人工的に新たな音声をリアルタイムで作り出すことで明瞭度を高める一種の補装具である．発話の歪みを最小限度に処理し，かつ声量を適度に調整する機能を有する．騒音下でも，実用可能である．留意すべき点として，拡声器とは異なること，音の置換を修正することはできないこと，発話速度を調節することもできないことがあげられる．ディサースリア例と音声障害例が適応となる．ディサースリアでは，中等度から重度例で適応となる．

　カリスキーら[11]，ウェイス[64]はいずれも重度の運動低下性ディサースリア2例でSEの活用に伴い明瞭度の改善を認めたと報告している．またベインら[3]はアテトーゼ型脳性麻痺例でSE活用時に明瞭度が上昇したと報告している．

　今後は，日本語を母国語とするディサースリア例を対象として実用可能な本装置の開発が期待される．

10) 有声-無声の調節訓練

ディサースリア例のなかには，声帯の内転-外転運動の範囲は比較的良好に保持されているにもかかわらず，発声のタイミングが不良であるために有声-無声の調節機能に低下が認められる事例が存在する．こうした事例に対しては，訓練教材として対照的生成ドリルを用いて有声-無声の調節訓練を行う．対照的生成ドリルとは1音素だけが音韻論的に対立する音節または単語が2項ずつ対になったものを対照的に生成させる有意味単語のドリル・セットである．この場合は，有声-無声の対をなすドリル・セットを使用する（表7-5）．通常，構音訓練の一環として実施する．

表7-5 有声-無声の調節訓練用の対照的生成ドリルの例[88]

パッタリ	バッタリ
ポール	ボール
たいしゃ（退社）	だいしゃ（代車）
たいしょう（対象）	だいしょう（大小）
たいちょう（体調）	だいちょう（大腸）
タイヤ	ダイヤ
たっきゅう（卓球）	だっきゅう（脱臼）
たんご（単語）	だんご（団子）
たんじょう（誕生）	だんじょう（壇上）
たんてい（探偵）	だんてい（断定）
たんとう（担当）	だんとう（暖冬）
たんぺん（短編）	だんぺん（断片）

単純な音読課題や復唱課題とは異なり，こうした課題では対をなす一連の単語間の意味の相違に注意を払わなくてはならない．つまり，クライアントは構音の誤りによる意味識別の誤りを招くことを避けようと意識するので，音読や復唱課題よりも構音訓練の効果が期待できる．

9 鼻咽腔閉鎖機能

ディサースリアの言語治療において鼻咽腔閉鎖機能（VP機能）の治療はきわめて重要であり，他の器官よりも鼻咽腔の治療を優先して行わなくてはならないとしばしば指摘されてきた[39, 65, 67, 85]．

ディサースリアにおける鼻咽腔閉鎖不全（VPI）に対する治療手技は，①行動的アプローチ，②軟口蓋挙上装置（PLP）を用いた補装的アプローチ，③外科的アプローチ，に分類される．

図7-16に，ANCDSによるディサースリアにおける鼻咽腔閉鎖機能の治療方針を決定する過程のフローチャートを示した．治療方針の基本的原則として，VPIが認められると，まず行動的アプローチの適応性があれば行動的アプローチを施行する．行動的アプローチの適応性がない場合や，行動的アプローチで改善が得られない場合は，PLPを用いた補装的アプローチを検討する．補装的アプローチでも改善が得られない場合は，外科的アプローチを検討する．いずれのアプローチによっても改善が期待しがたい重度例では，AACアプローチを検討する．

行動的アプローチの有効性に関するエビデンスは少ない．ANCDSでは，VPIに対して以下のアプローチを否定している[72]．①プッシング法，②ブローイング法・吸啜訓練，④ロウソク，シャボン玉，ティッシュペーパーなどを吹かせる呼気の調節訓練，⑤圧刺激法やブラッシング法など．とくにVPIに対するブローイング法については，今日では否定的見解が有力であることを読者は理解しておくべきである[30, 31, 38, 40, 42, 67]．

なお，発話時において鼻咽腔は完全に閉鎖する必要がないことについては，多数の実験報告により合意が得られている．鼻漏出を認める割合については，西尾[91]は健常発者1,707名の大規模なデータを収集し，41.8%で軽度の鼻漏出を認めたとしている．したがって，最終的な言語治療目標は，鼻咽腔の完全閉鎖でもないし，鼻漏出の消失でもない．鼻咽腔は聴覚的に開鼻声が感じられない程度にまで狭小化すれば良いのである．

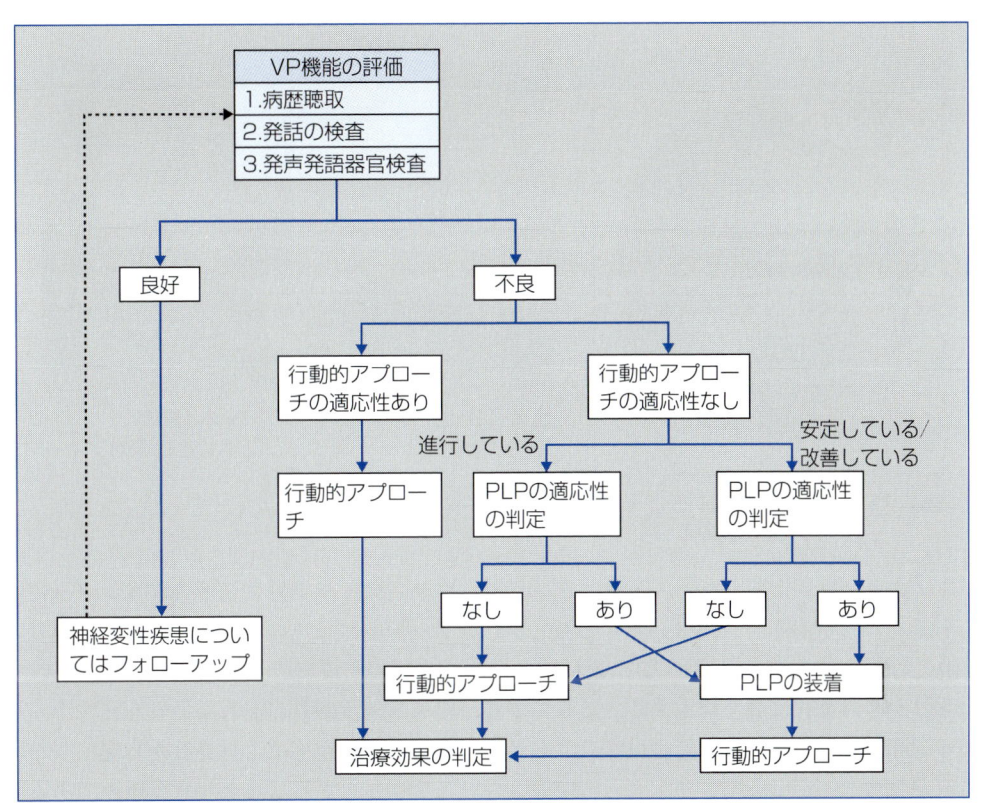

図7-16 ANCDSによるディサースリアにおける鼻咽腔閉鎖機能の言語治療方針に関するフローチャート[68]

1）持続的陽圧呼吸療法（CPAP療法）

鼻咽腔閉鎖不全に対する行動的治療法として，経鼻的持続的陽圧呼吸器（CPAP）を用いた抵抗運動手技の有用性が報告されている[29〜32, 97]．これは閉塞性睡眠時無呼吸症候群例の治療用としてルーチンに使われている方法であり，CPAP（シーパップ）療法と呼ばれ国内でも普及している．CPAP装置は経鼻的に空気を持続的に送る呼気圧-呼気流装置である（図7-17）．

ディサースリア例にCPAP療法を行うと，陽圧の空気が鼻咽腔閉鎖に関する筋の運動に対する抵抗となる．そこで，理論的には鼻咽腔閉鎖に関する筋を増強する抵抗運動となる．キューン（Kuehn）らは，この手技は軟口蓋挙上装置による補装的アプローチ以上の利点があると示唆している．その利点とは，①より快適である，②より簡便である，③クライアントと臨床家が積極的に参加できる，である．

2）バイオフィードバック法

鼻咽腔運動の動態は直接観察することができないため，視覚化してクライアントにフィードバックさせることは大きな意義をもつ．鼻咽腔閉鎖機能に有用とされるバイオフィードバック法として主に，①ナゾメーター，②シー・スケープ，③ファイバースコープの3種の装置の利用がある．しかしナゾメーターは簡便であるが高価であるという点から普及性に乏しい．またファイバースコープは簡便性に欠ける，不快感を伴う，国内では言語聴覚士が法的規制により臨床で実施できないという諸問題からやはり普及性に乏しい．これに対してシー・スケープは廉価で簡便に使用することができることから，ここで取り上げることにする．

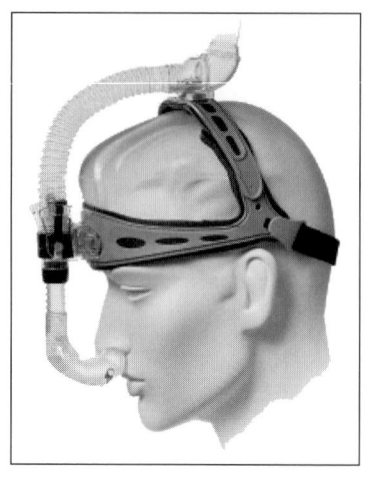

158　第7章　ディサースリアの言語治療

図7-17　CPAP療法におけるマスクの装着場面

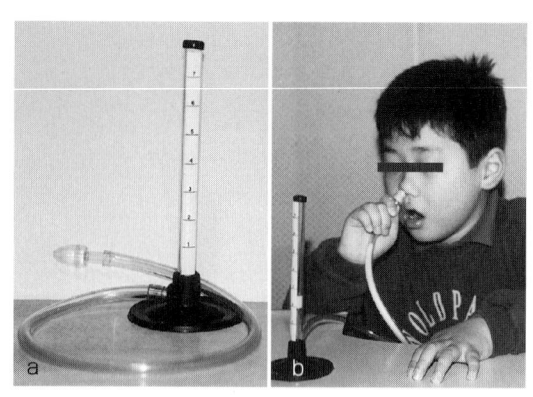

図7-18-a　シー・スケープ（Pro-Ed社製）
　　　　b　シー・スケープを用いた視覚的フィードバック法[102]

　シー・スケープ（米国，Pro-Ed社製）というのはプラスティック性の透明のシリンダーに柔軟性のあるチューブが連結されているもので，シリンダーの中には色のついたウレタン製のフロート（浮き）が入っている（図7-18）．使用時にはチューブの先端にチップを取り付け，これを左右いずれかの外鼻孔に軽く挿入する．これにより，経鼻呼気流が外に漏れないようにする．こうして非通鼻音をクライアントに生成させ，もし呼気鼻漏出が出現すると外鼻孔から漏出した経鼻呼気流がチューブを伝ってシリンダーの中のフロートを浮き上がらせるという仕組みである．シリンダーには，メモリがついており，経鼻呼気流の程度を示す指標となる．クライアントは自らの鼻漏出の有無と程度を視覚的にフィードバックしながら訓練を行うことができる．通鼻音の音素を含む単語と含まない単語が2項ずつ対になった対照的生成ドリル（表7-6）がしばしば有用な訓練ドリルとなる．
　本装置は簡単であるが，精巧であり，鼻漏出の評価においても有用である[13, 85]．小児でも実用できる．しかし，重度例では適応とならない．軽度の段階にまで鼻咽腔閉鎖にかかわる神経・筋機能が再獲得されたにもかかわらず，発声時の調節能力が不十分であったり，誤った呼気操作動作が残存しているために開鼻声が残存している場合に適応となる．補装的アプローチと併用することもしばしばある．バイオフィードバック法は，3カ月程度実施して改善がまったく認められなければ，他のアプローチに切り替えるべきであろう．
　フィードバック法として，その他に鼻息鏡を用いて鼻漏出の有無と程度をクライアントにフィードバックする方法も簡便に使用できる．エアロフォンも鼻咽腔閉鎖機能の状態に伴って変動する口腔内圧についてフィードバックさせる点で有用である．

表7-6　鼻咽腔開放－閉鎖の調節訓練用の対照的生成ドリルの例[88]

どう（銅）	のう（脳）
どうぐ（道具）	のうぐ（農具）
どうじょう（道場）	のうじょう（農場）
どうせい（同性）	のうせい（農政）
どうにゅう（導入）	のうにゅう（納入）
どうりょう（同僚）	のうりょう（納涼）
どき（土器）	のき（軒）

3) 補装的アプローチ（軟口蓋挙上装置の利用）

ANCDSの調査によると，ディサースリアにおける鼻咽腔閉鎖不全に対する治療効果に関する一連の報告では，PLPにより改善を認めたとするものが際立って多い[68]．一連の研究で報告されてきたPLPの効果は，開鼻声の減少，構音の改善，発話明瞭度の改善，呼吸の支持性の改善である．鼻咽腔閉鎖不全に対する言語治療のなかで，PLPは最も重要なアプローチである．

(1) 軟口蓋挙上装置の構造と目的

PLPは軟口蓋を人為的に挙上させて鼻咽腔閉鎖を介助するとともに，その賦活作用により閉鎖機能を改善させることを目的とするアクリル製の装置である．図7-19に示したように，硬口蓋部，軟口蓋部，挙上子から構成される．図7-20に，PLP装着時の口腔・咽頭内写真を示した．図7-21に，PLP非装着時と装着時のX線規格写真を示した．PLPを装着しているさいには，軟口蓋が十分に挙上して軟口蓋が咽頭後壁に接触し，鼻咽腔が閉鎖していることがわかる．

歯科医師と言語聴覚士による鼻咽腔閉鎖機能の評価に従い，歯科医師が軟口蓋挙上装置を作製する．可能であれば鼻咽腔ファイバースコープで鼻呼吸に問題がなく，発声時に適切な閉鎖状況であるかどうかを確認しながら，挙上度を微調整する．言語聴覚士は，①発話時の口腔内圧と，②聴覚的な開鼻声の程度を測定して装置の装着状況について歯科医師に助言を行う．口腔内圧は，AMSDに含まれている簡便な手法でも可能である．

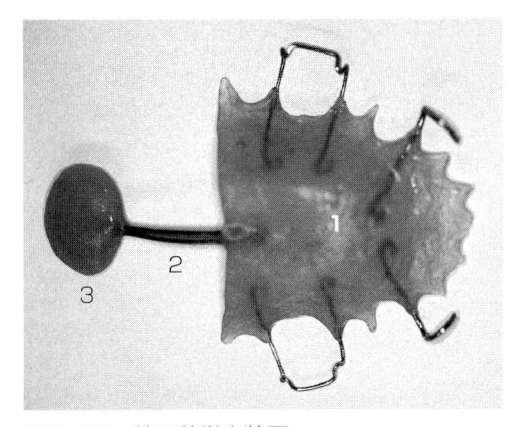

図7-19 軟口蓋挙上装置
1：硬口蓋部，2：軟口蓋部，3：挙上子

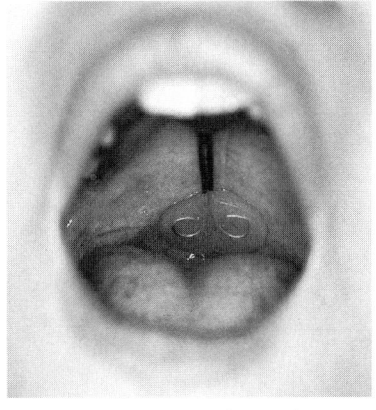

図7-20 PLP装着時の口腔・咽頭内

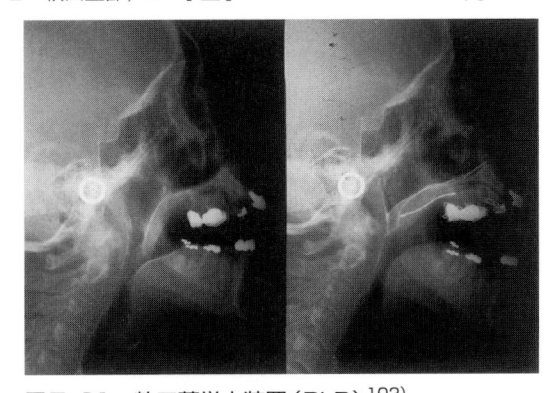

図7-21 軟口蓋挙上装置（PLP）[102]
装着時（右）と非装着時（左）のX線規格写真（昭和大学歯学部顎口腔疾患制御外科学教室提供）

表7-7 PLPの一般的な適応性[68]（一部改変）

	適応	不適応
軟口蓋の筋緊張	弛緩	痙性
症状の神経学的変化	安定している	急速に改善している
呼吸−発声機能	良好もしくは改善している	不良
構音	良好もしくは改善している	不良
他動的閉鎖による破裂音の生成	可能	不能
嘔吐反応の抑制	可能	不能
嚥下と唾液の管理	良好	不良
歯牙	良好	不良
認知，記憶	良好	不良
上肢機能	自身でPLPの操作が可能	自身で操作ができない
クライアントの目標	実用的な発話の維持	発話の実用性の低下を許容

　装置が完成した後も，歯科医師と言語聴覚士は協力し合って定期的にフォローアップを継続するのが望ましい．装置の装着状況，呼吸苦，痛みや不快感に加えて，鼻咽腔閉鎖機能の改善を評価する．なお，PLPは保険適応が認められている．

(2) PLPの適応と開始時期

　表7-7に，PLPの適応性について一覧を示した．PLPは，弛緩性ディサースリアが最も適応となる．咽頭壁の運動が良好に保持されている場合は，とくに有効である．重度の軟口蓋麻痺例にとっては，臨床的に必須のアプローチとなることが多い．また発症から長期を経た慢性期の事例でも適応となる．鼻咽腔閉鎖不全が重度に障害されていても，他の器官の機能が良好であれば，即効的に効果を発揮する．また自分自身でPLPを装着したり外したりする上肢の機能が保持されていないと適応となりにくい．PLPが適応となりにくい例については後述する．

　PLPは，早急に開始し日常生活で使用させるべきである．しかし急速に自然回復がみられている場合は行動的アプローチを選択すべきであり，PLPの適応とならない．

(3) 適応となりにくい事例とその対処法

　以下に，PLPが適応となりにくい事例を示すが，適応となりにくい事例に臨床家が工夫をしてPLPを装着させ，鼻咽腔閉鎖機能を改善させることも重要であることに留意しておこう．

①軟口蓋に過緊張が認められる事例

　軟口蓋に著しい痙性やパーキンソン病に伴う筋緊張の亢進（筋固縮）がみられるディサースリア例では，通常，軟口蓋挙上装置の装着が困難となる．筋緊張の亢進により軟口蓋が硬くなり，挙上が困難となり，かつ固定がいっそう困難となるためである．口蓋を過剰に圧迫することから咽頭の粘膜が損傷することもある．

②急速に増悪している事例

　筋萎縮性側索硬化症（ALS）のような神経変性疾患例の場合，病変の進行に伴い急速に鼻咽腔閉鎖機能が増悪する．したがって，何度もPLPの調節を行わなくてはならず，最終的にPLPにより改善がみられるのは短期間と限られる．さらに，PLPが適応となるためには他の器官がある程度良好に保持されていなくてはならないが，ALSでは通常，鼻咽腔閉鎖機能と舌の機能が平行して増悪する．そこで，PLPにより鼻咽腔が他動的に閉鎖されても構音は確実に困難となってしまう．こうしてPLPの使用によって一時的に発話明瞭度が上昇しても，結局クライアントはPLPに対して不満を抱くことになることがある．

他方で，近年の報告ではALS例であってもPLPが適応となることは少なくないことが示されている[22]．とくに緩徐に進行している場合は，クライアントの了承が得られる限りにおいて一時的な明瞭度の上昇に役立つ．

③重度の摂食・嚥下障害を合併した事例

摂食・嚥下障害が合併している場合，PLPの装着によって嚥下の効率が低下する．したがって，摂食時は，PLPを外させる．また，PLPを装着し始めた期間は唾液の分泌が増加し，誤嚥の危険性が増大する．ただしこうした期間は，通常は短期間にとどまるものであり，装着時間を短時間（数分）から始めて少しずつ慣らすように配慮するとよい．

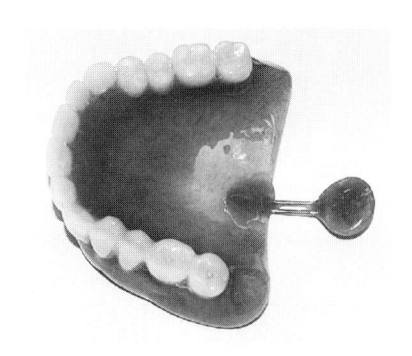

図7-22 軟口蓋挙上装置付き義歯

④無歯顎の事例

無歯顎の事例はPLPの硬口蓋部を固定させることができないため，その装着が困難となる．そこで，無歯顎の事例に対しては全部床義歯の後方部にワイヤーでPLPを連結させる方法がある（図7-22）．しかし，現状では義歯を固定させることがむずかしい場合が多く，今後の技術的進展が期待される．

⑤鼻咽腔以外の器官に重度の障害がある事例

鼻咽腔以外の器官に重度の障害がある事例では，鼻咽腔閉鎖機能の改善のみで発話明瞭度の改善が期待できない．そこで，こうした事例はPLPの適応とならない．たとえば呼吸機能障害が重度であるために発声不能である事例では，PLPを装着しても発声不能であることに変化はなく，何ら効果がみられない．あるいは，舌に重度の運動麻痺がある事例でも同様である．PLPにより鼻咽腔閉鎖機能が代償されて口腔内圧が高まっても，舌の可動性が重度に障害されていると構音が不能であることには変わりなく，発話明瞭度の改善は乏しい．

⑥幼児

幼児では，しばしば軟口蓋挙上装置に対する拒否反応が強く，装着が困難となりやすい．臨床的には小児では拒否感の程度に個人差が大きく，4～7歳程度まで装着を待たなくてはならない．

⑦嘔吐反射の著しい事例

PLPを導入するさいに，嘔吐反射が阻害要因となることは珍しくない．しかしこうした事例に対して以下のいくつかの手法を試みることで，しばしば装着が可能となることがある．

a．段階的装着法：嘔吐反射が著しい事例に対しては，性急に装置の利用を薦めるのではなく，徐々に時間を費やして，嘔吐反応や心理的抵抗感の軽減を待たなくてはならない．

最初は数日もしくは数週間の間，クライアントに部分的に完成した挙上装置を装着させ，装置に慣れさせる．この段階では，硬口蓋部だけのものを用いる．やがてこれに慣れると挙上子を接続するが，挙上する角度を徐々に段階的に上昇させてゆくことも成功に導くためのテクニックの一つである．

さらに，こうした事例に対してPLPを最初に装着させるさいに，筆者らはクライアントにPLPをきわめて短い時間だけ装着させる．しばしば5秒から10秒程度から開始する．そして，装着する時間を長くする．回数も，1日に1回から開始し，回数を漸増する．PLPを装着する時間は，やがて数時間となる．

b．脱感作プログラム：ダニエル[15]が考案した口蓋の脱感作プログラムでは，クライアント以外の他者が示指の上にあてた綿でクライアントの歯茎部をこすりつけて圧を加える．徐々に，正

中線上でさらに後方の硬口蓋を刺激する．嘔吐が切迫するのをクライアントが感じた場合は，ある音を発するように指示し，指で後方を刺激するのを止め，側方の刺激を開始する．側方のマッサージを30秒間行った後で，15秒間休む．それから，再び，刺激パターンを開始する．

ダニエルは，5分間の訓練を1日に4回，1週間に7回行うべきであると示唆している．そして，口蓋の脱感作がみられる場合には，脱感作には通常2～3週間を要するという．また，日常の歯磨きの間に脱感作プログラムを行う方法もある．

(4) 訓練

多くの場合，PLPを装着した状態で，鼻咽腔閉鎖機能に関する行動的アプローチを同時に行う．具体的には，前述のバイオフィードバック法が有効である．PLPを作製しても呼気を鼻腔に流出させる誤った習慣が定着している事例は多く，こうした事例に対しては呼気を口腔に導く基本的な訓練から始めなくてはならない．

言語聴覚士は，PLPは単に鼻咽腔閉鎖機能の改善に有用であるばかりでなく，構音機能にも良い変化をもたらすものであるということを忘れず，構音の側面の評価と治療を欠かさないようにする．口腔内圧を利用し，破裂音，摩擦音など一連の音種を的確な動作で生成できるように指導する．こうしたディサースリアにおける構音訓練では，対照的生成ドリル（表7-6）が有用である．

フォローアップは，しばしば長期的に実施する必要がある．装置を撤去した後で，いったん再獲得されたと思われる鼻咽腔閉鎖機能が再び悪化することもあり，撤去した後も経過観察を要する．なお，PLPは安定して装着することが可能となっても，就寝時，摂食時，激しい運動時には外すように指導する．

(5) 賦活効果

軟口蓋挙上装置の効果として，鼻咽腔閉鎖機能の賦活効果が知られている．挙上子によって，軟口蓋ばかりでなく咽頭側壁あるいは後壁の運動性が促進されると推察されてきた．賦活効果は，6カ月程度からみられるようである．

しかし，PLPがディサースリア例における鼻咽腔にかかわる神経・筋機能を改善させるという仮説については，なおも見解の一致がみられているとはいえない．少なくともPLPは障害された鼻咽腔閉鎖機能が賦活化されるまでの暫間的な装置であるとはいえない．撤去可能である場合もあるが，永久的に装着する割合の方が多いというのが近年の知見である．とはいえ，PLPによる賦活効果が従来期待されていたほど認められないとしても，PLPの有用性が失われることはない．依然として，ディサースリアにおける鼻咽腔閉鎖不全に対する臨床では最も重要なアプローチであることに変わりはない．

10 口腔構音機能

舌や口唇など口腔構音器官の訓練は，ディサースリアの言語治療のなかで最も頻回に行われてきたものであろう．しかし古典的アプローチのなかには，本章の6節で示したような効果を期待できない訓練が少なくない．まず最初に，こうした言語治療は控えるべきであることを強調しておきたい．口腔構音機能においてとくに散見される効果を期待できない訓練について，再び示すと以下である．

- /pa//ta//ka/などの音節の反復速度が低下しているからといって，これらの音節の反復課題（ディアドコキネシス，DDK）を繰り返させる訓練
- 単に誤りやすい単語を繰り返して音読させたり，短文や長文の音読課題を繰り返させる訓練

- 早口ことばを繰り返して言わせる訓練
- 構音器官の運動性が低下しているからといって，機械的に舌や口唇，下顎の運動を行う訓練（ことばの体操，口の体操）

1）舌の機能的訓練

（1）重度例に対する訓練の進め方

舌を自動的に運動させることも困難である重度例の場合，舌の前方，上方，側方への粗大運動を他動的もしくは自動介助的に行わせる．舌の他動運動では，舌をガーゼで包んで臨床家がしっかりと保持して行う（図7-23）．弛緩して口腔底にぐったりと横たわっている舌をガーゼで包むには，口腔清拭用のスポンジブラシが役に立つ．ブラシを前舌の上に置いてクルリと前方に向かって回転させて舌下面に入れ，さらに舌を下から持ち上げるようにしてブラシを前方に向かって回転させると弛緩した舌が上前方に出てくるので，ここでガーゼで包むと良い．

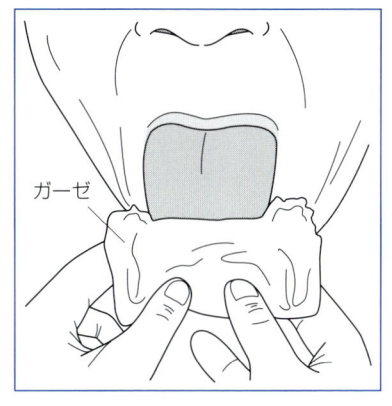

図7-23 舌の他動運動

他動運動は鏡の前で視覚的にクライアントにフィードバックさせ，前方，上方，側方への粗大運動感覚を再学習させる．こうして視覚的，触覚的，運動覚的といった各感覚モダリティの刺激を介して，クライアントに運動イメージ（motor imagery）を会得させ，頭のなかでリハーサルさせる（メンタルリハーサル）．

最近の研究では，実際に運動を行わずイメージするだけでも運動プログラム中枢である補足運動野や運動前野が活性化することが示されている[51]．さらにイメージするだけで第一次運動野が活性化したという報告[21]，イメージするだけで筋力増強に有用であったという報告もなされている[71]．図7-24に，ユエら[71]の報告結果を示す．また著名な解剖学者であるブローダルは自らディサースリアと左片麻痺を患い，その臨床経過に考察を加えて報告している[8]．そのなかで，発症初期における他動運動による感覚的情報が神経生理学的促通に有用であったことを経験的に示唆しているのは興味深い．

しかしバトラーらが示しているように，実際の脳損傷例に対して運動イメージだけで神経・筋

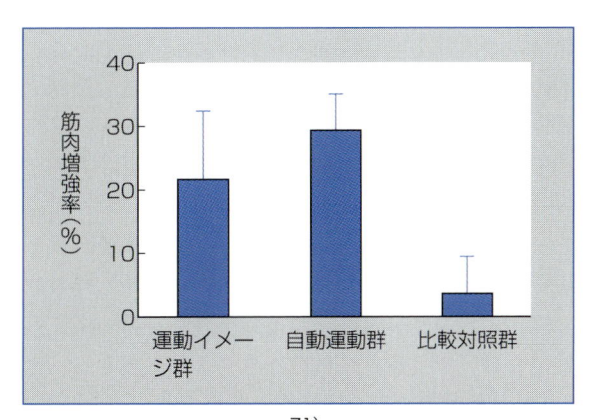

図7-24 小指の外転運動[71]
　運動イメージ群（運動のイメージだけを行う），自動運動群，比較対照群（何もしない）の3群に分けて検討した結果，それぞれ23%，30%，5%の筋力増強が認められた

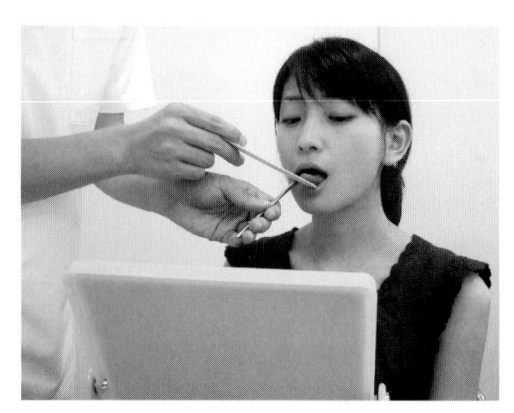

図7-25 バイト・ブロックで下顎を固定して，舌の自動介助運動を鏡の前で実施している場面

機能が改善することを期待することはむずかしい[10]．運動イメージは，機能的改善において他のアプローチを補強したり促通する働きがあるものと推察される．イメージ・トレーニングは今日のスポーツ医学の領域で有効性が裏づけられており[84]，脳損傷例に対するリハビリテーションにおいても有効であるとする報告が蓄積されているが[19,33]，効果の程度を含めて詳細については今後のさらなるエビデンスを必要とする．

さて，自動介助運動では，舌圧子や臨床家の手指で介助を行う（図7-25）．このとき，舌の挙上運動は下顎の運動によって代償されやすいので，音声言語医療用バイト・ブロック（インテルナ出版より販売）を使用して下顎を固定しなくてはならない．自動介助運動は筋力増強効果を期待できるが，臨床家が過介助を行ったり，代償運動が行われると，筋力は改善しない．近年の脳神経科学の進展に伴い，代償を抑制した運動経験が脳を改変させる（中枢神経系を再組織化させる）ことが明らかになりつつある．したがって，正しく運動経験が行われなくてはならない．

(2) 口腔構音器官の筋力増強訓練における負荷量

筋力増強訓練において抵抗運動が重要であり，デロームのRM法が科学的であることは第3節で学んだ．しかし，舌や口唇に対して80％の抵抗を的確に与えることは臨床的にきわめて困難である．そこで臨床的に実用的なのは，「主観的運動強度法」と呼ばれているものである．これは，主観的な「弱い」「強い」といった感覚により負荷量を決める方法である．

無難な手法として，筆者は最大筋力を発揮させるようにしている．このようにすれば常に高負荷により筋力増強に必要な負荷の量を与えることができる．四肢の運動では負荷により呼吸・循環器系へ与えるリスクがあるため，効果を得るのに最小限度の負荷を用いるように配慮する必要がある．これに対して口腔構音機能の訓練の場合は，易疲労性や呼吸・循環器系に及ぼすリスクが少ない．

(3) 言語訓練の進め方

どの器官に対してもいえることであるが，神経・筋機能を改善させるための訓練は，クライアントの筋力レベルに応じて，他動運動→自動介助運動→自動運動→抵抗運動の順で行う．当初から自動運動が可能である場合は，抵抗運動から開始すべきであろうし，自動運動も不可能である場合は，自動介助運動もしくは他動運動から開始すべきであろう．どのレベルから実施するかは，AMSDの結果から容易に判定できる．

抵抗運動の課題としては，前述のように前方への突出運動，上方への挙上運動，側方への移動運動を抵抗運動で行わせる．前方への突出運動では，開口位で上下顎の切歯間に臨床家が舌圧子

図7-26 舌の抵抗運動（突出）　　図7-27 舌の抵抗運動（挙上）

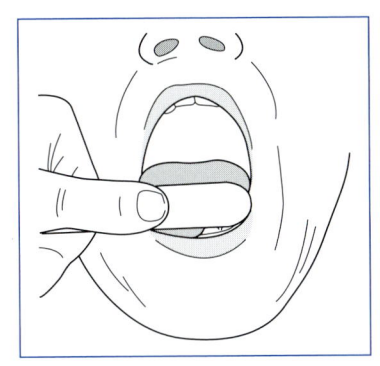

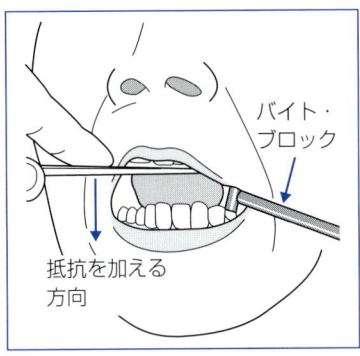

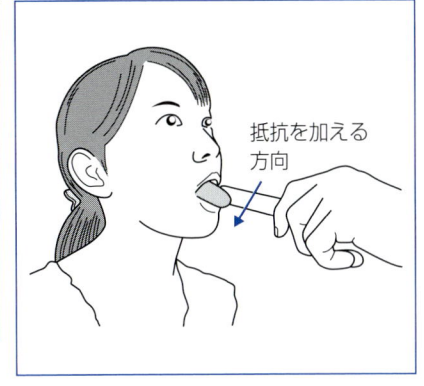

図7-28 舌の抵抗運動（側方）

を置いて徒手的に抵抗を加え，クライアントに勢いよく抵抗に抗して舌を前方に突出させる（**図7-26**）．舌圧子の代わりに，臨床家がディスポーザブル・グローブをつけてガーゼで直接クライアントの舌に抵抗を加えても良い．この場合，臨床家は触覚的にクライアントの舌の筋力を直接把握しながら訓練を進めることができる．

　上方への挙上運動では，音声言語医療用バイト・ブロックで下顎を固定することが必須である．こうして開口位で，臨床家は舌面上から下方に舌圧子を用いて徒手的抵抗を加え，クライアントに勢いよく抵抗に抗して舌体を挙上させる（**図7-27**）．側方への移動では，臨床家が舌圧子を正中からやや側方（移動させる側）に位置して徒手的抵抗を加え，クライアントに勢いよく抵抗に抗して舌を側方に移動させる（**図7-28**）．このとき舌圧子を最初から口角に置くと，移動運動とならないので注意する．やはり舌圧子の代わりに，臨床家がディスポーザブル・グローブをつけてガーゼで直接クライアントの舌に抵抗を加えても良い．

　舌圧子を通して臨床家が加える抵抗は個々のクライアントの筋力に応じて変化させる．常に最大限の筋収縮を促すように努める．舌圧子を押す運動は3〜5秒間維持させる．これを1セッションに10回行って1セットとし，可能であれば3セット行う．

(4) 自主訓練

　各種の舌の抵抗運動は，クライアントに舌圧子を渡すだけで簡単に自主訓練として行うことができる．負荷はクライアントが自身の手指で加えるように指導する．上肢の実用が困難である場合は，介護者や家人の協力を得る．

　しかしこの場合の難点は，適切な負荷を一定にすることが困難であるということである．そこで効果的に自主訓練を実施するために市販の訓練用具で有用なものがある．舌好調（Mike corporationより販売）はバイトブロック付きであるため，下顎を固定して代償運動を抑制して舌の訓練を実施することができるように配慮されている．後述のリフトアップを舌の自主訓練用具として用いることもできる．

　自主訓練においても必ず，①音声言語医療用バイト・ブロックで下顎を固定してその代償運動を抑制すること，②鏡を用いて運動が適切にできているかどうかを視覚的にフィードバックしながら行わせることが大切である．

2) 口唇の機能的訓練

　今日では中枢神経損傷例に対しても筋力増強訓練が適応となることについては第3節で学んだとおりであるが，口唇についてはとくに適応となる．

（1）CIセラピーの基礎理論とエビデンス

　CIセラピー（constraint-induced movement therapy：CIMT）とは，健側の使用を制限して患側に集中的な運動を行わせることで改善をはかろうとするものである．1980年にタウビー（Taube）によって考案され，サルを用いた一連の基礎実験から得られた神経科学的成果を基盤として，今日では人のリハビテリーションにおいて用いられている．その有効性を示すエビデンスは，十分に蓄積されている．CIセラピーを受けると機能が改善するとともに，functional MRIや経頭蓋的磁気刺激法（TMS）などで，損傷を受けた大脳運動皮質運動野の機能地図に可塑的変化が生じ，機能地図が再構築されることが動物とヒトの双方で確認されている．この点については，本章の第5節で解説した．

　CIセラピーは長い間暗黒のような状態におかれた中枢性麻痺に注がれる光明としてリハビリテーションの領域で迎えられているだけでなく，中枢神経損傷後の回復機能についての従来の見解を刷新するものとなりつつある．CIセラピーは当初は上肢の治療手技として紹介されたが，顔面に対して転用したのは世界でも筆者らが最初のことである．軽度から重度まで幅広く有効であり，これまでに高い成果を得ている[74, 79, 82, 98, 103]．

　タウビー[62]は脳卒中後に一側の上肢に運動麻痺を来たすと，健側が代償してしまうため，麻痺側の上肢は使用する機会が奪われてしまうことになる，と述べている．これと同様のことは顔面に対してもいえる．

　たとえば右顔面神経麻痺例に対して，次のような古典的アプローチが施されてきた．
- 口を横に引いてください．
- 口を突き出してください．
- 口をしっかりと閉じてください．

　しかしこれらの課題を与えると，ほとんどのクライアントは麻痺側の顔面下部を使用しないものである．代償的に健側を使用して行ってしまう．その結果，健側がさらに強化されてしまう．そして麻痺側の筋力は改善することがなく，むしろ低下してしまう．したがって，古典的な形式でこれらの課題を施行しても機能的改善がみられることはないのである．

（2）顔面下部に対するCIセラピーの進め方

　最初に鏡をクライアントの正面に置き，「イー」と発声させて口唇を横に引かせ，麻痺側の運動性が乏しいことを認識させる．そして，これから麻痺側の訓練を行う必要があることを理解させ，訓練意欲を形成する．

　訓練を行うにあたり，臨床家はクライアントの背後から，クライアントの非麻痺側の顔面下部を臨床家自身の手指でしっかりと固定してその運動を抑制する（図7-29）．あるいは，非麻痺側の顔面下部を医療用粘着テープでしっかりと固定する．固定性を高めるために，伸縮性の低いタイプのテープが良い．この場合，かぶれに十分に留意する．

　そして，クライアントに目の前の鏡に映し出されるクライアント自身の顔面下部の動きに十分に注意を促しながら，顔面下部の運動を行わせる．重度～中等度例では他動運動，自動介助運動，自動運動を行わせるが，そのさいの運動課題は，①「イー」と発声させながら口唇を横に引かせる，②「ウー」と発声させながら口唇を突出させる，③「ンー（/m/）」と発声させながら口唇を閉鎖させる，とする．これらの運動課題自体は，古典的なものである．しかし健側の動きを強制的に制限し，麻痺側に集中して運動を行わせる点で古典的訓練手技と大きく異なる．自動運動が困難である場合は，各運動を臨床家の手指で介助してやるが，介助量は最小限度にとどめる．

　口唇の閉鎖課題では，健側の顔面下部の運動を抑制するばかりでなく，下顎の代償運動を抑制するために音声言語医療用バイト・ブロックを使用することが重要である（図7-30）．また健側

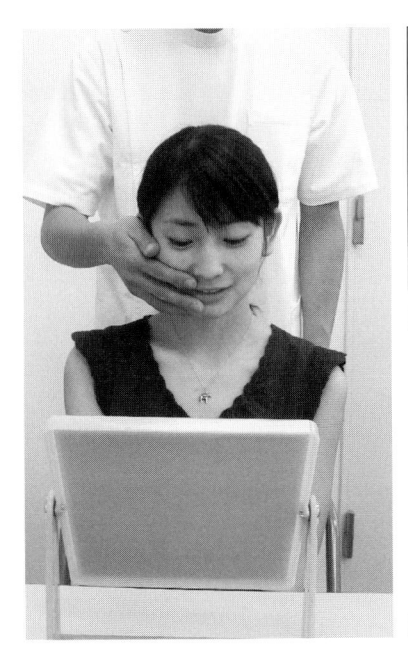

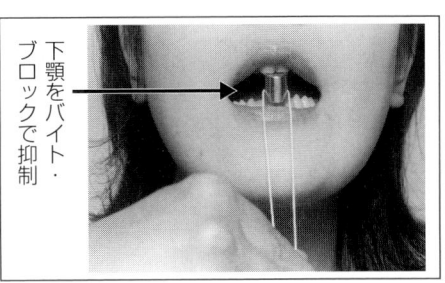

図7-30　下顎の代償運動の抑制の仕方

図7-29　CIセラピーにおける健側の抑制の仕方

だけが閉鎖して麻痺側が閉鎖していないのは，臨床的に頻回にみられる場面である．そこで，やはり鏡で麻痺側の上下唇が完全閉鎖しているかどうかを，クライアントに自ら確認させながら閉鎖運動を行わせる．

　CIセラピーは，本来は核上性麻痺（中枢性麻痺）に対するアプローチとして開発された．しかし，少なくとも顔面に関しては，核性の末梢性麻痺に対しても有効であることを筆者らは確認している[75]．図7-31に，核性の顔面神経麻痺例に対してCIセラピーを実施したさいの初回評価時と最終評価時の変化を示した．言語治療前後で著明な改善が認められることがわかる．

(3) アイシング

　アイシングにより神経・筋機能を促通する技法はルードにより発見され，ルード法に含まれる一連の手技の一つに含まれる．促通を目的として使用する場合と，抑制を目的として使用する場合がある．促通を目的として使用する場合，氷は−12〜−17度のものが用いられ，①1回だけこする方法，②連続的にこする方法の2種があるが，さらに，③持続的に圧する方法も臨床的に用いられる．近位部から遠位部へと刺激する．

　顔面下部に寒冷刺激を加えるアイシングは，重度例に対して主に筋収縮を誘発し，随意性を拡大することを目的として用いる．しかし寒冷刺激だけでは随意的収縮能力を高めることは困難であり，一時的な促通刺激に終わる．アイシングによる刺激で促通しながら，随意的運動を反復させることが重要である．前述のCIセラピーと組み合わせて行うことが多い．

　具体的には，湿らせたガーゼで包んだ氷で患側の口唇・頬部を圧しながら連続的にこする（図7-32）．氷で数回こすったら，タオルで水分を拭き取り，再びこする．しかしこのとき，タオルでこすってはならない．アイシングを行うための専用器具も販売されている．

(4) 抵抗運動課題

　口唇に対して抵抗運動を行うには，臨床家が麻痺側の口角に小指を入れて頬に向かって引いて徒手的抵抗を加え，クライアントにその抵抗に抗して口唇を閉鎖させる（図7-33）．このとき，指腹を用いて抵抗を与える．あるいは，麻痺側の口角に指を入れてできるだけ強く吸わせる．下顎の代償を抑制するために，音声言語医療用バイト・ブロックを使用することを忘れないように

168　第7章　ディサースリアの言語治療

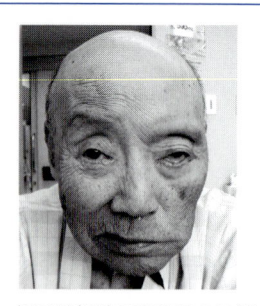

a. 初回評価時の安静時の状態

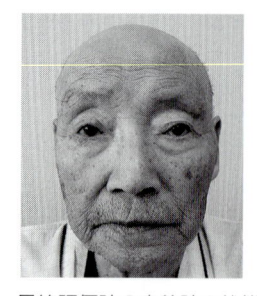

b. 最終評価時の安静時の状態

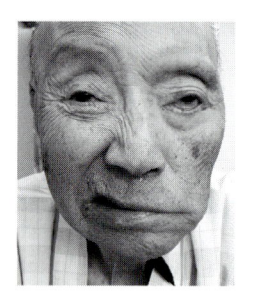

c. 初回評価時の「口唇を横に引く」課題時の状態

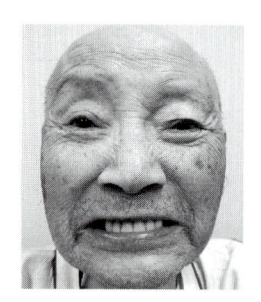

d. 最終評価時の「口唇を横に引く」課題時の状態

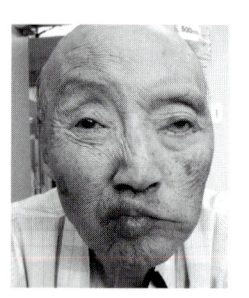

e. 初回評価時の「口唇の突出」課題時の状態

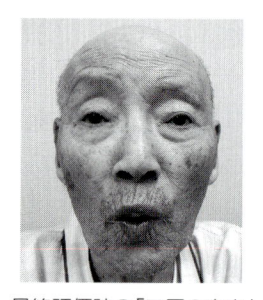

f. 最終評価時の「口唇の突出」課題時の状態

図7-31　脳幹卒中による核性顔面神経麻痺に対してCIセラピーを用いたさいの，初回評価時と最終評価時の顔面の機能についての比較（許可を得て掲載）

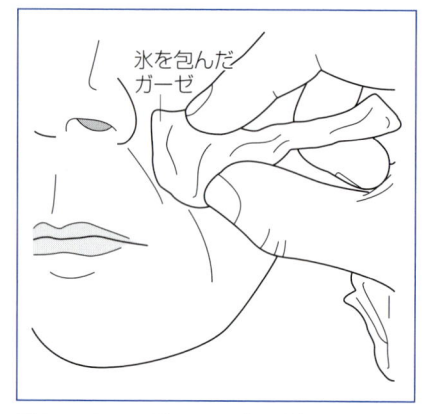

図7-32　口裂周囲の筋に対するアイシング

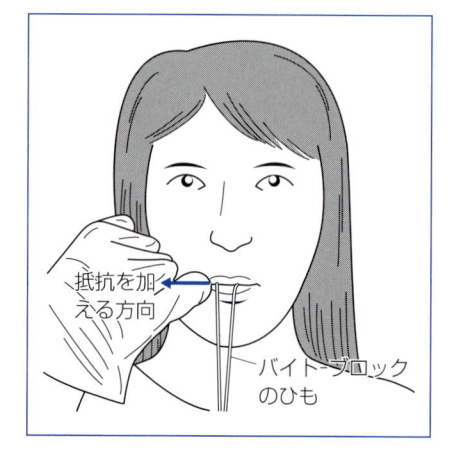

図7-33　口唇の抵抗運動（閉鎖）

する．バイト・ブロックのサイズは一番小さいものから開始し，クライアントの機能の改善に応じて次第に大きなサイズに変更する．

その他に，上下唇間で舌圧子を挟ませて臨床家が舌圧子を引き抜こうとする抵抗に抗して保持させる訓練，デンタルフロスなどのヒモを穴に通したボタンを麻痺側の口腔前庭に置いて，ボタンを引き抜こうとする臨床家の抵抗に抗して口唇を閉鎖してボタンを保持させるボタン訓練などが有効である．

(5) 自主訓練

CIセラピーを口唇の自主訓練として実施する場合，クライアントに自身の手掌（手のひら）で健側の顔面下部の動きを抑制し，鏡に向かって視覚的に麻痺側の動きに集中させながら行わせる．もしくは非麻痺側の顔面下部をテープでしっかりと固定する．

市販の口唇閉鎖器具として，リフトアップやSHAPE FACE（いずれもMike corporationより販売），パタカラ（デンタルユーミーより販売）などの口唇閉鎖訓練用具がある．図7-34に，リ

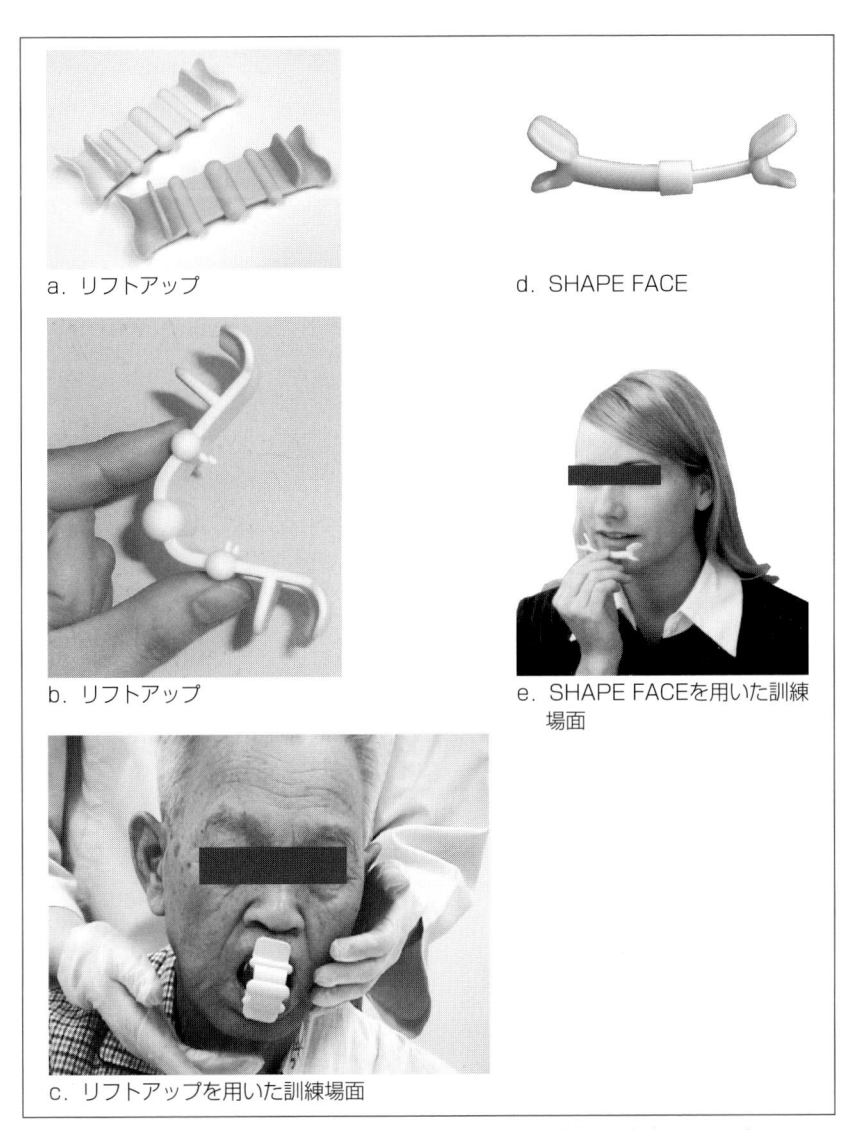

図7-34　リフトアップ（a, b）と同用具を用いた訓練場面（c），およびSHAPE FACE（d）と同用具を用いた訓練場面（e）

フトアップと同器具を用いた自主訓練場面，ならびにSHAPE FACEを用いた訓練場面を示す．やはり，健側だけで運動が行われることが多いので，鏡を見ながら麻痺側の動きに注意させて行わせる必要がある．

　また，市販の乳幼児のおしゃぶりを用いて吸啜運動を行わせるのも口唇閉鎖の抵抗運動となる．おしゃぶりは麻痺側の口角に入れて吸啜運動を3～5秒間持続させる．おしゃぶりの代用として市販の乳首を用いる場合は，乳首穴を完全に塞がなくては吸啜運動時の抵抗値が低くなり効果が期待できなくなる点に留意しなくてはならない．おしゃぶりや乳首の選択については，漫画の絵が描いてあるようなものは，クライアントの自尊心を傷つけるので用いてはならない．なおおしゃぶりの硬さは，クライアントの機能障害の重症度に合わせる．

3）下顎の機能的訓練

（1）抵抗運動による筋力増強訓練

　開口運動を抵抗運動で行うには，臨床家が下顎底に手掌をあてがい徒手的抵抗を加えて，クライアントにその抵抗に抗して開口（下顎の下制）させる（図7-35）．閉口運動を抵抗運動で行うには，前歯上に舌圧子をあてがい，下方に向かって抵抗を加えてクライアントにその抵抗に抗して閉口（下顎の挙上）させる（図7-36-左）．前歯が欠損していたり歯の痛みがある場合，下顎臼

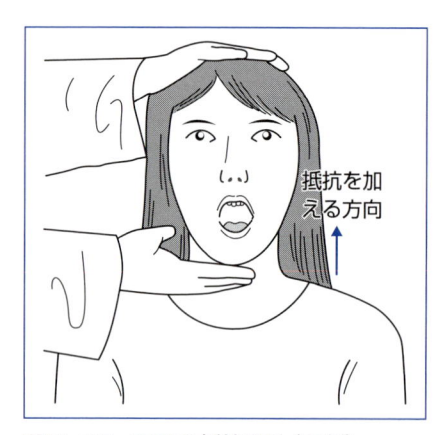

図7-35　下顎の抵抗運動（下制）

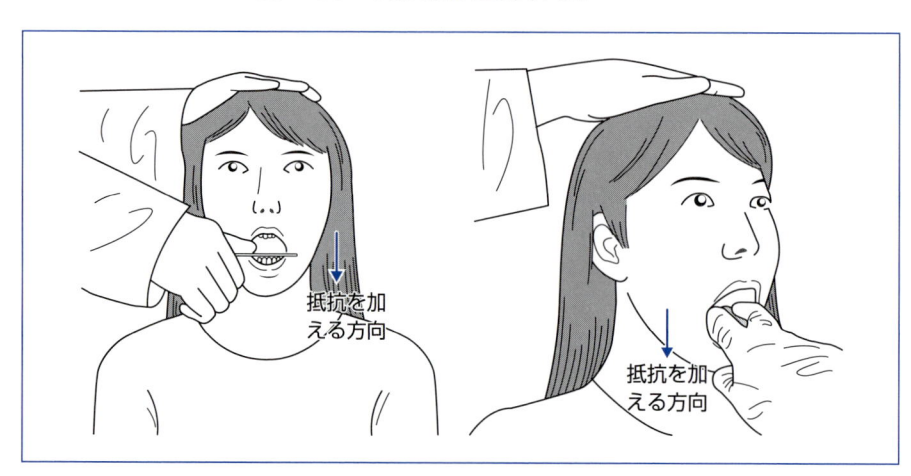

図7-36-左：舌圧子を用いた下顎の抵抗運動（挙上）
　　　　右：手指を用いた下顎の抵抗運動（挙上）

歯上に徒手的抵抗を加えてクライアントにその抵抗に抗して閉口させる（図7-36-右）．クライアントの正面には鏡を置いて，視覚的にフィードバックさせながら行う．

(2) 補装的アプローチ

　下顎の不随意運動により発話運動が阻害される場合，バイト・ブロックの使用が奨励される．不随意運動を特徴とする運動過多性ディサースリア例では，バイト・ブロックを上下の歯の間に噛ませて下顎を固定することで，発話明瞭度が改善することがある[20]．

　この場合，歯に対する刺激を緩和するために一般に使用されているステンレス製の音声言語医療用バイト・ブロックにクッションラバー（インテルナ出版より販売）を添えて使用すると良い．誤嚥の危険のある人の場合はバイト・ブロックにハンドルを通して，手でハンドルを保持させながら発話させる．

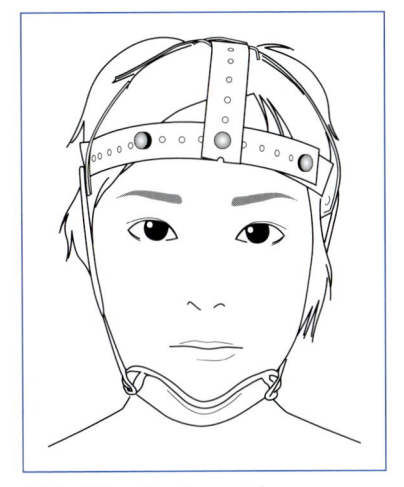

図7-37　チンキャップ

　重度の閉口不全例に対しては，チンキャップと呼ばれる補装具を用いる（**図7-37**）．チンキャップは本来は成長期にある人の下顎の成長を抑制して顎顔面形態を整える矯正装置である．しかしディサースリア例に対しては，下顎の挙上を代償させる補装具として応用できる．開口能力が保持されたディサースリア例にチンキャップを適用する場合は，弾性のあるタイプを選択するか，あるいは補装具業者に作製を依頼する．

4) 構音訓練

　機能性構音障害のある子どもに対する構音訓練は構音の正常化を目標とするのに対して，ディサースリア例に対する構音訓練とは構音パターンを代償的に調節することで構音の明瞭性を高めることを目標とする．たとえば，舌の協調性が悪く歪みが頻出する事例の場合，母音の構音時間を引き延ばす，破裂音の生成時には閉鎖区間を延長する，摩擦音の生成時には摩擦区間を延長するといった様々な構音動作の調節により歪みの程度を改善させるように努める．非発話的な訓練課題により改善がみられた口腔構音器官の運動機能を発話的課題へとつなげるという点で，構音訓練はきわめて重要な役割を果たす．

　こうした構音動作を習得させるさいに，対照的生成ドリルが有用である．これについてはすでにふれたが，1音素だけが音韻論的に対立する音節または単語が2項ずつ対になったドリル集のことをいう．2項ずつの単語の対は，①有声/無声，②構音点，③構音方法，④鼻咽腔開放/閉鎖から構成される（表7-5, 表7-6）．こうしたドリルの目的とは，対照的に生成させる課題を通して，構音活動における有声/無声，構音点，構音方法，鼻咽腔開放/閉鎖への注意力を高め，聞き手に意味の弁別が可能なレベルで構音運動を制御する能力を高めることにある．単純な音読課題や復唱課題とは異なり，こうした課題では対をなす一連の単語間の意味の相違に注意を払わなくてはならない．つまり，クライアントは構音の誤りによる意味識別の誤りを招くことを避けようと意識するので，音読や復唱課題よりも構音訓練の効果が期待できる．

　このほか，文献88)の訓練ドリルの第1章と第2章に含まれている構音の基本訓練と，第7章に含まれている無意味単語集も有用である．これらの課題もまた，非発話的な訓練課題により改善がみられた口腔構音器官の運動機能を発話的課題へとつなげるという役割を果たすほか，獲得した構音機能の維持的訓練としても用いられる．

構音訓練の順序は音種別に行わなくてはならないが，これまでの研究で，主に以下の点が示唆されている[89, 90]．
①直音は拗音よりも先行させる．
②母音は子音よりも先行させる．
③母音の音種では，低母音は高母音に先行させて開始し，奥舌母音は前舌母音に先行させる．
④子音の音種では，通鼻音と摩擦音は破擦音，破裂音，弾音よりも先行させる．
⑤無声音は有声音よりも先行させる．

11 発話速度の調節法

1）概説

（1）訓練の一般的な進め方

発話速度の調節訓練では発話速度を低下させ，これにより不正確な構音動作をより正確にし，その結果，発話明瞭度を改善させる．また，発声発語器官全体の協調性が高まることも，明瞭度の改善につながる．臨床的に，これほど劇的にかつ容易に明瞭度を改善させる言語治療手法は他にない．したがって，ディサースリアの治療においてきわめて重要な治療手技であるといえる．

しかし，発話速度の調節法は，「ゆっくりと話しましょう」といった単なる言語的指導だけで効果がみられることはほとんどない．長い間習慣化されてしまった発話速度を変えるには，①特定の技法と，②系統的なドリルが必要である．

訓練ドリルは，通常，短文レベルから以下の順で開始する．

> 短文→ 長文→ 文の完成→ 口頭説明→ 2コマ漫画の説明→ 情景画・写真の口頭説明→ 会話→ 個人の生活に即した実用的なコミュニケーション場面を設定した訓練

短文では，2文節レベルから開始して次第に3文節，4文節へと長くする．文献87）はそのような構成となっており，実用的である．般化を目的とする段階では，同書に含まれている文の完成課題（**表7-8**）や口頭説明（**表7-9**）へと進める．また，文献92）を用いて2コマ漫画の説明（**図7-38**）や情景画の説明（**図7-39**）を，文献93）を用いて写真の口頭説明を行う．さらに，「できる発話」から「している発話」へと確実に般化させるために，個人の生活に即した実用的なコミュニ

表7-8 文の完成課題[87]

銀座で，＿＿＿＿＿＿＿＿＿＿＿＿＿＿＿＿＿＿＿＿．
レストランで，＿＿＿＿＿＿＿＿＿＿＿＿＿＿＿＿＿．
娘の結婚式で，＿＿＿＿＿＿＿＿＿＿＿＿＿＿＿＿．
昔の友人が，＿＿＿＿＿＿＿＿＿＿＿＿＿＿＿＿＿．
寒いので，＿＿＿＿＿＿＿＿＿＿＿＿＿＿＿＿＿＿．
テレビで，＿＿＿＿＿＿＿＿＿＿＿＿＿＿＿＿＿＿．
動物園で，＿＿＿＿＿＿＿＿＿＿＿＿＿＿＿＿＿＿．
夜中に，＿＿＿＿＿＿＿＿＿＿＿＿＿＿＿＿＿＿＿．
デパートで，＿＿＿＿＿＿＿＿＿＿＿＿＿＿＿＿＿．
夏祭りに，＿＿＿＿＿＿＿＿＿＿＿＿＿＿＿＿＿＿．
のこぎりで，＿＿＿＿＿＿＿＿＿＿＿＿＿＿＿＿＿．
年末は，＿＿＿＿＿＿＿＿＿＿＿＿＿＿＿＿＿＿＿．

表7-9 口頭説明課題[87]（一部改変）

クリスマスとはどのような行事ですか．
野球とはどのようなスポーツですか．
鶴のおんがえしの話をしてください．
船とはどのような乗り物ですか．
スキーとはどのようなスポーツですか．
鯨とはどのような動物ですか．
郵便局とはどのようなところですか．
旅行にでかける時にはどのような支度をしますか．
かくれんぼとはどのような遊びですか．

図7-38 2コマ漫画の説明課題[92]

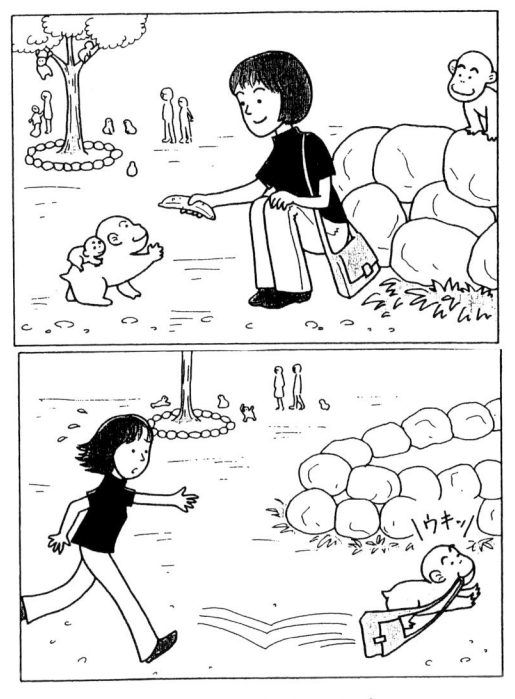

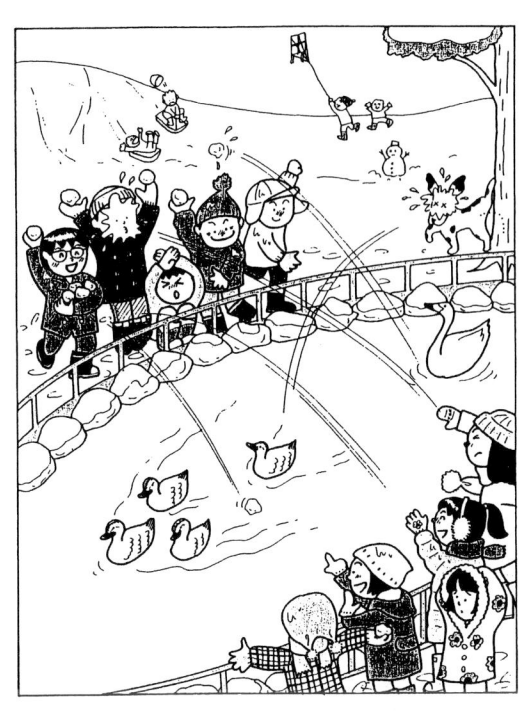

図7-39 情景画の説明課題[92]

ケーション場面を設定して社会的スキルとしてのコミュニケーション能力を獲得させる．

　発話速度の調節法を実施するさいに，訓練効果を確実に高めるために，使用する装置，介助，キューの量と頻度は調節能力の上昇にあわせて次第に減らしてゆくことが大切である．そして最終的には，自身で調節できる能力を習得させなくてはならない．

　また，当初はクライアントに臨床家と斉唱させて各技術を習得させるが，臨床家は少しずつ声を潜め（フェイディング法），クライアントが一人で技法を用いることができるように導く．復唱を行うさいも，やがてはクライアントが一人で技法を使用できるように導く．

(2) バイオフィードバック法の併用

　発話速度の調節訓練を行うさいに，どのような手技を用いようとも，バイオフィードバック法を併用することが不可欠である．ディサースリアの臨床においてフィードバック法が重要であることはこれまでに繰り返して述べてきたが，これは運動学習に広くいえることである．そして，最終的にはフィードフォワードできるようにするというのが運動学習理論の基本原則である．

　発話速度の調節訓練では，リアルタイム・ピッチ（**図7-40**）が聴覚的ならびに視覚的フィードバック装置として有用である．旧式のテープレコーダーやMD（ミニディスク）では，テープを巻き戻して再生したい箇所を探している間に，クライアントは訓練の焦点を見失ってしまうので，役に立ちにくい．これに対して，近年のルーピングと呼ばれる機能を備えている装置ないしソフトウェアを用いると，きわめて簡便に録音してループ再生ができ，発話速度の調節訓練では実用的である．

(3) 発話速度の調節法の難点

　発話速度の調節法には，利点と難点がある．利点とは，発話明瞭度の改善であり，難点とは発話の自然度の低下である．言語治療では，この両者の関連性を考慮に入れ，自然度の低下を最小限度にとどめながら発話速度を遅くさせるように努める．両者の最善の妥協点を見出すといって

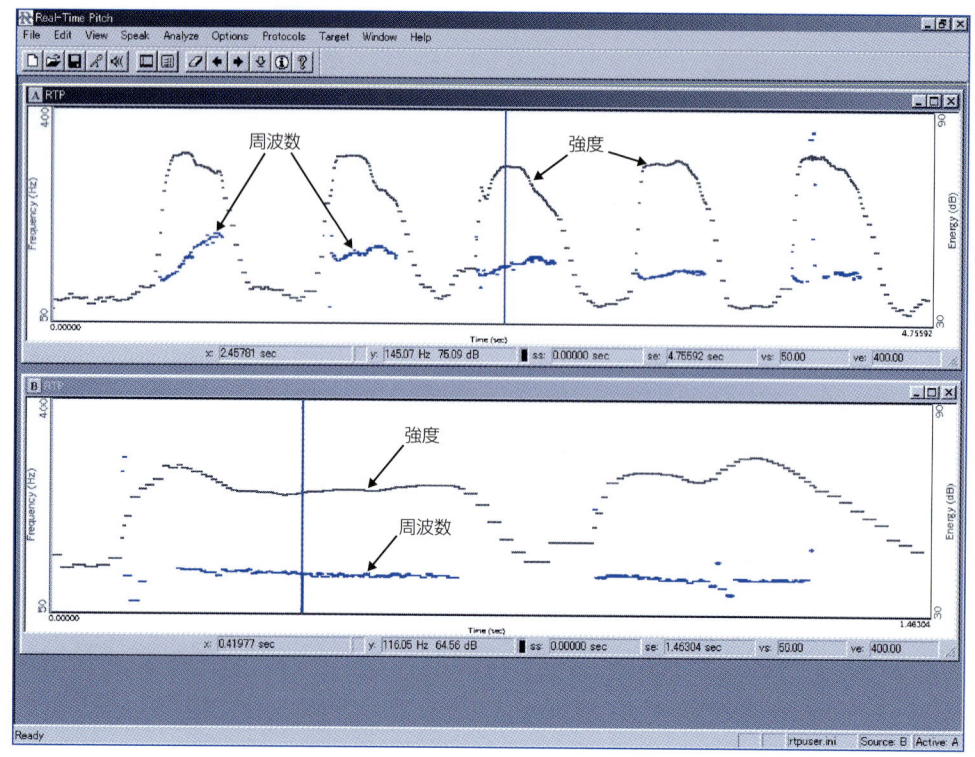

図7-40　リアルタイム・ピッチの表示画面

も良いであろう．多くの場合，発話明瞭度を上昇させるために，ある程度自然度の低下を犠牲とする．

(4) 技法の分類

表7-10に示したように，発話速度の調節法に関する技法は，2つのカテゴリーに大別される[65,67]．第1のカテゴリーには，強制的な発話速度の調節法が含まれる．これらの技法は文字通り強制的に発話速度を低下させ，明瞭度を高めるものである．これらのアプローチはきわめて容易に明瞭度を上昇させることができる反面，自然度が著しく低下する．

もう一つのカテゴリーには，プロソディーを維持した発話速度の調節法が含まれる．これらのアプローチは，自然度があまり低下しないが，多くの運動学習を必要とする．以下では，各手技について解説する．

2) ペーシングボード

ペーシングボード（インテルナ出版より販売）は数種類の色のついたスロットから成り，各スロットはそれぞれ縁で仕切られているきわめて簡単な装置である．発話時に，モーラや文節などの単位ごとに1つのスロットを指で触ってポインティングしながら発話させることで，発話速度を強制的に低下させる．図7-41に，その実用場面を示した．原則として，日本語はモーラ言語であるため，最初はモーラ単位で使用するのに適している．

ペーシングボードは，運動低下性ディサースリア例に対して欠かすことのできない手技である．その他，UUMNディサースリアでもペーシングボードが適応となることがある．この場合は，ペーシングボードで発話速度の制御機能を高めてから，リズミック・キューイング法へと移行する場合が多い．日本語の言語的特性から，ペーシングボードやリズミック・キューイング法

表7-10 発話速度の調節法に関する技法の分類

強制的な発話速度の調節法	タッピング法 ペーシング・ボード モーラ指折り法 フレージング法 ポインティング・スピーチ
プロソディーを維持した発話速度の調節法	リズミック・キューイング法 DAF 視覚的フィードバック法

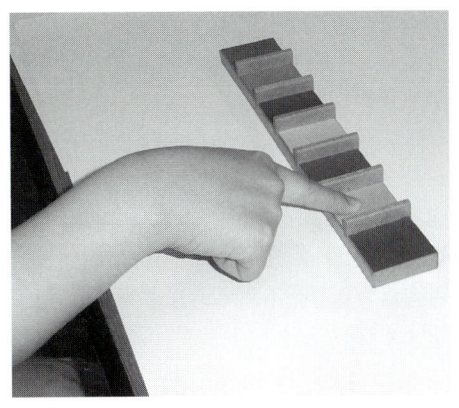

図7-41 ペーシングボードの実用場面

はしばしば著効を奏する[95, 103].

　臨床的にタッピング法やモーラ指折り法では発話速度を制御できなくても，ペーシングボードを使用すると制御可能となることがしばしばある．また，タッピング法やモーラ指折り法と比較して般化されやすい．その理由として，ペーシングボードでは，視覚的，触覚的，運動覚的刺激を介して発話運動が行われるので運動学習において重要なフィードバック機構がより活性化されやすく，運動の認知的制御機構が再編成されるものと推察される．こうして速度を低下させた新たな発話運動スキーマの運動学習が促進されるのであろう．

(1) 重症度に応じたポインティングの仕方

　ペーシングボードを用いるさいのポインティングの仕方については，重症度に応じて変化させることが大切である．発話明瞭度を5段階で評価した場合に，4～5の重度例ではモーラ単位でポインティングをする．これに対して，明瞭度が2～3.5の中軽度例では文節単位でポインティングをする．

　1音1音を歪みなく構音することにこだわってしまうあまりに，中軽度例に対しても臨床家がモーラ単位でポインティングするように指導すると，般化が困難となる．なぜなら，中軽度例は日常会話も時々聞き返される程度の明瞭度を保持しているので，こうした事例にペーシングボードをモーラ単位で使用するほどの必要性を感じさせるのはむずかしい．これに加えて，自然度が目立って低下するため，クライアントは日常会話で使用することを避ける傾向にある．こうして，ペーシングボードの効果は言語訓練室における「できる発話」の範囲にとどまってしまう．「している発話」へとつながらない．

(2) ペーシングボードの応用的活用

　ペーシングボードを使用しても，スロットをポインティングする動作と発話速度とが一致しないクライアントがいる．正確にスロットをポインティングしながらも，発話速度が適切に低下していないのである．こうした場合，発話速度を低下させる強制力をさらに高めるために，休止スロットを用いる．

　これは，1つのスロットをポインティングしながら1つのモーラを発すると，次のスロットをポインティングするさいには休止をおき，その次のスロットをポインティングしながら次のモーラを発する方法である．たとえば，「トマト」と発話する場合，「ト」と「マ」の間と，「マ」と「ト」の間ではスロットをポインティングしながらも休止をおく．つまり，この区間は沈黙させる．

　文節単位でポインティングを行う場合でも，休止スロットの利用がしばしば有用である．注意力が低下しているクライアントに対しては，スロットの上に文字チップを置くと，スロットをポインティングする動作と発話動作とを同期させる能力を獲得させるのに有用であることが多い．

また，スロットをポインティングする代わりに，一つひとつのスロットを指で下から上になぞるようにしながら発話させることで発話速度を強制的に低下させる手法もある（なぞりポインティング）．

(3) 携帯型ペーシングボード

日常生活でもペーシングボードを使用させ，発話速度の調節能力を安定させるさいに，携帯型ペーシングボード（インテルナ出版より販売）が有効である．実用的なサイズは，横幅10cm，縦1.5センチ程度であろう．携帯型ペーシングボードは，クライアントに常に携行させる必要がある．車いすを使用している事例では，アームレストに携帯型ペーシングボードをマグネットで固定する（図7-42-左）．ペーシングボードを使用するさいには，アームレストから取り外してテーブル上に移動させて使用する（図7-42-右）．あるいはボードの端にある穴にひもを通して，頸にかけて携行する方法もある．

興味深いことに，通常のペーシングボードから携帯型ペーシングボードへと切り替えて日常生活で定着するに伴い，ペーシングボードを使用しなくとも日常における発話明瞭度が改善されることがしばしばある[95]．すなわち日常生活で徹底してボードを実用し続けることで，中枢神経レベルで発話速度の調節能力が運動学習されるものと思われる．

逆に携帯型ペーシングボードを用いないと，言語訓練で習得した発話速度の制御能力を日常生活で実用し続けることができなくなる．つまり般化させることが困難となり，その効果が言語訓練室だけのものとなってしまう点に留意しなくてはならない．

3) タッピング法とモーラ指折り法

タッピング法では，モーラ，単語，文節などの単位ごとにタッピングを行い，発話速度を低下させる．発話時に手や足を用いてテーブルや床を叩いて発話速度を自ら調節させるのだが，クライアントの四肢が不自由であれば，臨床家が外的にタッピングのビートを与えてやる．

モーラ指折り法では，発話時にモーラごとに健側手の指を折り，発話速度を自ら調節させる．

4) ポインティング・スピーチ

発話時に文字板上で語頭音の文字を指さし，発話速度を自ら調節させる手法である．この手技は発話速度を低下させるばかりでなく，各語の語頭音の文字で相手に付加的情報を与える．簡便に高い効果を得ることができることから，重度ディサースリア例に対するアプローチとしては使用頻度の高い手法である．日本語の仮名1文字は拗音などを除いて1モーラと対応しており1文字ごとに構音されるという特性は，ポインティング・スピーチがより有効である要因となっていると思われる[41]．

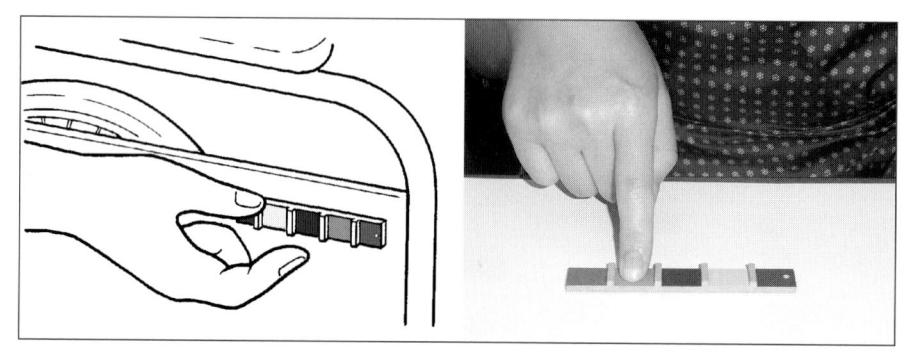

図7-42　左：車いすのアームレストにマグネットで固定した携帯型ペーシングボード
　　　　　右：車いすから取り外してテーブル上で実用している場面

語頭音を呈示しながら発話するポインティング・スピーチは発話速度の調節法の一種として分類されてきたが，近年，国際的には「発話補助法"speech supplementation"」の一種として分類されるようになり，ANCDSでもその有効性が評価されている[24, 73]．ANCDSでは，発話補助法は，①ポインティング・スピーチ（alphabet supplementation），②発話内容のトピック（話題）を呈示してから話すトピック補助法，③口頭で話す発話内容とジェスチャーとを複合させるジェスチャー補助法，④統語論的情報補助法の4種に分類している．いずれも，ディサースリアのタイプにかかわらず重度例の発話明瞭度を上昇させる手技として有用であることが示されている．

5）フレージング法

フレージング法とは，統語論的に適切な箇所で強制的に休止を入れて，発話を区切りながら話させる手法である．当初は臨床家が休止を入れる箇所にスラッシュ（/）を赤で入れて注意を促し，クライアントにそこで休止をおくように指示する．やがてはスラッシュを除去し，自分自身で適切な箇所で休止を入れながら話すことができる能力を習得させる．クライアントの呼吸機能を考慮し，適切な呼気段落に応じて発話を区切る．スラッシュだけで休止を入れることが困難である事例では，より強制力を高めるために，ペーシングボードを併用すると良い．

フレージング法では，休止を適切に入れることで明瞭度が上昇するばかりでなく，副次的効果として構音速度も低下し，明瞭度の上昇に少なからず寄与する．

6）リズミック・キューイング法

リズミック・キューイング法では，臨床家が目標とする速度でリズムをつけて文中の語を指さし，これに合わせて音読もしくは復唱させる．プロミネンスをおく語ではゆっくりとキューを与え，適切な箇所で休止を入れる．臨床家の与えるキューよりもクライアントの音読が遅れることは認めても速くならないように指導して実施する．失調性ディサースリアでは欠かすことのできないアプローチであり，UUMNディサースリアにも有効である．

筆者らは日本語を母国語とするディサースリア例がリズミック・キューイング法を実用できるように，日本語になじみやすい形式に改変して使用している．音声学的相違から，英語圏で用いられている形式をそのまま国内で適応することはできない．失調性ディサースリア例ではリズムをつけすぎると断綴性（だんてつせい）が増強されてしまうので，ストレス・アクセントを特徴とする英語圏でのキュー・パターンはピッチ・アクセントを特徴とする日本語圏で適応できないのである．その他，英語圏では名詞や動詞は強く，高く，長く発せられるのに対して代名詞や助動詞，接続詞は弱く低く発せられる点なども日英語間の音声学的相違点であり，そのまま日本語圏で適応できない理由となる．

本アプローチは単純な技法のようであるが，臨床家が習得するには一定の時間を要する．臨床家の精妙な技術が要求され，その技術レベルによってクライアントの発話は大きく異なる．したがって，熟練した臨床家の指導を受けて技法を習得してから実施すべきである．適切に行えば，明瞭度と自然度が同時にしばしば速効的に改善する．

明瞭度を高めるばかりでなく発話の自然度も保持しながら日常生活のなかで般化させるために，キューを漸減し，より自然なリズム・パターンへと修正してゆく必要がある．最終的には，フレージング法と近いパターンにまで修正しながら明瞭度と自然度を維持する発話運動能力を学習させる．リズミック・キューイング法をクライアントが習得するには一定の時間を要する．前述のように，短文→長文→文の完成課題→口頭説明課題→2コマ漫画の説明→情景画・写真の口頭説明→会話→個人の生活に即した実用的なコミュニケーション場面を設定した訓練へと進める．

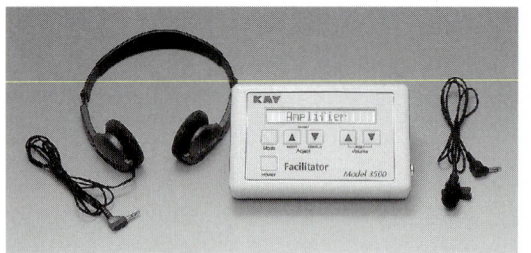

図7-43　携帯型DAF[102]

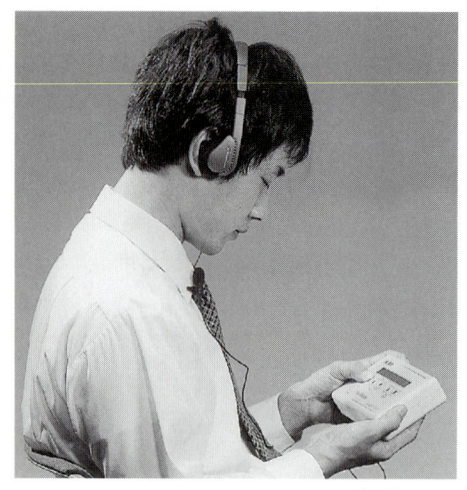

図7-44　携帯型DAFの訓練場面[102]

7) 遅延聴覚フィードバック (delayed auditory feedback：DAF) 法

　DAFは，もっぱらパーキンソン病に伴う運動低下性ディサースリアに対して有効な手法である．一般的には，遅延速度は50 msecから100 msec程度がよい．治療を開始するさいに，クライアントに最適の遅延速度を設定し，DAFに慣れさせる．DAFの遅延速度を徐々に変化させ，最終的にはDAFなしで速度をコントロールすることができることを目標とする．しかし，DAFを永続的に必要とするディサースリア例も少なくない．この場合は，携帯型DAF（図7-43）を使用しないと日常生活での使用が困難であるので留意しなくてはならない．最初は臨床家もクライアントと一緒にヘッドフォンで聞きながら，クライアントに自分自身の声が遅延して聞こえてくるのを聴覚的に確認しながら発話させる指導を行う．やがては，自身で遅延速度を設定して実用できるようにする（図7-44）．

　日常生活で携行するには，本体をウェストポーチに入れておくと良い．国内では「聴覚フィードバック・ツール」（ペンタックス(株)より販売）の名称で販売されている．同装置は最近ビジピッチの訓練プログラム集のひとつともなり，CSLあるいはマルチスピーチのオプション・ソフトウェアとしても使用できるようになった．したがって，今日ではノートPCがあればどこでも使用できる．

12 拡大・代替コミュニケーション・アプローチ

1) 概説

(1) 定義と意義

　拡大・代替コミュニケーション (AAC)・アプローチとは，「口頭コミュニケーションが困難な人のコミュニケーションを援助，促進，代替するあらゆるアプローチ」と定義される[7]．近年，障害のある人や高齢者の生活を支えるために利用される技術のことを支援技術 (assistive technology：AT) といい，国際的にもこの概念は広く普及した．ATにはコミュニケーションの側面の支援サービスも含まれることから，一般にAACはATの一環として理解されている．

　コミュニケーション手段を喪失した人はしばしば動作能力も制限され，場合により介護を一方

的に受けるだけの非人間的な生活となる．動作能力と知的能力が健常であるにもかかわらず発話が不能である子どもに対するアプローチは，その後の人生にきわめて大きな影響を及ぼす．これらの発話不能例に対して諸種のAACアプローチを用いてコミュニケーション手段を確保することは，QOLの維持，向上に大きくかかわる．この点で，言語聴覚士が果たすべき任務は重大であるといえる．

(2) 分類

AACアプローチは，実用性という観点から以下に分類される[95]．①を非エイドに分類すると，②～⑥はエイドに分類される．さらにエイドについて，②と③をローテクに分類すると，④～⑥はハイテクに分類される．

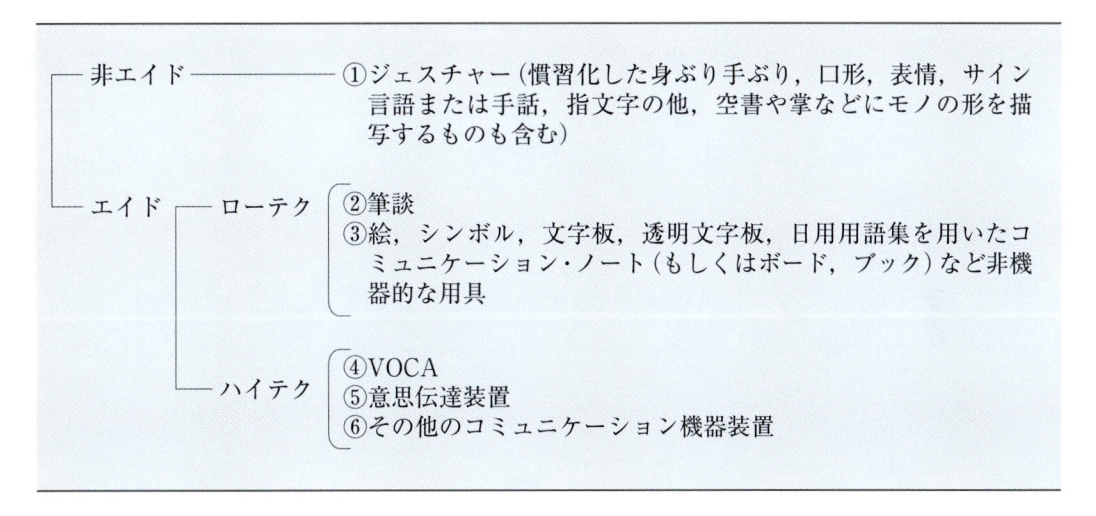

- 非エイド ────── ①ジェスチャー（慣習化した身ぶり手ぶり，口形，表情，サイン言語または手話，指文字の他，空書や掌などにモノの形を描写するものも含む）
- エイド ─ ローテク ┬ ②筆談
              └ ③絵，シンボル，文字板，透明文字板，日用用語集を用いたコミュニケーション・ノート（もしくはボード，ブック）など非機器的な用具
         └ ハイテク ┬ ④VOCA
                  ├ ⑤意思伝達装置
                  └ ⑥その他のコミュニケーション機器装置

(3) 神経変性疾患例へのAAC・アプローチの介入

神経変性疾患例に対しては，音声言語からAACシステムへの移行は一度に行うべきでなく，一連の移行ステップをふんで行うべきである．音声言語は可能である限り他に優先させて使用し，音声言語がたとえ不明瞭となってもAACシステムと音声言語を複合させた形式を用いるのが良い．これを部分発話 (limited speech) という．ポインティング・スピーチは部分発話の典型例である．また前述のように，近年ではAACシステムを活用して音声言語機能を補助するアプローチを集約して発話補助法と分類される傾向にある．

ALS例の場合，球型，混合型，上下肢型（もしくは上肢型，下肢型）で，ディサースリアに関する臨床経過が大きく異なる．一般に，球型の場合は発話機能の低下が上下肢の機能の低下に先行するため，発話不能となっても筆談やPC（パーソナルコンピューター）の操作が可能であることが多い．これに対して混合型の場合は発話機能と上下肢の機能が並行して低下するため，発話が可能な時期には筆談やコンピューター操作も可能だが，発話が不能となった段階では筆談やコンピューターも通常の方法では操作が困難となる．すなわち，混合型ではより急速にコミュニケーション不能の事態が出現しやすい．したがって，混合型ALS例に対して，言語聴覚士は進行の程度を慎重に観測しながら，ある程度事前にAACシステムに対する準備を進め，また主治医と協力をしてコミュニケーション・パートナーである家族にカウンセリングを実施することが必要である．

上肢および下肢型では発話機能が低下する前に呼吸機能の低下から気管切開がなされることが多く，やはり突然の音声言語機能の喪失からコミュニケーション不能の事態を招きやすい．しかし，多くの場合口腔・咽頭・喉頭・顔面といった脳神経領域の動作能力が比較的良好に保持され

ているため，口形動作や人工喉頭が有用となる．気管切開をしても呼吸機能がある程度保持されている期間はスピーキング・カニューレ（またはスピーキング・バルブ）が有効であることもある．

(4) 評価システム

ディサースリア例では全身的な運動機能障害のほか様々な障害が合併することが多いので，AACアプローチの選択において，発話（音声言語）的側面ばかりでなく非発話（非音声言語）的側面の多くの要因を視座に含めて検討しなくてはならない．適性を欠いたAACアプローチの選択は他のアプローチの誤りと同様に無益な臨床期間を作り出し，失望感を与えることもある．場合により，クライアントに高額な損害を招くことにもなりかねない．

評価における重要なポイントは，クライアントごとに，①コミュニケーション・ニーズと，②コミュニケーション能力とを適切に評価することである．コミュニケーション・ニーズでは，以下を評価する．

> a. クライアントのコミュニケーション環境
> b. コミュニケーション・パートナー
> c. 必要とする伝達内容

コミュニケーション能力では，以下を評価する．

> a. 動作能力
> b. 知的能力
> c. 視覚的認知能力
> d. 言語（language）能力

さらに，経済的適性，および社会資源の利用システムについても考慮する必要がある．こうした評価からトライアル・セラピーを施行し，クライアントごとに適切なシンボル体系とコミュニケーション・テクニックとを選択する．**表7-11**に，評価シートを示す．

(5) 介入における留意点

AACアプローチは行動的アプローチの一部であるが，補装的アプローチに含めることもできる．個々の手技については後述することにし，ここでは全般的な留意点について記す．

発症直後に発話不能となったクライアントに対しては，至急AACシステムを導入すべきである．機能の改善が期待できるとしても，口頭コミュニケーションの改善を待つのではなく，口頭コミュニケーションが実用的段階となるまでAACシステムでコミュニケーションを補償すべきである．また発話不能例がAACシステムを獲得した後も，音声言語機能の獲得を目的として訓練の継続が必要となることもしばしばある．

導入するコミュニケーション・システムを最終的に判定する段階では，トライアル・セラピーを実施し，またクライアントの意見を尊重して行う．また，クライアントがすでに使い慣れた手技を臨床家が一方的に修正するのは望ましくない．訓練は当初は臨床家がクライアントに対して行うが，やがてはクライアントが家人などのコミュニケーション・パートナーとAACシステムを実用できるように努める．そのため，外来や在宅で指導を行うさいには，できるだけ家人の協力を得て同席していただくのが望ましい．

最後に，AACシステムのなかでもハイテクを導入するにさいして，臨床家は社会資源を適切に活用するように努める必要があることを強調しておきたい．活用の対象となる主な制度として，従来から補装具交付制度と日常生活給付事業があった．ところが平成18年10月から，障害

表7-11　AAC評価シート（作成：西尾正輝）

```
                                    評価日　　年　　月　　日

氏　名 _____（男・女）　生年月日_____年___月___日(　歳)

1. コミュニケーション・ニーズ

  a. コミュニケーション環境：_____
     _____

  b. コミュニケーション・パートナー：_____

  c. 必要とする伝達内容：_____
     _____

2. コミュニケーション能力

  a. 動作能力：_____
     _____

  b. 知的能力：_____
     _____

  c. 視覚的認知能力：_____

  d. languageの障害：無・有（                                      ）

3. プラン
  _____

                                          担当ST：
```

者自立支援法*が施行されたことに伴い，それぞれ自立支援給付による補装具費と地域生活支援事業による日常生活給付に再編された．補装具は従来の現物支給から補装具費の支給へと大きくかわった．また人工喉頭は補装具から日常生活用具に移行し，利用者負担は市町村が決定することとなった（原則として1割の利用者負担とする市町村が多い）．意思伝達装置は日常生活用具から補装具へと移行し，原則として価格の定率1割が利用者負担となった．なお，区市町村により取り扱う用具の種目，給付の対象となる方の要件，負担金が異なることがある．

2）ジェスチャー

慣習化した身ぶりや手ぶり，口形，表情などは，用具が不要であるうえ，コミュニケーション速度が比較的速く，有用である．口形を利用するさいには，1音ずつコミュニケーション・パートナーが声を出して確認する．掌やベッドのシーツの上に文字を書く空書も有用である．

上下肢や頸部の動作が重度に障害されたクライアントであっても，可能な顔面の動作を組み合

＊：障害者自立支援法のサービスは，個々の障害のある人々に個別に給付が行われる「自立支援給付」と市町村の創意工夫により利用者の方々の状況に応じて柔軟に実施できる「地域生活支援事業」に大別される

1	吸引	口を横に引く
2	トイレ	口をとがらせる
3	体の向きを変える	口をあける
4	痛い	目を軽く閉じる
5	苦しい	目を閉じながら口をとがらせる
6	ありがとう	上の歯で下唇を噛んで微笑む
7	眠い	目を閉じながら口をあける
8	疲れた	舌を出す
9	暑い／寒い	舌を右／左に向ける
10	ベッドを上げる／下げる	目を上／下に向ける

図7-45 恣意的に規約化したジェスチャーと意味内容との関係の一覧の例

わせて，緊急事項や高頻度に必要な事項（吸引，トイレなど）を人為的にシンボル化して実用できる場合が少なくない．たとえば，「口を横に引く」は吸引を意味し，「口をとがらせる」はトイレを意味する，というようにして合図をつくる．図7-45に，その例を示した．残存機能として瞬きや眼球運動しか残されていなくても，瞬きの回数だけで5つ程度の意味内容を規約化できる．過剰に規約化すると，不特定多数の看護・介護スタッフの実用が困難となるので留意が必要である．ALSの上下肢型で気管切開している事例などは，こうした顔面の動作のシンボル化が適応となる．

こうして恣意的に規約化したジェスチャーと意味内容との関係の一覧は，クライアントのみならずクライアントをとりまくコミュニケーション・パートナーが全員理解できるようにベッドの脇などに貼っておくと良い．いかに重度のクライアントであろうとも，瞬き，頭頸部や上下肢のわずかな動作を用いて，少なくとも「はい－いいえ」の表出は可能であるようにしておく必要がある．

3）筆談

上肢の機能がある程度保持されていて書字動作が可能であれば，筆談とジェスチャーを複合させた手法をコミュニケーション手段として優先させる．筋力低下のために通常のボールペンなどの使用がむずかしい場合は，磁気（マグネットペン）を利用した筆談用具を用いる．図7-46-a,

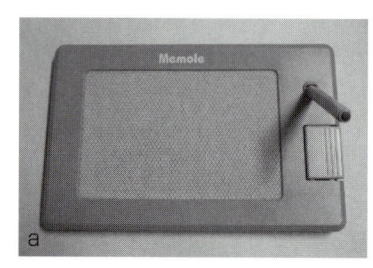

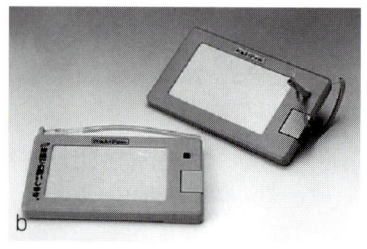

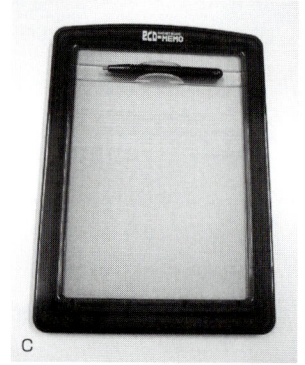

図7-46 磁気（マグネットペン）を利用した筆談用具の例
　a：「メモレ」，b：「かきポンくん」，c：「エコ・メモ」

bに，その例として「メモレ」と「かきポンくん」（いずれもパイロットコーポレーションより発売）」を示した．玩具店で市販されているような幼児用のお絵かき用のボードは，高齢者の自尊心を傷つけることがあるので不向きである．外出先では携帯型で軽量のマグネット式筆談用具が適している．図7-46-cにその例として「エコ・メモ（（株）岩田良より販売）」を示したが，縦215 mm×横156 mmとメモ帳程度のサイズで軽量である．また最近では2色筆記が可能な磁気式メモボードも開発された（商品名：メモレBR，発売元：パイロットコーポレーション）．あるい

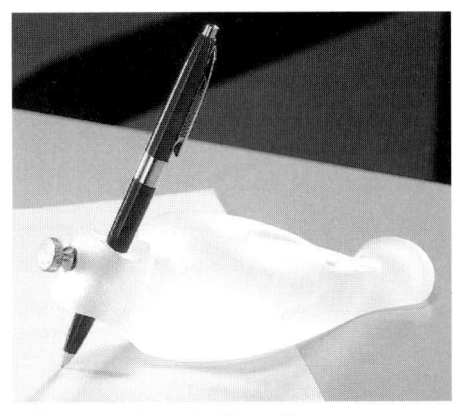

図7-47　ペンホルダーの例

は，スプリント，ペンホルダー（図7-47），ペンシルグリップなどの補装具も上肢の障害を代償させて筆談を行うのに有用である．暗がりでは蛍光ペンを用いて筆談すると良い．

失調症状のために書字動作がむずかしい場合，200〜400 gの重錘（じゅうすい）バンドをリストに巻いて書かせると，協調性が改善されることがある（重り負荷法）．一般に，ひらがなよりも直線的なカタカナの方が書字動作が容易である．

4）絵，シンボル，文字板，透明文字板，日用用語集を用いたコミュニケーション・ノートなど

(1) 文字板

文字板は，五十音図を用いて表出したい文字を順に指などでさし示す用具である．通常の五十音図のみではすべての音を表出するには不十分であるため，濁音・半濁音，撥音，促音，長音，拗音も加えておく必要がある（図7-48）．

文字板を使用するさいにきわめて重要なことは，コミュニケーション・パートナーが1文字ずつ声を出して確認するということである．これをシャドーイングという．また「，」「．」といった句読点を上手に使用する，短く区切りながら表出する，といった工夫を指導する．またコミュニケーション速度が遅いため，コミュニケーション・パートナーが的確に推測してやることも重要である．しかし，クライアントがコミュニケーション・パートナーの推測を拒む場合は，その意思を尊重すべきである．とくに小児のディサースリアでは，時間がかかっても最後まで丁寧に聞き取ってあげることがしばしば大切となる．振戦がある人の場合，文字板は大きめに作成すると良い．

(2) コミュニケーション・ノート，シンボル・ボード，コミュニケーション・ブック

日常生活でクライアントが高頻度に使用する語彙をカテゴリー別に分けて書きくだしてノート化したものを，コミュニケーション・ノートという．これらは簡便に実用できることに加えて，機器とは異なり携帯性に優れている．国内では，西尾[86]が考案したものが市販（インテルナ出版）されている（図7-49）．本ノートは，①上肢に障害のある人が小指でも容易にひっかけるようにしてページをめくることができる，②クライアントごとに各カテゴリーで必要なことばをペンで書き込んだり消したりすることができる，③撥水性（はっすいせい）に優れている，などの工夫がなされている．

失語症を合併しているディサースリア例では，写真やイラストに文字を加えたコミュニケーション・ノートを用いる（図7-50）．

文字理解が困難な発達段階にあるクライアントの場合，絵，写真，シンボルを体系化した道具を用いる．絵を主体としたものとしては，AACサポート（http：//homepage.mac.com/

図7-48 文字板[86]

aac_support/)から「PICOTコミュニケーションブック イラスト編」が廉価で提供されている．シンボルを用いたものとしては，サウンズ・アンド・シンボルズ（日本サウンズアンドシンボルズ研究会），マハラージによってカナダで開発されたPIC（Pictogram Ideogram Communication，ブレーン出版），ジョンソンによって米国で開発されたPCS（ピクチャーコミュニケーションシンボル）などが市販されている．PICは最近ソフトウェア化された．PCSは3,000以上というシンボル登録数が特徴であり，世界で最も広く使用されているシンボルの一つである．「ボードメーカー」というコンピューターソフトウェアを用いることでキーワードからシンボルを検索して簡単にコミュニケーションボードをつくることができる．PCSの使用方法については，「PCSガイド」（(株)アクセスインターナショナルより販売）を参照するとよい．

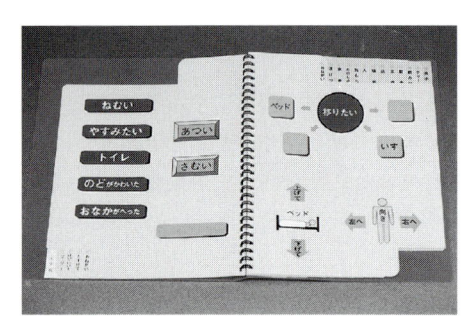

図7-49 コミュニケーション・ノート[102]

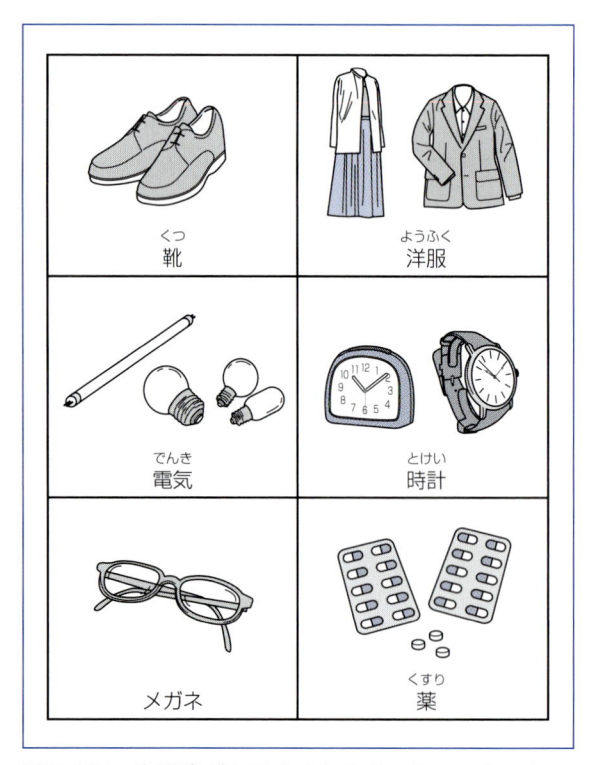

図7-50 失語症がある人のためのコミュニケーション・ノートの例

コミュニケーション・ノートの実用訓練にさいしては，クライアントにとって最も関心が高く実用頻度の高いカテゴリーから開始する．常に生活のなかで実用しながらカテゴリーの範囲を拡大してゆくことが重要である．また，コミュニケーション・ノートはすべての項目を使いこなすように指導するのではない．むしろクライアントにとって必要な項目に限定して十分に実用できるように指導する．ノートに含まれていない語彙については加筆したり，文字板で補う．その他，クライアントがしばしば使用する語句を一覧にした文章板も役にたつことがある．

前述のように，これらのエイドの使用方法はまずクライアントに対して直接指導するが，ある程度実用的な段階となると，クライアントとその家人との間でコミュニケーションをとらせ，臨床家は両者の間で双方に対して指導する．

(3) 上肢の障害の代償の仕方

両側的に上肢が障害されて文字板やコミュニケーション・ノートの文字・ことばを指さすことが困難である場合，肘や手首を支えて上肢の動作を介助してやるだけで実用できることがある．素朴ではあるが，忘れてはならない手法である．

また，指や手首にスプリントをつける．あるいは，マウス・ステックを口にくわえたり，ヘッドポインターを用いたり，レーザーポインターをヘアーバンドなどで頭部に固定してポインティングする方法もある（ヘッド・ポインティング）．寝たきりの人の場合は，天井に模造紙で大きな文字板を作成して貼っておき，頭部の動きを利用してレーザーポインターでポインティングを行う．車いすを常時使用しているクライアントの場合，車いす用テーブルの上に文字板を貼っておくと良い（図7-51）．

(4) 透明文字板

透明のボードに五十音図を記入した透明文字板を用いて視線と瞬きによりコミュニケーションを行うシステムは，しばしば全身の運動機能が重度に障害されたディサースリア例にとって貴重なコミュニケーション手段となってきた[99]．図7-52に，一般的な透明文字板を示した．日常生活場面では，対面で臨床家が両手で持って使用するので，このように両端に持ち手をつくっておくと実用しやすい．エクセルなどでいったん五十音図を入力しておいて，随時OHPシートで印刷すると簡便に作成することができる．これをラミネータにかけると丈夫な文字板となる．

手書きで作成する場合，材質は塩化ビニール板もしくはアクリル樹脂板を使用する．大きさは概してA3が良いが，眼球運動が弱い人の場合，文字を大きくし，文字の数を少なくすると（図7-53），アイ・ポインティングがしやすくなる．コミュニケーションの破綻を防ぐために，五十音図のほかに，よく使用する話題を文字板に加えておくのも奨励される．コミュニケーションの破綻が生じそうになったさいにコミュニケーション・パートナーに伝えるメッセージ（「あなたは

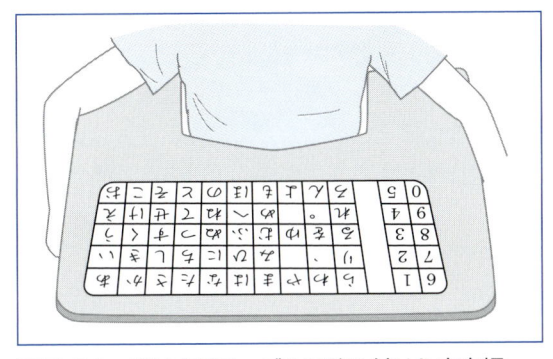

図7-51　車いす用テーブルに貼り付けた文字板 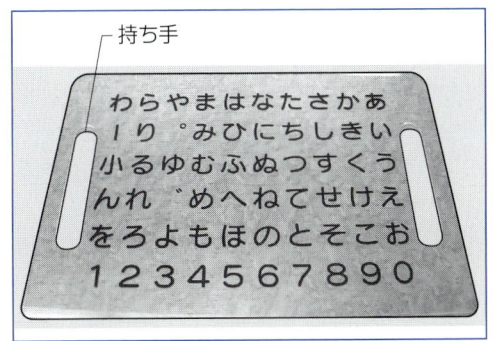　　図7-52　持ち手つき透明文字板

誤解しています」など）を加えておくのも良い．

文字板の四角は，事故を防ぐために爪切りで丸く切り，紙やすりなどで研磨しておく．文字は透明マニキュアを塗っておくと，文字が剥げ落ちない．透明シールを貼っておくのも良い．夜間に使用する場合は，夜行塗料を塗っておくと良い．

(5) 透明文字板の実用方法

な	た	さ	か	あ
わ	ら	や	ま	は
。	、	小字	?	ん
テレビ	ありがとう	ごめん	トイレ	吸引

図7-53　文字数を少なくした透明文字板

透明文字板の使用方法は主に3種ある．いずれを使用するにしても，あらかじめ，「はい」は瞬きをゆっくりと1回，「いいえ」は比較的早く2回というように，「はい-いいえ」の合図は必ず決めておく．また，「濁音」は開口を1回，「半濁音」は開口を2回というように合図を決めておく．いずれも，最もクライアントが簡便に実用できる動作を利用する．「上を向く」，「目を見開く」という動作が合図として実用できることもある．透明文字板を実用するさいの合図は，常に瞬きや眼球運動を使用するというわけではない．手首に鈴をつけておいて，「はい」で手首をわずかに動かすというように，他の身体部位を合図として使用することも検討する．

最初の手法は，コミュニケーション・パートナーが，まず「あ・か・さ」と順に行を指で横に向かってさし示してゆき，クライアントは目指す文字が含まれた行のところで最初の合図をする．次に縦に向かって列を順にさし示してゆき，クライアントは目指す文字のところで再び合図をして，パートナーがその文字を同定する．コミュニケーション・パートナーは1文字ずつ音読して確認しながら，進めてゆく（シャドーイング）．クライアントと臨床家の距離が近すぎると，クライアントにとって文字が見にくいので留意する．

第2番目の手法では，文字板を3つのブロックに分割しておき，それを色分けすると良い．コミュニケーション・パートナーは3つのブロックを順に指でさして，クライアントは目指す文字のあるブロックで最初の合図をする．次に臨床家はそのブロック内で，順に行を指で横に向かってさし示してゆく．その後は，先の手法と同様である．

第3番目の手法は，クライアントに発信したい文字に向かって眼球運動で見させる．そして発信者（クライアント）と受信者（臨床家）の視線を結んだ直線上に目標とする文字が位置するように，臨床家が透明文字板の位置を動かし，視線の一致で文字を同定する．そのさいに，発信者が見ていると思われる文字を，臨床家は声を出して読み上げる．クライアントには，臨床家が適切に文字を同定できた場合に「はい」の合図をしてもらう．この場合は，クライアントと臨床家の距離は，先の方法よりも近づけた方が良い．

たとえば図7-54に示したように，クライアントが「く」の文字を発信してしている場合を設定して解説する．臨床家は透明文字板の位置を移動させながら，クライアントと臨床家の視線の直線上に位置する文字を探索し，目標とすると思われる文字を指さしながら読み上げる．臨床家が誤って他の文字を読み上げた場合，クライアントは目標とする文字が読み上げられるまで，文字を見続ける．クライアントと臨床家の息が合うようになると，コミュニケーション速度が速くなる．最低でも1分間に20文字以上は読み取ることができるまで練習する．

図7-53に示したように文字を大きくし，文字の数を少なくした透明文字板は，上述の2種のいずれの方法でも使用できる．この場合は行だけを瞬きもしくは視線で同定し，列は臨床家が口述（音声スキャン）する．すなわち，「か」の行を同定すると，臨床家が口頭で「か・き・く・け・こ」

と読み上げて，目標とする文字の箇所でクライアントから「はい」の合図をもらう．

透明文字板を実用するための実用表出課題は，クライアントごとに適切なレベルから開始し，最終的には文レベルで意図を表出することが可能となることを目標とする．多くの場合，絵カードや文字カードを呈示して透明文字板を用いて表出させる課題から開始する．表7-8に示した文の完成課題，表7-9に示した口頭説明課題は実用化に至るには有用な課題となる．

最後に，**表7-12**に，透明文字板を使用してコミュニケーションをはかる場合の留意点を要約して示す．

(6) 口述文字板

文字板を使用しないで，コミュニケーション・パートナーが口述（音声スキャン）によりコミュニケーションをはかる手法である．コミュニケーション・パートナーはまず「あ・か・さ」と順に行を口頭で言い，クライアントは目指す行のところで最初の瞬きなどの合図をする．次に「か・き・く」というように順に列を言い，再びクライアントは目指す文字のところで合図をして，文字を1つずつ同定してゆく．コミュニケーション・パートナーは1文字ずつシャドーイングをして，確認しながら進めてゆく．

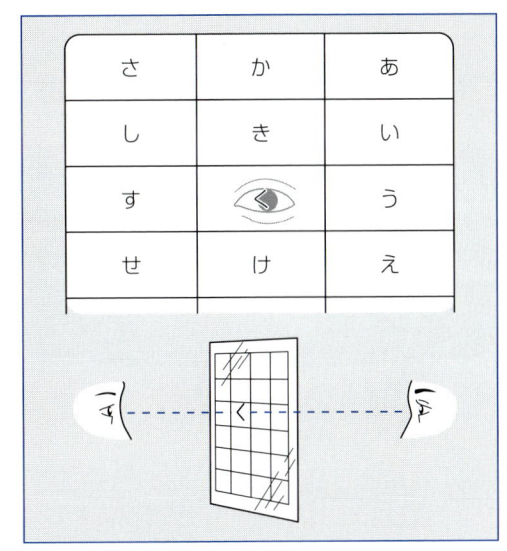

道具を使用しないで音声スキャンだけで実施可能である点が利点であるが，ある程度の認知機能を要する．長い文ではコミュニケーション・パートナーはメモをとって確認しながら進めないと，コミュニケーションの破綻が生じやすい．

図7-54 視線の一致により文字を同定する手技[95]

表7-12 透明文字板を使用してコミュニケーションをはかる場合の留意点

1	コミュニケーション速度を高めるために，クライアントが発信していることばが途中で推察できた場合にコミュニケーション・パートナーが先読みを行う．そのさいに，「〜ですか？」と確認をとりながら進める．ただし，先読みはクライアントの了承が得られた場合にだけ行う．
2	質問をした直後に回答を求めない．質問をしてからすぐに透明文字板を呈示してしまうと，相手は考える時間を失い，困惑してしまう．
3	長い文を発信する場合は，コミュニケーション・パートナーはメモをとり，適時確認をとりながらコミュニケーションを進める．1文字ずつシャドーイングを行っても，随時確認をとらないと内容がわからなくなり，コミュニケーションが破綻してしまうことがある．
4	クライアントの易疲労性に留意する．瞬きや眼球運動だけでコミュニケーションをとるのは，当初は短時間でも疲れるものである．
5	透明文字板は，当初はクライアントに対して透明文字板の使用方法を指導するが，やがては家人などのコミュニケーション・パートナーに対してこれを正しく実用できるように臨床家は指導を行う．
6	困惑した表情をクライアントの前では見せないように配慮する．コミュニケーションの破綻があまりに連続し，コミュニケーション・パートナーが困惑した表情を示すと，クライアントはコミュニケーション意欲を失い，緘黙してしまう場合がある．むしろ，ゆったりとした雰囲気をつくってコミュニケーションを進めるように配慮する．

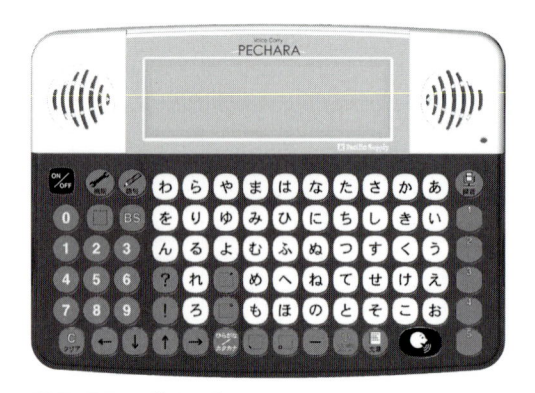

図7-55　ボイスキャリーペチャラ

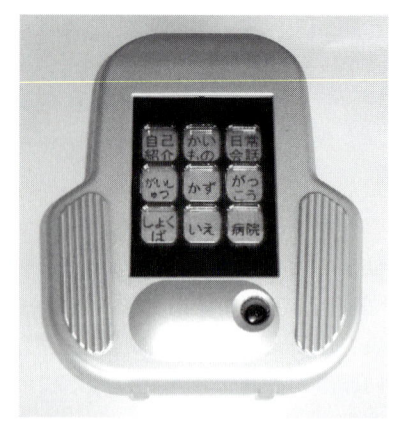

図7-56　ハートチャットの本体

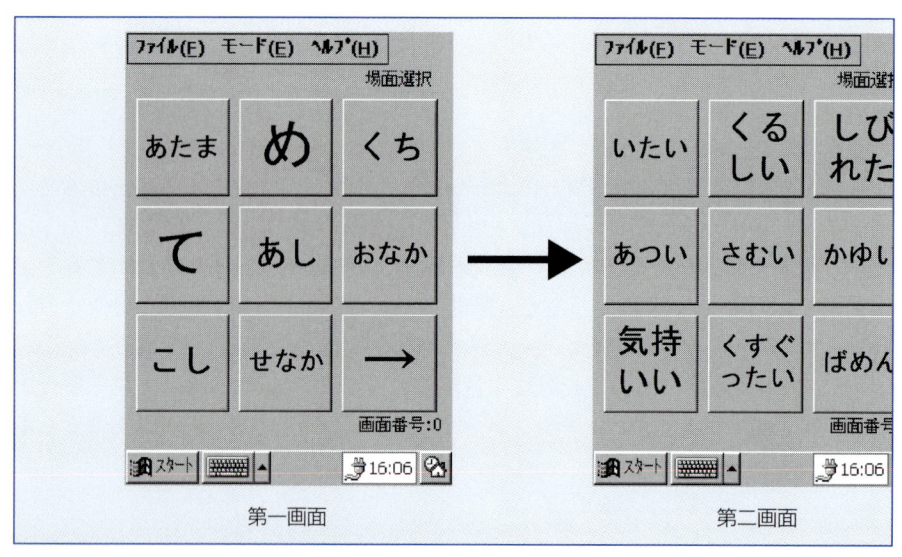

図7-57　ハートチャットの実用例
　　　第一画面で主語を選択し，第二画面で述語を選択する画面を示す

5）VOCA（voice output communication aids：音声出力コミュニケーション・エイド）

　VOCA（ヴォカ）とは音声出力機能を備えたコミュニケーション機器の総称である．携帯用会話補助装置とも呼ばれる．口頭コミュニケーション能力が著しく制限されたディサースリア例が適応となる．

　メッセージを肉声で録音して再生するタイプのものと，1文字ずつ入力して合成音声で出力するタイプの2種に分けられる．前者にはビックマックやメッセージメイト，アイトークなどがある．後者にはボイスキャリーペチャラ（**図7-55**），トーキングエイド for iPad などがある．前者は主に小児のディサースリアに，後者は主に成人のディサースリアに適している．ボイスキャリーペチャラでは，SDメモリーカードでPCと容易に連携することが可能である．

　その他に，画面上でカテゴリー別に語を選択しながらメッセージを特定して人工音声で出力するタイプのものもある．その例としてハートチャットがあるが，同装置には録音・再生機能も付属している．**図7-56**に，ハートチャットの本体を示す．**図7-57**に，同装置の実用例として，まずメッセージのカテゴリーに該当する第一画面で主語を選択し，次に第二画面で述語を選択す

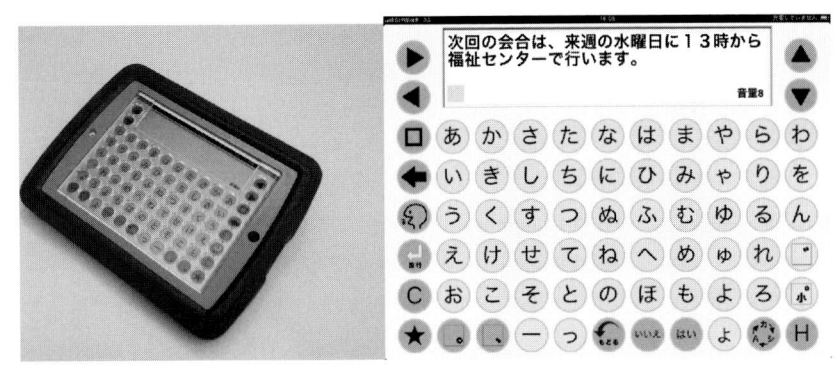

図7-58　トーキングエイドfor iPad（左）とテキスト入力画面（右）

る画面を示す．操作は，画面上の語に触れる動作で行う．

　ボイスキャリーペチャラ，トーキングエイドfor iPadは，いずれもキーボードの入力動作を要する．つまり指や棒などを用いてキーボードの文字を押して操作する．50音のキーを押すと押した文字が人工音声で出力されるだけでなく，押した文字が液晶画面に表示され，その文章をまとめて読み上げることも可能である．後述する意思伝達装置と比較してVOCAのコミュニケーション速度は速いので，上肢の障害をできるだけ補装具を利用して代償してVOCAを実用できるように支援する．的確にキーボードを入力する動作が実現するには，しばしば言語聴覚士と作業療法士との連携が重要となる．

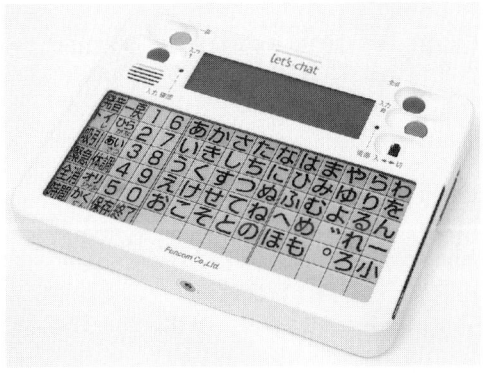

図7-59　レッツ・チャット

　トーキングエイド for iPad（図7-58）はApple社製iPadのアプリケーションソフトウェアであり，従来の機器装置としてのトーキングエイドの製造・販売中止に伴って2012年に発売されるようになったものである．最近になって，にわかにこうしたタブレットPCのアプリケーションソフトウェアとしてVOCAが活用される傾向にある．ボイスエイド，かなトークなどもその類に属する．タブレットPCはタッチパネルであるため，手指の筋力が低下しているクライアントでも操作が可能であるという利点がある．不随意運動による誤操作については，キーガードを使用したりキー入力無効時間やキー入力保持時間の設定を調整することで対応可能である．指で文字を押すことが困難な場合，無線インターフェイス（ワイヤレス・スイッチボックス）を介して任意のスイッチで操作することができる．

　これに対して，レッツ・チャットでは，キーボードの入力動作を必要としない（図7-59）．スイッチを本体に接続して，オートスキャニング（自動走査）方式によって，ブロック→行→列→文字の順に同定する．従来の意思伝達装置の携帯型ともいえる．またトーキング・エイドも別売のオートスキャンと接続すると，スイッチだけでオートスキャニング（自動走査）方式で文字を選択することができる．また通常のキーボード入力が困難である場合，大型キーボードと接続して使用することもできる．上肢の不随意運動が著しいディサースリア例や下肢を用いてキーボードを入力する場合，大型キーボードが役に立つ．

　表出課題は，クライアントごとに適切なレベルから与え，最終的には文レベルで意図を表出す

ることが可能となることを目標とする．多くの場合，絵カードや文字カードを呈示してVOCAを用いて表出させる課題から開始する．前述の文の完成課題（表7-8）や口頭説明課題（表7-9）は実用化に至るには有用な課題となる．

　文字板と同様に，これらのエイドの使用方法はまずクライアントに対して直接指導するが，ある程度実用的な段階となるとクライアントとその家族との間でコミュニケーションをとらせ，臨床家は両者の間で双方に対して指導を行う．

　こうした音声出力機能を備えた機器の長所の一つは不特定多数の相手とのコミュニケーションが可能であるという点にある．しかしVOCAのみに偏ってしまうと，発声可能であるにもかかわらず発声しなくなる傾向がある．こうしたいわゆるハイテクに分類されるものは，ローテクに分類される前述の手法と極力併用するようにする．ハイテクがローテクよりも優れていると考えるのは誤っており，むしろローテクの方が効率的であることも多い．

> なお，平成18年10月から障害者自立支援法に基づいて障害者の補装具・日常生活給付用具の制度が変更となったが，VOCAは「携帯用会話補助装置」の種目で地域生活支援事業により引き続いて日常生活用具として給付される．条件を満たせば，施設入所の方にも給付される．

6）意思伝達装置と関連機器およびソフトウェア

(1) 意思伝達装置

　意思伝達装置と呼ばれる一連の装置では，多様なスイッチを用いてコンピューターを操作して意思の伝達をはかる．ハードウェアとソフトウェアが一体化している機器装置である．最近の機種の多くは，メールやインターネットの活用も可能である．口頭コミュニケーションが著しく制限されていることに加えて，通常のキーボード入力が困難なほどに動作機能が重度に障害されたディサースリア例にとって，しばしば重要なコミュニケーション手段の一つとなる．

　現在のところ，オートスキャニング（自動走査）方式によって行と列を選択しながら文字を順に同定して文を作成する手法が主流となっている．合成音声での出力，印刷，保存なども可能である．国内で市販されている代表的な意思伝達装置として，伝の心（図7-60）や話想，パソパルマルチなどがある．話想はタブレット型PCを用いているため，タッチパネルによる入力操作も可能である．デスクトップタイプのものは次第に用いられなくなり，今日ではノートタイプのものの方が一般的となっている．

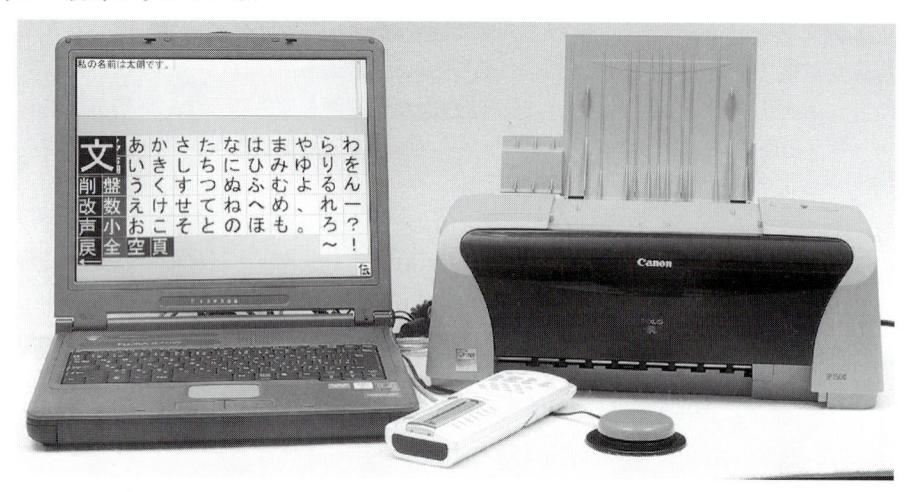

図7-60　伝の心の本体とプリンター

なお，前述のように平成18年10月から，障害者自立支援法が施行されたことに伴い，意思伝達装置は日常生活用具から補装具へと移行したが，条件を満たせば施設入所の方にも補装具費が支給される．

(2) 意思伝達ソフトウェアと入力支援ソフトウェア

意思伝達装置とほぼ同様の機能を備えていてウィンドウズ上で用いる意思伝達ソフトウェアや入力支援ソフトウェアも，複数開発されている．やはりほとんどはオートスキャン方式で単語や文を入力する手法が用いられている．クライアントが実用するにあたり，キーボードやマウスが使用できないために後述するジェリービーンスイッチなどの特殊な操作スイッチを必要とする場合が多いが，こうしたスイッチを通常のPCに接続して動作するにはスイッチインターフェイスを必要とする．市販されているものとして，「なんでもスイッチUSB（テクノツールより発売）」，「インテリスイッチ（アクセスインターナショナルより発売）」，「スイッチインターフェースUSB（アクセスインターナショナルより発売）」などがある（図7-61-a～c）．「できマウス。」は町田氏により開発されたインターフェイスだが，定評がある（URL：http://dekimouse.org/index.html）．

他方で，トラックボールやジョイスティックなどいわゆる代替マウスにより上肢の重度障害を代償できる場合もある．これらは廉価であり，パソコンショップで簡単に入手できる．もちろん，スイッチインターフェイスは不要なので即座に実用できる．図7-62に，重度の四肢麻痺を伴う重度ディサースリア例（53歳女性）が市販のトラックボールを用いて意思伝達ソフトウェアを操作している場面と，多様な代替マウスについて示す．本例の臨床経過については，筆者らが報告している[83]．

以下では，意思伝達ソフトウェアおよび入力支援ソフトウェアについて紹介する．これらのソ

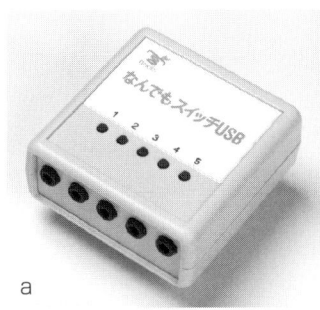

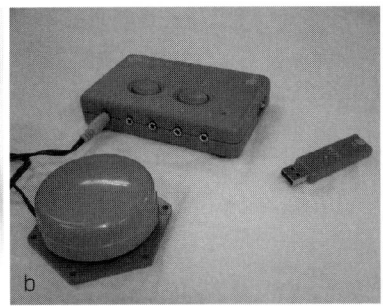

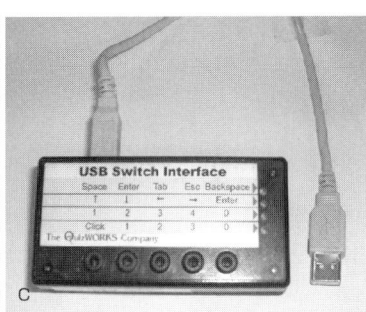

図7-61 スイッチインターフェイスの例
(a)：なんでもスイッチUSB，(b)：インテリスイッチ，(c)：スイッチインターフェースUSB

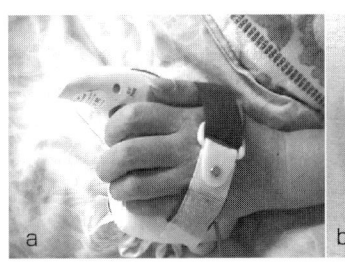

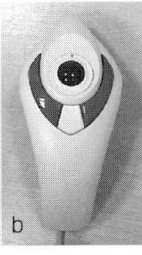

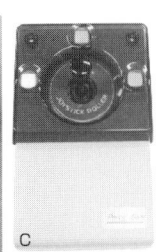

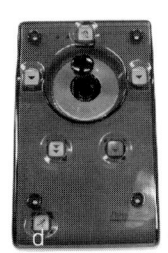

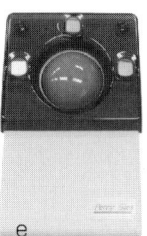

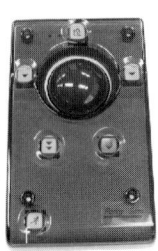

図7-62 (a)：四肢がほぼ全廃した重度ディサースリア例が市販のトラックボールを用いて意思伝達ソフトウェアを操作している場面，(b)：同例で実用したトラックボール，および多様な代替マウス（c～f）
(c)：ライトジョイスティック2，(d)：ジョイスティックプラス，(e)：ライトローラーボール2，(f)：トラックボールプラス．(c)～(f)はアクセスインターナショナルより発売

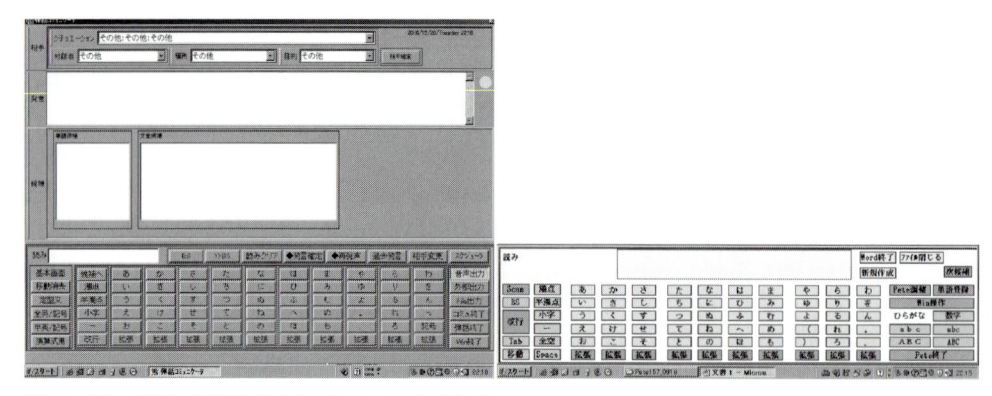

図7-63　弾話の画面(左)とピートの画面(右)

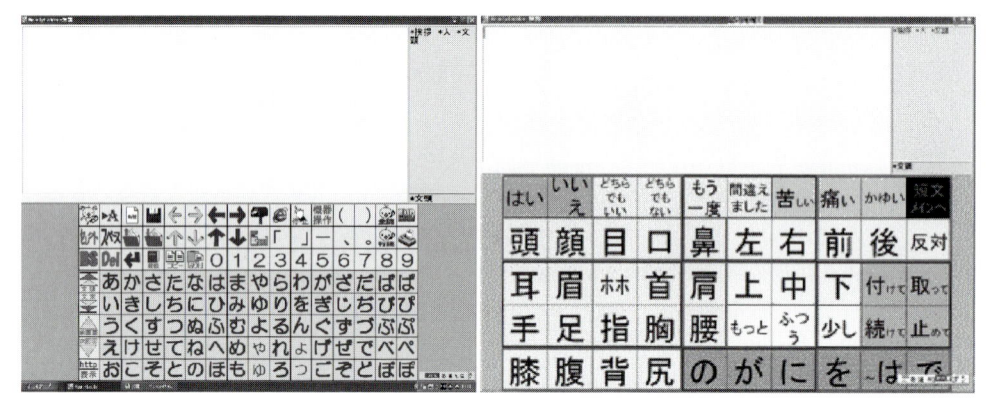

図7-64　Hearty Ladderの標準画面(左)とHearty Ladderで50音のパネルに単語を割り当てた画面の例(右)
下河原浩介氏(帝京大学)より許可を得て掲載

フトウェアは意思伝達装置の補装具費の支給申請を行っても受理されない場合や，意思伝達装置がクライアントの手元に届くまでの代替コミュニケーション手段として重要な役割を果たす．

　アライド・ブレインズ(株)より開発された弾話 (URL：http：//at.a-brain.com/danwa/)は意思伝達ソフトウェアであり，ピート(Pete)(URL：http：//at.a-brain.com/PeteHP/)は，入力支援ソフトウェアである．両者の決定的な相違は，弾話にはピートとは異なり作成した文章を音声で相手に発信する機能を備えている点にある．いずれのソフトウェアも，日本語予測入力機能を備えたプログラムである．単語予測と会話文予測が可能

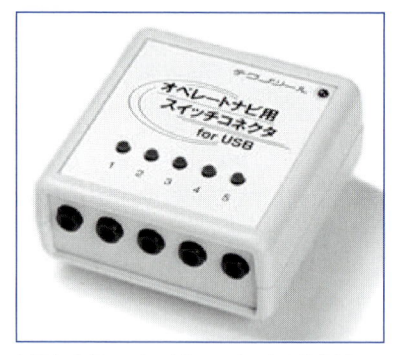

図7-65　オペレートナビ専用のインターフェイス
「オペレートナビ用スイッチコネクタ」

である．単語予測機能とは，単語の読みの一部から発信しようとする単語を予測する他に，過去に使われた語順の記録から次に入力される単語を予測するというものである．会話文予測機能は，過去に発信したことのある文章を発信したいときに最初の1つか2つの文字を選択するだけで文章予測候補から文章を選択して即座に発信するというものである．こうした機能により，コミュニケーション速度を速めることができる．ピートは，身体障害者やその関係者は無料でダウ

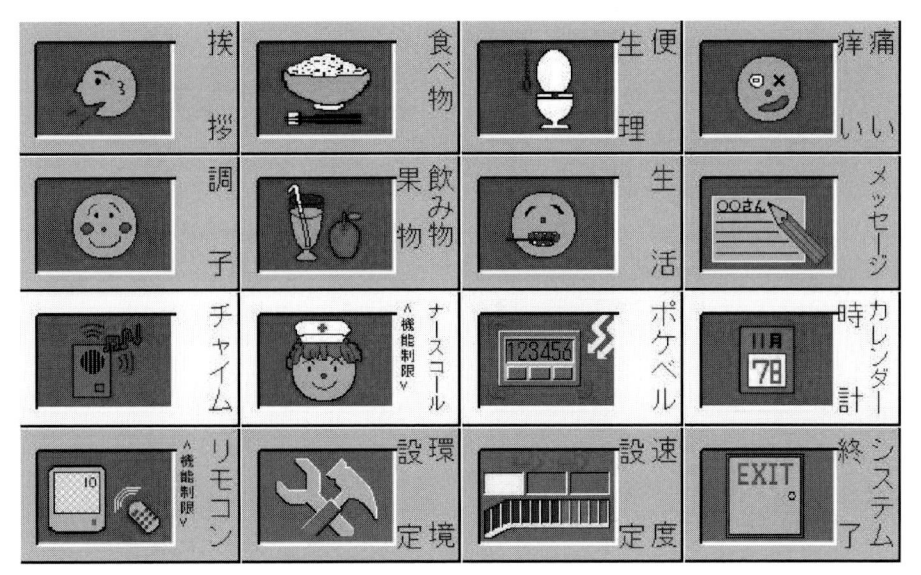

図7-66　KOTOBAXの画面

ンロードすることができる．**図7-63**に，弾話とピートの画面を示す．

　◁**Hearty Ladder**（ハーティ・ラダー）（**図7-64**-左）はネット上で公開されている入力支援ソフトウェアであり，誰でも無償でダウンロードすることができる（URL：http://takaki.la.coocan.jp/hearty/）．下河原は同ソフトウェアで，50音のパネルに語や文を割り当てる技法を開発した（図7-64-右）．Microsoft Agentをインストールすると音声での発信も可能となり，意思伝達ソフトウェアとしての機能を有することとなる．その他にフリーソフトの意思伝達ソフトウェアとして，あいうえ音などがある．

　◁オペレートナビ（日本電気）もウィンドウズ上で動作し，ワードなどのソフトの入力支援ソフトウェアである．オートスキャン方式でスイッチを用いて文字を同定し入力する．特殊なスイッチで操作するには専用のインターフェイス「オペレートナビ用スイッチコネクタ」（**図7-65**）を必要とするので注意が必要である．

　◁KOTOBAX（株式会社テクノスジャパンより販売）は絵を主体としている点を特徴とする意思伝達ソフトウェアであり，失語症が合併したディサースリア例に向いている（**図7-66**）．

(3) ウィンドウズ内蔵の入力支援機能

　また，ウィンドウズには，スクリーンキーボードとソフトキーボードという入力支援機能が付属している．これらは，通常のキーボードの入力動作が困難な場合の入力手段として実用できる．スクリーンキーボードは，［スタート］→［すべてのプログラム］→［アクセサリー］→［ユーザー補助］→［スクリーンキーボード］の順に選択すると，このプログラムを起動させることができる．スクリーンキーボードには，3種の入力モードが備わっている．すなわち，①クリック モードでは，画面上のキーをクリックして入力する．②スキャン・モードではキーボードが自動的にスキャンされる．ホットキーを押すか，もしくはスイッチ入力装置を使って操作する．③自動選択モードではマウスまたはジョイスティック（図7-62-c, d）などを使ってあらかじめ設定された時間だけキーをポイントすると，選択されている文字が自動的に入力される．**図7-67**-aに，スクリーン キーボードの画面を示す．

　スキャン・モードを使用するには，［スクリーンキーボード］ウィンドウで，［設定］→［入力モード］をクリックし，［入力モード］ダイアログボックスで最下端にある［ジョイスティックまたは

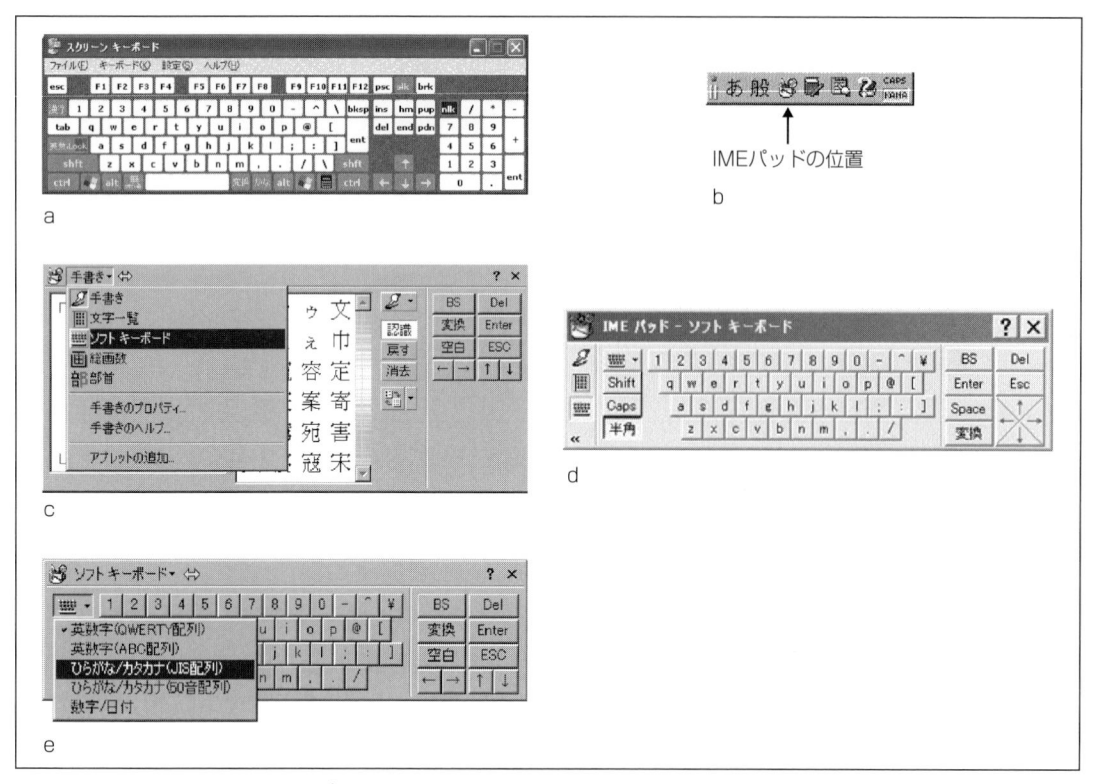

図7-67-a　スクリーンキーボードの画面
　　　　b　MS-IMEツールバーのIMEパッドの位置
　　　　c　ソフトボードの選択位置
　　　　d　IMEパッドのソフトキーボードの画面
　　　　e　キーボードの配列の変え方

キーで選択する］をクリックし，［スキャン間隔］を下矢印ボタンを選択して一覧から値を選択して設定する．次に［詳細設定］をクリックして，［入力キーのオプション］ダイアログボックスで［シリアル，パラレル，またはゲームポート］のチェック・ボックスをオンにする．もしくは，［キーボード］キー・チェック・ボックスをオンにする．［キーボード］で下矢印ボタンを選択して一覧から［space］を選択すると，スペースキー（space key）によって動作することになる．

　ソフトキーボードは，MS-IMEに付属している機能である．実際のキーボードを使わずにマウス操作だけで文字入力を行うためのものである．MS-IMEツールバーのなかにあるIMEパッド（図7-67-b）からソフトキーボードを選択すると（図7-67-c），画面上にキーボードが表示される（図7-67-d）．クリック操作だけで文字入力や漢字変換などをして文章を書くことが可能であるが，スキャン機能はない．キーボード上の左上のボタンをクリックすることで，キーボードの配列を切り替えることができる（図7-67-e）．

　スクリーンキーボードやソフトキーボードを大きく表示するには，拡大鏡という機能を用いると良い．［スタート］→［すべてのプログラム］→［アクセサリー］→［ユーザー補助］→［拡大鏡］の順に選択すると，このプログラムを起動させることができる．

(4) 大型キーボード
　PCを扱ううえで運動麻痺や不随意運動などで通常のキーボードの入力動作が困難な人のための大型キーボードも市販されている．「インテリキー USB」（（株）アクセスインターナショナルより発売）は横437 mm，縦259 mmと比較的大きく，上肢の障害により下肢を用いて入力するこ

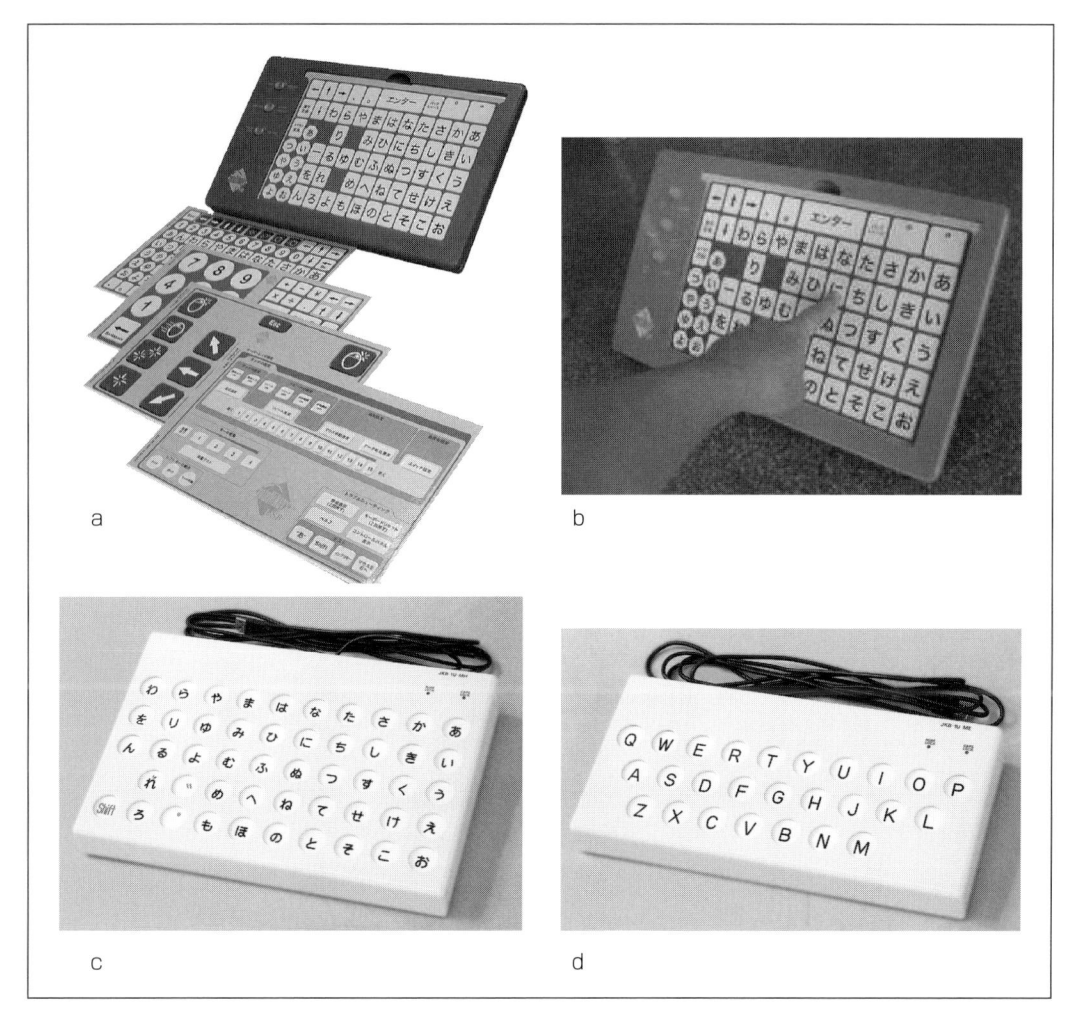

図7-68-a　インテリキーUSB
　　　　b　インテリキーUSBの操作場面
　　　　c　ひらがなキーボード
　　　　d　アルファベットキーボード

とも可能である．また「ひらがなキーボード」（誠文社）は横340 mm，縦219 mm，「アルファベットキーボード」（誠文社）は横340 mm，縦153 mmである．図7-68に，各種の大型キーボードを示す．

(5) スイッチ

　意思伝達装置，意思伝達ソフトウェア，入力支援ソフトウェアの導入においては，残存する動作機能の部位や随意性の程度などに応じて的確なスイッチを選定することがキーポイントになる．神経変性疾患例の場合，病変の進行とともに最適なスイッチの種類を再検討し，定期的に更新しなくてはならない．図7-69に，主要なスイッチを示す．表7-13に，各種のスイッチの使用方法と実用可能な部位について示す．これらの多様なスイッチのなかで，臨床的に，とくにポイントタッチスイッチとジェリービーンスイッチは実用性が高い．ポイントタッチスイッチは，先端の黒い球面に触れることで操作する．上肢，下肢，頸部，舌，下顎など，どの部位で触れても良い．人の静電気を利用した静電容量の接触式スイッチである．ジェリービーンスイッチは，

第7章　ディサースリアの言語治療

a　ビックスイッチ	b　ジェリービーンスイッチ	c　ポイントタッチスイッチ
d　呼気スイッチ	e　Pスイッチ	f　光電タッチスイッチ
g　ファイバースイッチ	h　ピンタッチスイッチ	i　PPSスイッチ

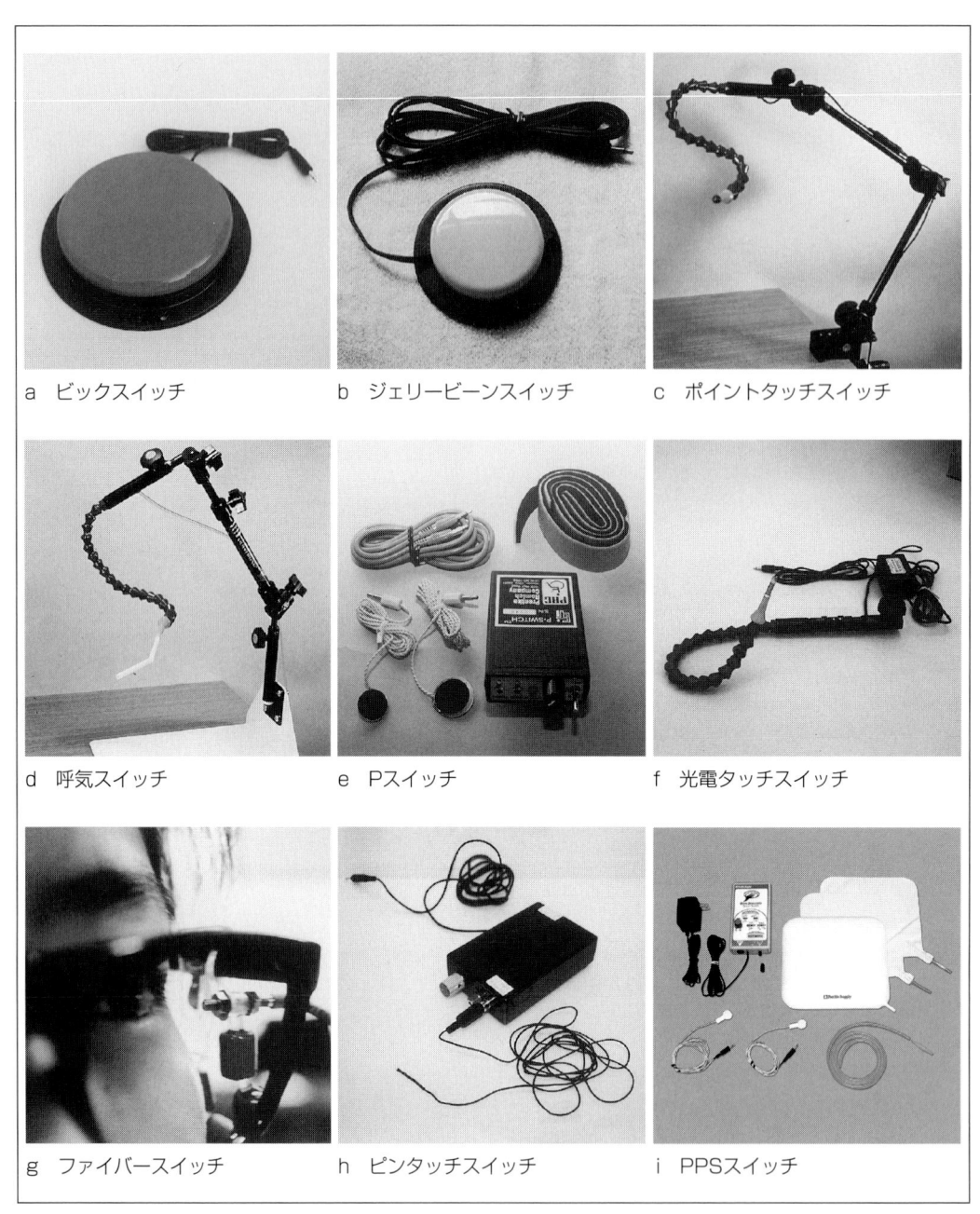

図7-69　諸種のスイッチ[102]

　軽い力で上面を押すことで操作する．ビックスイッチとスペックスイッチはジェリービーンスイッチとサイズが異なるだけで機能は同様である．いずれもクリック感が操作感覚を得るのに役立つ．
　PCとこれらのスイッチは，通常はいずれも固定しておく．PCは，専用のスタンドを用いて固定する．スイッチをベッドや車いすに固定する道具として，アームがある．ポイントタッチスイッチ，ブレスマイクスイッチ，呼気スイッチ，光電タッチスイッチなどでは，アームは必須である．スイッチを特定の場所に固定するのに，マジックテープが役に立つことも多い．

表7-13 各種のスイッチの使用方法と実用可能な部位

名称	使用方法	実用可能な部位
ビックスイッチ	軽い力で上面を押すことで操作する	手，足，肘，など
ジェリービーンスイッチ		
スペックスイッチ		
ポイントタッチスイッチ	先端の黒い球面に触れることで操作する	頬（頸部の回旋），舌，口唇，下顎，手首，指先など
呼気スイッチ	ストローを吹くことで操作する	口唇
Pスイッチ	円形盤を押すまたは触れることで操作する	手首の関節，前額部など
光電タッチスイッチ	先端のやわらかいバネに触れて曲げることで操作する	口唇，舌，頬，下顎，指先など
ファイバースイッチ	眼鏡のフレームに取り付けて瞬きで操作する	指先，下顎，口唇，眼の付近など
ピンタッチスイッチ	先端のキャップ部に触れることで操作する	前額部，指先など肌の露出しているところ
ストリングスイッチ	ひもを手や足に引っ掛けて引くことで操作する	手，足
ミニキャップスイッチ	先端のキャップ部を押すまたは傾けることで操作する	指先など
マウスピーススイッチ	マウスピースの部分を口唇や指で押して操作する	口唇，指先など
ワイヤースイッチ	ワイヤーを傾けることで操作する	指先など
ブレスマイクスイッチ	先端に向かって呼気を吹きかけたり発声により操作する	口唇
ブロアースイッチ	スイッチを押す，もしくは握る	手
グラスプスイッチ	バーを握る	手

　その他に新しいタイプのスイッチとして，運動機能障害をもつ方のわずかな動きを感知するPPSスイッチ（ピエゾニューマティック・センサースイッチ），筋電スイッチ，眼電スイッチ，脳波（EEG）を利用するスイッチがある．筋電スイッチというのは，筋の収縮により発生する筋電信号（EMG）を感知する電極であり，眼電スイッチとは，眼球の運動により発生する眼電信号（EOG）を感知する電極である．テクノスジャパンから市販されている脳波スイッチMCTOS（マクトス）は，脳波スイッチとしてばかりでなく，筋電スイッチや眼電スイッチとしても使用できる．

　最後に，意思伝達装置は環境制御装置と組み合わせて導入することによって在宅のクライアントのQOLの向上にいっそう大きく寄与することを理解しておこう．環境制御装置とは，身体に重度障害がある人が操作可能なスイッチを介してコールの他，テレビ，ビデオ，照明，エアコン，DVDなどのオン-オフ，パソコンの制御などを行うものである．通常，環境制御装置には表示盤が備えられていて，それぞれの機能をスキャンするランプをスイッチで選択するオートスキャン（自動走査）方式が一般的に用いられている．機種によっては2種のスイッチを接続し，1つのス

表7-14 コミュニケーションの破綻の予防法

1	コミュニケーションのターンを合図で知らせる
2	話題を確認する．話題の転換時には，話題をまず知らせる
3	離れたところから話しかけない
4	シャドーイングを用いる

表7-15 環境調整法

1	騒がしい場所では話さない
2	携帯型拡声器などを導入する
3	良い聞き手となってもらう
4	職場の配置や教室の座席を再検討してもらう
5	在宅のクライアントや施設入所者の場合は，コミュニケーションの機会を広げる

表7-16 コミュニケーションの破綻の対処法

1	メッセージを繰り返してもらう
2	別の表現に言い変えてもらう
3	コミュニケーション・モードを切り替える

イッチでランプを移動させ，もう1つのスイッチで確定するステップスキャンも利用できる．

7）重度ディサースリア例とのコミュニケーションの効果を高めるための技法

(1) コミュニケーションの破綻の予防法

AACを用いてコミュニケーションを行うさいには，プロソディーがほとんど欠落し，表情も著しく制限されているため，言語という記号的情報が特殊な形式で一方向的に伝達されやすい．そのために様々な不便宜が生じ，コミュニケーションの破綻が生じやすい．

表7-14に，コミュニケーションの破綻の予防法を示した．重要な点として，まず，①コミュニケーションのやりとりのなかで，ターンを合図で知らせることがあげられる．AACシステムではクライアントがまだ話しているのか，話し終わったのかがわからなくなり，コミュニケーションの破綻を招きやすい．そこで，相手にターンを常に知らせながらコミュニケーションを進めるように心がけるように指導する．また，②話題を時々確認したり，話題の転換時には，話題をまず知らせることも大切である．口頭コミュニケーションであれ，AACを用いたコミュニケーションであれ，話題は常に変わり続けるものである．時には，話題は突然変わるものである．③離れたところから話かけない，というのも破綻を予防するうえでの重要な基本原則である．口頭コミュニケーションを利用しているディサースリア例の発話はますます不明瞭となるし，AACシステムを利用している人ではコミュニケーションはジェスチャーでしか返答しようがなくなってしまう．④常にシャドーイングを用いるのも忘れてはならない基本原則である．

(2) 環境調整法

表7-15に，環境調整法について示したが，これはコミュニケーションの破綻を予防するうえで留意したい点でもある．重要な点として，まず騒音が頻繁にコミュニケーション上のバリアとなるということである．そこで，①騒がしい場所では話さない，ということをクライアントと接する人々に指導する．在宅でコミュニケーションを行うさいには，テレビ，ラジオ，ステレオなどはクライアントの了承を得たうえで音量を低下させるか，消すように指導する．②声量が低下しているクライアントでは，携帯型拡声器を導入する．また，③コミュニケーション・パートナーに良い聞き手となってもらうことも指導する．たとえば聞き手がシャドーイングを常に使用するかどうかの違いだけで，コミュニケーションの効率が大きく変わる．④勤務していたり学校に

通っているディサースリア例の場合，職場の配置や教室の座席の位置を管理者に再検討してもらう．⑤在宅のクライアントや施設入所者の場合はコミュニケーションの機会が一般に制限される傾向にある．そこで，コミュニケーションの機会を拡げる必要がある．
(3) コミュニケーションが破綻した場合の対処法

表7-16に，コミュニケーションが破綻した場合の対処法について示した．まず，①メッセージを繰り返してもらうが，2, 3回繰り返して理解できない場合は，②メッセージを別の表現に言い換えて発信してもらう．それでも理解できない場合は，③コミュニケーション・モードを切り替えてもらう．たとえば，ポインティング・スピーチやジェスチャーに切り替えたり，これらとの併用を試みる．

文 献

1) Ada, L., O'Dwyer, N.：Do associated reactions in the upper limb after stroke contribute to contracture formation? *Clinical rehabilitation*, 15：186～194, 2001.
2) Asanuma, H., Keller, A.：Neuronal mechanisms of motor learning in mammals. *Neuroreport*, 2：217～224, 1991.
3) Bain, C., Ferguson, A., Mathisen, B.：Effectiveness of the speech enhancer on intelligibility：a case study. *Journal of Medical Speech-Language Pathology*, 13：85～95, 2005.
4) Batemen, A., Culpan, F. J., Pickering, A. D.：The effect of aerobic training on rehabilitation outcomes after recent severe brain injury：a randomized controlled trial. *Archives of Physical Medicine and Rehabilitation*, 82：174～182, 2001.
5) Baylor, C. R., Yorkston, K. M., Eadie, T. L., Strand, E. A., Duffy, J.：A systematic review of outcome measurement in unilateral vocal fold paralysis. *Journal of Medical Speech-Language Pathology*, 14：xxvi～lvii, 2006.
6) Benninger, M. S., Gardner, G., Grywalski, C.：Outcomes of botulinum toxin treatment for patients with spasmodic dysphonia. *Arch Otolaryngol Head Neck Surg*, 127：1083～1085, 2001.
7) Beukelman, D. R., Yorkston, K. M., Dowden, P. A.：Communication Augmentation：A Cas. book of Clinical Management. College-Hill Press, 1985.
8) Brodal, A.：Self-observation and neuro-anatomical consideration after a atroke. *Brain*, 96：675-694, 1973.
9) Brondbo, K., Benninger, M. S.：Laser resection of T1a glottic carcinomas：results and postoperative voice quality. *Acta Otolaryngol*, 124：976～979, 2004.
10) Butler, A. J., Page, S. J.：Mental practice with motor imagery：evidence for motor recovery and cortical reorganization after stroke. *Arch Phys Med Rehabil*, 87：2～11, 2006.
11) Cariski, D., Rosenbek, J.：The effectiveness of the Speech Enhancer. *Journal of Medical Speech-Language Pathology*, 7：315～322, 1999.
12) Carr, J. H., Shepherd, R. B.：Stroke rehabilitation guidelines for exercise and training to optimise skill. Butterworth Heinemann, 2003.
13) Case, J. L.：Clinical management of voice disorders. 3rd ed, Pro-Ed, 1996.
14) Countryman. S., Ramig, L. O.：Effects of intensive voice therapy on voice deficits associated with bilateral thalamotomy in Parkinson disease：a case study. *Journal of Medical Speech-Language Pathology*, 1：233～250, 1993.
15) Daniel, B.：A soft palate desensitization procedure for patients requiring palatal lift prostheses. *Journal of Prosthetic Dentistry*, 48：565～566, 1982.
16) Darley, F.：The claasification of output disturbances in neurologic communication disorders. A presentation at the American Speech and Hearing Association convention, Chicago, 1969a.
17) Darley, F., Aronson, A., Brown, J.：Clusters of deviant speech dimention in the dysarthrias. *Journal of Speech and Hearing Research*, 12：462～496, 1969b.
18) Duffy, J. R., Yorkston, K. M.：Medical interventions for spasmodic dysphonia and some related conditions：a systematic review. *Journal of Medical Speech-Language Pathology*, 11：ix～lviii, 2003.
19) Dunsky, A., Dickstein, R., Ariav, C., Deutsch, J., Marcovitz, E.：Motor imagery practice in gait rehabilitation of chronic post-stroke hemiparesis：four case studies. *Int J Rehabil Res*, 29：351～356, 2006.
20) Dworkin, J. P.：Bite-Block therapy for oromandibular dysarthria. *Journal of Medical Speech-Language Pathology*, 4：47～56, 1996.

21) Ehrsson, H. H., Geyer, S., Naito, E.：Imagery of voluntary movement of fingers, toes, and tongue activates corresponding body-part-specific motor representations. *J Neurophysiol*, 90：3304〜3316, 2003.
22) Esposito, S. J., Mitsumoto, H., Shanks, M.：Use of palatal lift and palatal augmentation prostheses to improve dysarthria in patients with amyotrophic lateral sclerosis：a case series. *The Journal of Prosthetic Dentistry*, 83：90〜98, 2000.
23) Frattali, C., Bayles, K. A., Beeson, P., Kennedy, M. R. T., Wambaugh, J., Yorkston, K. M.：Development of evidence-based practice guidelines：Committee update. *Journal of Medical Speech-Language Pathology*, 11：ix〜xvii, 2003.
24) Hanson, E. K., Yorkston, K. M., Beukelman, D. R.：Speech supplementation techniques for dysarthria：a systematic review. *Journal of Medical Speech-Language Pathology*, 12：ix〜xxix, 2004.
25) Hixon, T. J.：Respiratory function in speech. Normal aspects of Speech, Hearing and Language(F. Munife, T. J. Hixon, and F. Williams (eds.), Prentice-Hall, Englewood Cliffs, N. J., 1973, pp73〜125.
26) Huber, J., Stathopoulos, E., Ramig, L., Lancaster, S.：Respiratory function and variability in individuals with Parkinson disease：pre and post Lee Silverman Voice Treatment (LSVT®). *J. Medical Speech-Language Pathology*, 11(4)：185〜201, 2003.
27) Hustad, K. C. Beukelman, D. R., Yorkston, K. M.：Functional outcome assessment in dysarthria. *Semin. Speech. Lang.*, 19：291〜302, 1998.
28) Jacobson, B. H., Johnson, A., Grywalski, C., Silbergleit, A., Jacobson, G., Benninger, M. S., et al.：The voice handicap index (VHI)：Development and validation. *American Journal of Speech-Language Pathology*, 6：66〜70, 1997.
29) Kuehn, D. P.：New therapy for treating hypernasal speech using continuous positive airway pressure (CPAP). *Plastic and Reconstructive Surgery*, 88：959〜969, 1991.
30) Kuehn, D. P., Moon, J. B.：Levator veli palatini muscle activity in relation to intraoral air pressure variation. *Journal of Speech and Hearing Research*, 37：1260〜1270, 1994 a.
31) Kuehn, D. P., Wachtel, J. M.：CPAP therapy for treating hypernasality following closed head injury. Motor speech disorders：Advances in assessment and treatment (J. A. Till, K. M. Yorkston, D. R. Beukelman (ed), Baltimore：Brookes, 1994 b, pp207〜212.
32) Kuehn, D. P., Imrey, P. B., Tomes, L., Jones, D. L., O' Gara, M. M., Seaver, E. J., Smith, B. E., Van Demark, D. R., Wachtel, J. M.：Efficacy of continuous positive airway pressure for treatment of hypernasality. *The Cleft Palate-Craniofacial Journal*, 39：267〜76, 2002.
33) Ietswaart, M., Johnston, M., Dijkerman, H. C., Scott, C. L., Joice, S. A., Hamilton S, Macwalter, R. S.：Recovery of hand function through mental practice：a study protocol. *BMC Neurol*, 26(6)：39, 2006.
34) Levy, C. E., Nichols, D. S., Schmalbrock, P. M., Keller, P, Chakeres, D. W.：Functional MRI evidence of cortical reorganization in upper-limb stroke hemiplegia treated with constraint-induced movement therapy. *American Journal of Physical Medicine & Rehabilitation*, 80：4〜12, 2001.
35) Liepert, J., Bauder, H., Wolfgang, H. R., Miltner, W. H., Taub, E., Weiller, C.：Treatment-induced cortical reorganization after stroke in humans. *Stroke*, 31：1210〜1216, 2000.
36) Liepert, J.：Transcranial magnetic stimulation in neurorehabilitation. *Acta neurochirurgica*, 93 (Supplement)：71〜74, 2005.
37) Mazzeo, R. S., Cavanagh, P., Evans, W. J.：ACSM Position Stand：exercise and physical activity for older adults. *Medicine and Science in Sports and Exercise*, 30：992〜1008, 1998.
38) McWilliams, B. J., Morris, H. L., Shelton, R.：Cleft palate speech. 2nd ed, Decker, Inc. B. C., 1990.
39) Netsell, R., Daniel, B.：Dysarthria in adults：physiologic approach to rehabilitation. *Archives of Physical Medicine and Rehabilitation*, 60：502〜508, 1979.
40) Netsell, R., Rosenbek, J.：Treating the dysarthrias. Speech and language evaluation in neurology (J. Darby (ed)), Grune and Stratton, 1985, pp362〜392.
41) Nishio, M., Niimi, S.：Effects of initial letter cueing on intelligibility of Japanese speakers with dysarthria. *Journal of Multilingual Communication Disorders*, 3：183〜193, 2005.
42) Noll, J. D.：Remediation of impaired resonance among patients with neuropathologies of speech. Speech language and hearing：Vol. 3 (Lass, N., McReynolds, L., Northern, J., Yoder, D. (ed)), Pathologies of speech and language, Philadelphia：Saunders, 1982, pp556〜571.
43) Nudo, R. J., Wise, B. M., SiFuentes, F., Milliken, G. W.：Neural substrates for the effects of rehabilitative training on motor recovery after ischemic infarct. *Science*, 272：1791〜1794, 1996 a.
44) Nudo, R. J., Milliken, G. W., Jenkins, W. M., Merzenich, M. M.：Use-dependent alterations of movement representations in primary motor cortex of adult squirrel monkeys. *J. Neurosci*, 16：785〜807, 1996 b.
45) Nudo, R. J., Milliken, G. W.：Reorganization of movement representations in primary motor cortex following focal ischemic infarcts in adult squirrel monkeys. *J Neurophysiol*, 75：2144〜2149, 1996 c.
46) Nudo, R. J.：Adaptive plasticity in motor cortex：implications for rehabilitation afte. brain injury. *J Rehabil*

Med., 41 (Suppl) : 7～10, 2003.
47) Ramig, L, O., Bonitati, C. M., Lemke, J. H., Horii, Y. : Voice treatment for patients with Parkinson's disease : development of an approach and preliminary efficacy data. *Journal of Medical Speech-Language Pathology,* 2 : 191～209, 1994.
48) Ramig, L. : Voice therapy for neurologic diseasse. *Otolaryngology and Head and Neck Surgery,* 3 : 174～182, 1995.
49) Ramig, L., Countryman, S., O'Brien, C.＿, Hoehn, M., Thompson, L. : Intensive speech treatment for patients with Parkinson's disease : Short-and long term comparison of two techniques. *American Academy of Neurology,* 47 : 1496～1504, 1996.
50) Ramig, L., Fox, C. : LSVT Training and certification Workshop資料, 2009.
51) Roland, P. E., Larsen, B., Lassen, N. A., Skinhoj, E. : Supplementary motor area and other cortical areas in organization of voluntary movements in man. *J Neurophysiol,* 43 : 118～136, 1980.
52) Sapir, S., Pawlas, A. A., Ramig, L. O., Seeley, E., Fox, C., Corboy, J. : Effects of intensive phonatory-respiratory treatment (LSVT)) on voice in two individuals with multiple sclerosis. *Journal of Medical Speech-Language Pathology,* 9 : 141～151, 2001.
53) Sapir, S., Ramig, L. O., Hoyt, P., Countryman. S., O'Brien. C., Hoehn. M. : Speech loudness and quality 12 months after intensive voice treatment (LSVT) for Parkinson's disease : a comparison with an alternative speech treatment. *Folia Phoniatrica et Logopaedica,* 54 : 296～303, 2002.
54) Sellars, C., Hughes, T., Langhorne, P. : Speech and language therapy for dysarthria due to non-progressive brain damage : a systematic cochrane review. *Clinical Rehabilitation,* 16 : 61～ 38, 2002.
55) Shepherd, R. B. : Exercise and training to optimize functional motor performance in stroke : driving neural reorganization? *Neural Plasticity,* 8 : 121～129, 2001.
56) Schuster, M., Lohscheller, J., Hoppe, U., Kummer, P., Eysholdt, U., Rosanowski, F. : Voice Handicap of Laryngectomees with Tracheoesophageal Speech. *Folia Phoniatrica et Logopaedica,* 56 : 62～67, 2004.
57) Smith, G. V., Silver, K. H. C., Goldberg, A. P. : Task-oriented exercise improves hamstring strength and spastic reflexes in chronic stroke patients. *Stroke,* 30 : 2112～2118, 1999.
58) Spencer, K. A., Yorkston, K. M., Duffy, J. R. : Behavioral management of respiratory/phonatory dysfunction from dysarthria : a flowchart for guidance in clinical decision-making. *Journal of Medical Speech-Language Pathology,* 11 : xxxix～lxi, 2003.
59) Spencer, K. A., Yorkston, K. M., Beukelman, D., Duffy, J. R., Golper, L. A., Miller, R., Strand, E., Sullivan, M. : Practice Guidelines for Dysarthria : Evidence for the Behavioral Management of the Respiratory/Phonatory System : Technical Report Number 3, Academy of Neurologic Communication Disorders and Sciences. http://www. ancds. org/, 2006.
60) Spielman, J., Borod, J., Ramig, L. : Effects of Intensive Voice Treatment (LSVT) on Facial Expressiveness in Parkinson's Disease : Preliminary Data. *Cognitive and Behavioral Neurology,* 16 (3) : 177～188, 2003.
61) Solomon, N. P., Charron, S. : Speech breathing in able-bodied children and children with cerebral palsy : A review of the literature and implications for clinical intervention. *American Journal of Speech-Language Pathology,* 7 : 61～78, 1998.
62) Taub, E., Pidikiti, R. D., Deluca, S. C., Crago, J. E. : Effects of motor restriction of an unimpaired upper extremity and trainning on improving functional tasks and altering brain / behaviors. Imaging and neurologic rehabilitation (Toole, J. (ed.), New York : Demos, 1996, pp133～154.
63) Teixeira-Salmela, L. F., Olney, S. J., Nadeau, S. : Muscle strengthening and physical conditioning to reduce impairment and disability in chronic stroke survivors. *Archives of Physical Medicine and Rehabilitation,* 80 : 1211～1218, 1999.
64) Weiss, L. : Speech intelligibility in quiet and noise environments with the speech enhancer amplification and natural speech. *Journal of Medical Speech-Language Pathology,* 10 : 327～331, 2002.
65) Yorkston, K. M., Beukelman, D. R., Bell, K. R. : Clinical management of dysarthric speakers. Pro-Ed, 1988.
66) Yorkston, K. M. : Treatment efficacy : dysarthria. *J. Speech. Hear. Res.,* 39 : S46～57, 1996.
67) Yorkston, K. M., Beukelman, D. R., Strand, E. A., Bell, K. R. : Mmanagement of moto. speech disorders in children and adults. Pro-Ed, 1999 (伊藤元信，西尾正輝，監訳：運動性発話障害の臨床-小児から成人まで-．インテルナ出版，2004).
68) Yorkston, K. M., Spencer, K. A., Duffy, J. R., Beukelman, D. R., Golper, L. A., Miller, R., Strand, E. A., Sullivan, M. : Evidence-based practice guidelines for dysarthria : Management of velopharyngeal function. *Journal of Medical Speech-Language Pathology,* 9 : 257～273, 2001 a.
69) Yorkston, K. M., Spencer, K. A., Duffy, J. R., Beukelman, D. R., Golper, L. A., Miller, R., Strand, E. A., Sullivan, M. : Evidence-based medicine and practice guidelines : application to the field of speech-language pathology. *Journal of Medical Speech-Language Pathology,* 9 : 243～256, 2001 b.
70) Yorkston, K. M., Spencer, K. A., Duffy, J. R. : Behavioral management of respiratory/phonatory dysfunction from dysarthria : a systematic review of the evidence. *Journal of Medical Speech-Language Pathology,* 11 :

xiii～xxxviii, 2003.
71) Yue, G., Cole, K. J.: Strength increases from the motor program: comparison of training with maximal voluntary and imagined muscle contractions. *J Neurophysiol*, 67: 1114～1123, 1992.
72) Yorkston, K. M., Spencer, K., Beukelman, D., Duffy, J., Golper, L. A., Miller, R., Strand, E., Sullivan, M.: Practice Guidelines for Dysarthria: Evidence for the Effectiveness of Management of Velopharyngeal Function. Technical Report Number 1, Academy of Neurologic Communication Disorders and Sciences. http://www.ancds.org/, 2006a.
73) Yorkston, K. M., Hanson, E., Beukelman, D.: Speech Supplementation Techniques for Dysarthria: A Systematic Review. Technical Report Number 4, Academy of Neurologic Communication Disorders and Sciences. http://www.ancds.org/, 2006b.
74) 阿部尚子, 大西みち子, 西尾正輝：左半側空間無視を呈したUUMNディサースリアに対する発話速度の調節法. 第7回日本言語聴覚学会抄録集, 2006, pp121.
75) 阿部尚子, 大西みち子, 本田智子, 西尾正輝：末梢性顔面神経麻痺に対するCIセラピーの試み. 第8回日本言語聴覚学会抄録集, 2007, p201.
76) 上田　敏：科学としてのリハビリテーション医学. 医学書院, 2001.
77) 石毛美代子, 村野恵美, 熊田政信, 新美成二：痙攣性発声障害 (spasmodic dysphonia：SD) 様症状を呈する症例に対する音声訓練の効果. 音声言語医学, 43：154～159, 2002.
78) 石毛美代子, 村野恵美, 熊田政信, 新美成二：外転型痙攣性発声障害に対する音声治療―1症例の報告―. 音声言語医学, 44：172～177, 2003.
79) 伊藤智彰, 鈴木智子, 西尾正輝：国際生活機能分類 (ICF) に基づいたディサースリアの治療モデルの1例. 第5回日本言語聴覚学会予稿集, 2004, p169.
80) 鎌田克也, 川平和美, 野間知一, 田中信行, 衛藤誠二：脳卒中片麻痺上肢に対する作業療法と促通反復療法の効果. 作業療法, 23：18～25, 2004.
81) 小林範子, 廣瀬　肇, 小池三奈子, 原　由紀, 山口宏哉：痙攣性発声障害に対する音声訓練. 音声言語医学, 42：348～354, 2001.
82) 菅原由里香, 米澤奈緒, 西尾正輝：UUMNディサースリア1例の臨床経過. 第4回日本言語聴覚士協会総会・学術集会予稿集, 2003, p60.
83) 田中康博, 西尾正輝：入院中の重度ディサースリア例に対して，いかにして早期からの意思伝達装置を導入するか？―事例検討より―. 第7回日本言語聴覚学会抄録集, 2006, p121.
84) 内藤栄一：運動習熟のメカニズム. 臨床スポーツ医学, 21：1057～1065, 2004.
85) 西尾正輝：慢性疾患の障害モデルに基づいたDysarthriaのスピーチ・リハビリテーション. 音声言語医学, 34：402～416,1993.
86) 西尾正輝：コミュニケーション・ノート. インテルナ出版, 1995.
87) 西尾正輝：スピーチ・リハビリテーション②プロソディー・総合訓練編. インテルナ出版, 2000a.
88) 西尾正輝：スピーチ・リハビリテーション①構音訓練編. インテルナ出版, 2000b.
89) 西尾正輝, 新美成二：Dysarthriaにおける構音構音機能―第一報：直音と拗音の比較および母音の分析を中心として―. 音声言語医学, 41：365～370, 2000c.
90) 西尾正輝, 新美成二：Dysarthriaにおける構音構音機能―第二報：子音分析―. 音声言語医学, 41：371～378, 2000d.
91) 西尾正輝：標準ディサースリア検査. インテルナ出版, 2004.
92) 西尾正輝：スピーチ・リハビリテーション③2コマ漫画・情景画編. インテルナ出版, 2005a.
93) 西尾正輝：スピーチ・リハビリテーション④写真集編. インテルナ出版, 2005b.
94) 西尾栄輝, 志村栄二：Dysarthriaにおける「できる発話」と「している発話」. 音声言語医学, 46：237～244, 2005c.
95) 西尾正輝：ディサースリアの基礎と臨床 第3巻 臨床実用編. インテルナ出版, 2006.
96) 張替　徹, 真柄　彰：四肢麻痺患者の咳嗽能力の指標―ピークフローメーターの有用性について―. 臨床リハ, 8：785～788, 1999.
97) 原　久永, 舘村　卓, 高　英保, 森本知花, 平田創一郎, 米田真弓, 和田健：持続的鼻腔内陽圧負荷装置を用いた鼻咽腔閉鎖機能賦活法 (CPAP療法) のnasalanceによる評価. 日口蓋誌, 23：28～35, 1998.
98) 山川直行, 西尾正輝：UUMNディサースリア1例の臨床経過. 第6回日本言語聴覚学会抄録集, 2005, p89.
99) 湯浅亮一：文字板を用いての対面コミュニケーション法, 厚生省運動ニューロン疾患調. 研究班研究報告書, 1979, pp29～30.
100) 弓場裕之, 白浜幸高, 二保麻里子, 川平和美：PNFによる集中的運動療法の機能回復効果. PTジャーナル, 35：758～761, 2001.
101) 川平和美：片麻痺回復のための運動療法―川平法と神経路強化的促通療法の理論―. 医学書院, 2006.
102) 西尾正輝：運動性発話障害. 新編 言語治療マニュアル (伊藤元信, 笹沢澄子・編), 医歯薬出版, 2007.
103) 西尾正輝, 田中康博, 阿部尚子, 島野郭子, 山地弘子：Dysarthriaの言語治療成績. 音声言語医学, 48 (3)：215～224, 2007.

実力テスト

問題	解答

1 ディサースリアの治療アプローチの分類について，誤っているものはどれか．
　①発声発語器官の機能や発話明瞭度を改善させることを目的とした多様なトレーニング手技のことを行動的アプローチという
　②機器装置を活用した多様な手技のことを機器的アプローチという
　③補装具を活用した多様な手技のことを補装的アプローチという
　④口頭コミュニケーションが困難な人のコミュニケーションを援助，促進，代替するあらゆるアプローチのことをAACアプローチという
　⑤手術を用いた多様な手技のことを医学的アプローチという
　⑥薬物を用いた多様な手技のことを薬理学的アプローチという

1 ⑤

2 目標志向的アプローチについて，誤っているものはどれか．
　①まず背景因子の分析から主目標を立案する
　②主目標の立案ではQOLからの視点を最重要視する
　③主目標を達成するために活動レベルでの副目標Aを立案する
　④副目標Aを実現するために機能レベルの副目標Bを立案する
　⑤全人的アプローチの実践的なモデルである

2 ①

3 運動の種類について，誤っているものはどれか．
　①他動運動というのは外力による運動で，筋の収縮は起こらない
　②自動介助運動というのは臨床家や器械器具の助力を得て運動を行うものである
　③自動介助運動は筋力増強に働かない
　④自動運動というのは，クライアント自身の筋力によって行う運動である
　⑤抵抗運動というのは，抵抗に抗して行う運動である

3 ③

4 以下の記述で誤っているものはどれか．
　①筋力を増強するには一定量の負荷を与える
　②筋力増強訓練では，持久力の強化訓練よりも負荷を大きくする
　③持久力を強化するには高い負荷量で実施する
　④持久力を強化する効果は反復回数を多くすることで得られる
　⑤訓練の頻度と負荷量は，筋力増強訓練と持久力の強化訓練とで異なる

4 ③

5 以下の記述で誤っているものはどれか．
　①等尺性収縮では，筋長は変化しない
　②水を入れたバケツを手でぶら下げている状態は等尺性収縮の例である
　③等張性収縮では，筋長は短縮する
　④バーベルを持って腕を屈曲させる動作は等張性収縮の例である
　⑤等速性運動は関節の運動速度を徐々に変化させる

5 ⑤

6 筋力増強訓練について，誤っているものはどれか．
　①最大負荷の80％で10回施行する
　②持続時間を3〜5秒程度とする
　③訓練頻度は，少なくても週3回とする
　④神経・筋疾患例に対しては集中的で頻回な訓練を必要とすると近年考えられている
　⑤中枢神経損傷例に対しては患側の筋力増強は禁忌である

6 ⑤

7 痙性ディサースリアの治療プランとして誤っているものはどれか.　　7 ③
　①機能的改善が期待できる時期は発声発語器官の機能的治療を主とする
　②機能的改善がプラトーに達すると発話速度の調節法と構音訓練を主とする
　③重度例を除いて生理学的アプローチを重視する
　④障害モデルを重視する
　⑤症状が固定した慢性期例に対して機能的改善は期待しない

8 弛緩性ディサースリアの治療プランとして誤っているものはどれか.　　8 ④
　①機能的改善が期待できる時期は筋力増強訓練を積極的に行う
　②機能的改善がプラトーに達すると発話速度の調節法と構音訓練を主とする
　③慢性期で重度例に対してはAACアプローチを重視する
　④音声外科的治療は適応とならない
　⑤鼻咽腔閉鎖不全に対して，PLPがしばしば著効を奏する

9 UUMNディサースリアの治療プランとして誤っているものはどれか.　　9 ①
　①機能的改善が期待できる時期は，咽頭，顔面，舌の機能的治療を主とする
　②近年では，筋力増強訓練が適応となると考えられている
　③顔面の訓練では，CIセラピーが有効である
　④機能的改善がプラトーに達すると，発話速度の調節法と構音訓練を主とする
　⑤発話速度の調節法ではリズミック・キューイング法が適応となる

10 失調性ディサースリアの治療プランとして誤っているものはどれか.　　10 ④
　①リズミック・キューイング法が適応となる
　②対照的生成ドリルが適応となる
　③言語治療はしばしば長期的に実施する
　④筋力増強訓練が適応となる
　⑤廃用性の呼吸機能低下に対しては機能的訓練が適応となることがある

11 運動低下性ディサースリアの治療プランとして誤っているものはどれか.　　11 ②
　①リー・シルバーマンの音声治療が中～軽度例に対して有効である
　②軽度例に対してペーシングボードが適応となる
　③声量の低下に対しては拡声器が適応となる
　④言語治療はしばしば長期的に実施する
　⑤声門閉鎖不全に対して，コラーゲンもしくは自家脂肪の声帯内注入術が適応となる

12 ALSに伴う混合性ディサースリアの治療プランとして誤っているものはどれか.　　12 ③
　①中～軽度例ではフレージング法と母音の引き伸ばし法が適応となる
　②重度例ではAACアプローチを主とする
　③常にローテクよりもハイテクを重視する
　④発声発語器官の機能的アプローチは原則として禁忌である
　⑤病変の進行に応じてアプローチを修正する

13 頭部外傷に伴うディサースリアの治療プランとして誤っているものはどれか.　　13 ④
　①行動的手法を用いた生理学的アプローチが有効となる場合が多い
　②発話速度の調節法が有効となる場合が多い
　③フィードバック法を重視する
　④脳血管障害例と比較して機能的改善がプラトーに達するのが早い
　⑤治療プランの立案では個別性を重視する

14 呼吸訓練について，誤っているものはどれか．
　①呼気筋の筋力が低下している事例では，座位や立位よりも仰臥位が適している
　②吸気筋の筋力が低下している事例では，仰臥位よりも座位や立位が適している
　③胸郭下部の可動域訓練では胸郭下部を上方に向かって胸郭を圧迫する
　④胸郭上部の可動域訓練では胸郭上部を下方に向かって圧迫する
　⑤呼吸のリズムに合わせて行うことが重要である

14 ③

15 呼吸訓練について，誤っているものはどれか．
　①腹帯を利用することによって，発話時の呼気圧を高めることができる
　②腹帯は吸気筋が障害されたクライアントに適している
　③クライアントに適した休息を与えながら進めなくてはならない
　④痛みの有無に注意しながら徐々に進めなくてはならない
　⑤クライアントの表情に留意して訓練を行う必要がある

15 ②

16 声帯内転訓練について，誤っているものはどれか．
　①反回神経麻痺例が適応となる
　②声帯溝症例は適応とならない
　③健側声帯の過内転により声門閉鎖不全を代償させる
　④フィードバック法を重視する
　⑤硬起声発声を促す

16 ②

17 あくび－ため息法について，誤っているものはどれか．
　①過緊張性発声に対して用いられる
　②声帯結節例が適応となる
　③外転型痙攣性発声障害が適応となる
　④軟起声発声を促す
　⑤喉頭がリラックスした感覚を意識させながら発声させる

17 ③

18 リー・シルバーマンの音声治療について，誤っているものはどれか．
　①軽度から中等度までのパーキンソン病例が適応となる
　②ラミッグらにより開発された音声治療手技である
　③主な治療効果として声量の増大や声域の拡大等が得られる
　④集中的，行動的に言語治療を行う
　⑤高い努力を要する

18 ①

19 音声治療におけるバイオフィードバック法にあまり用いられないものはどれか．
　①ビジピッチ
　②リアルタイム・ピッチ
　③鏡
　④電気グロトグラフ（EGG）
　⑤テープレコーダー

19 ③

20 痙攣性発声障害について誤っているものはどれか．
　①喉頭に限局的にジストニーが生じたものと考えられる
　②より発現頻度が高いものは，外転型である
　③内転型は声帯の不規則で過剰な内転を特徴とする
　④内転型は発話中に間欠的ないし持続的な強いのどづめが起こる
　⑤外転型の声質は気息性嗄声を特徴とする

20 ②

21 痙攣性発声障害について誤っているものはどれか. 21 ①
　①内転型の声質は気息性嗄声である
　②外転型は声帯が間欠的不随意的に外転する
　③反回神経切断術が用いられることがある
　④ボツリヌストキシン注入術がしばしば有効である
　⑤内転型に対して話声位の変更やあくび－ため息法，軟起声発声が有効であることがある
　⑥外転型に対して話声位の調整，硬起声発声，プッシング法が有効であることがある

22 以下の記述で誤っているものはどれか. 22 ②
　①拡声器は声道の機能が良好に保持されていることが適応条件となる
　②拡声器は日常生活用具給付等事業の制度を活用できない
　③電気式人工喉頭は声道の機能が良好に保持されていることが適応条件となる
　④電気式人工喉頭は日常生活用具給付等事業の制度を活用して貸与される
　⑤有声－無声の調節機能では対照的生成ドリルを用いる

23 ディサースリアにおける鼻咽腔閉鎖不全に対する治療手技として有効とはいえないものはどれか. 23 ③
　①軟口蓋挙上装置
　②外科的アプローチ
　③ブローイング法
　④CPAP療法
　⑤シー・スケープを用いたバイオフィードバック法

24 軟口蓋挙上装置について誤っているものはどれか. 24 ①
　①失調性ディサースリアが最も適応となる
　②発症から長期を経た慢性期の事例でも適応となる
　③両側上肢の機能が保持されていないと適応となりにくい
　④筋緊張の亢進がみられる事例では装着が困難となる
　⑤ALS例であってもPLPが適応となることがある

25 軟口蓋挙上装置について誤っているものはどれか. 25 ④
　①重度の嚥下障害を合併した事例では，PLPの装着によって嚥下の効率が低下する
　②無歯顎の事例は装着がむずかしい
　③鼻咽腔以外の器官に重度の障害がある事例では適応となりにくい
　④幼児でも常に適応となる
　⑤嘔吐反射の著しい事例でも適応となることがある

26 軟口蓋挙上装置について誤っているものはどれか. 26 ⑤
　①バイオフィードバック法を用いた行動的アプローチを同時に行うと良い
　②構音訓練では，対照的生成ドリルが有効である
　③フォローアップはしばしば長期的に実施する
　④装置を撤去した後で鼻咽腔閉鎖機能が再び悪化することもある
　⑤あくまでも鼻咽腔閉鎖機能が賦活化されるまでの暫間的な装置である

27 以下の記述で誤っているものはどれか.
　①他動運動は筋力増強の効果を期待できない
　②自動介助運動は筋力増強の効果を期待できない
　③抵抗運動は筋力増強の効果を期待できる
　④筋力増強訓練では負荷の程度を適切に設定することが大切である
　⑤筋力増強訓練では持続時間を適切に設定することが大切である

27 ②

28 CIセラピーについて，誤っているものはどれか.
　①健側の使用を制限して患側に集中的な運動を行わせることで改善をはかる
　②損傷を受けた大脳運動皮質運動野に可塑的変化が生じる
　③中～軽度例だけが適応となる
　④顔面の抑制はテープで行うこともある
　⑤顔面の訓練では視覚的フィードバック法を重視する

28 ③

29 下顎の補装的アプローチについて，正しいものはどれか.
　①不随意運動により発話運動が阻害される場合，バイト・ブロックで下顎を固定することで改善することがある
　②重度の開口不全例に対してはチンキャップを用いる
　③不随意運動により発話運動が阻害される場合，歯を咬みしめるようにして話させる
　④無歯顎者はバイト・ブロックを使用することができない
　⑤チンキャップにより下顎の成長が抑制されることはない

29 ①

30 発話速度の調節法について，誤っているものはどれか.
　①発話速度の低下は不正確な構音動作をより正確にする
　②発声発語器官全体の協調性が高まる
　③「ゆっくりと話しましょう」という言語的指示を繰り返す
　④特定の技法が必要である
　⑤系統的なドリルが必要である

30 ③

31 発話速度の調節法について，誤っているものはどれか.
　①バイオフィードバック法を重視する
　②難点として発話の自然度が低下する
　③ペーシングボードは運動低下性ディサースリア例に対してとくに有効である
　④タッピング法では常に上肢を用いる
　⑤ポインティング・スピーチでは語頭音を呈示しながら発話する

31 ④

32 発話速度の調節法について，誤っているものはどれか.
　①リズミック・キューイング法は運動過多性ディサースリア例に対してとくに有効である
　②DAFは，もっぱらパーキンソン病に伴う運動低下性ディサースリアに対して有効な手法である
　③フレージング法はとくに弛緩性ディサースリアに有効なアプローチである
　④ペーシングボードは携帯型に切り替えて日常生活で実用すると良い
　⑤タッピング法では臨床家が外的にタッピングのビートを与えてやることもある

32 ①

33 拡大・代替コミュニケーション・アプローチについて，誤っているものはどれか．　　　　　　　　　　　　　　　　　　33 ④
　①QOLの維持，向上に大きくかかわる
　②非エイドとエイドに分類する考え方がある
　③ローテクとハイテクに分類する考え方がある
　④評価では音声言語的側面を中心とする
　⑤社会資源を適切に活用するように努める

34 以下の記述で誤っているものはどれか．　　　　　　　　　　34 ⑤
　①文字板の使用時には1文字ずつ声を出して確認する
　②文字板のポインティングでは上肢以外の部位を用いることもある
　③透明文字板の使用時に長い文ではメモをとって確認しながら進める
　④意志伝達装置の実用では作業療法士との連携が重要となる
　⑤VOCAとは意志伝達装置の総称である

35 コミュニケーションの破綻の予防法として誤っているものはどれか．　　35 ③
　①コミュニケーションのやりとりのなかでターンを合図で知らせる
　②話題を時々確認する
　③話題を随時変える
　④離れたところから話しかけない
　⑤シャドーイングを用いる

36 環境調整法として不適切なものはどれか．　　　　　　　　36 ③
　①テレビやラジオ等は音量を低下させる
　②声量が低下しているクライアントでは携帯型拡声器を導入する
　③コミュニケーション・パートナーに大きな声で話しをさせる
　④クライアントの職場の配置や教室の座席の位置を再検討してもらう
　⑤コミュニケーションの機会を拡げる

37 コミュニケーションが破綻した場合の対処法について，誤っているものはどれか．　　37 ⑤
　①メッセージを数回繰り返してもらう
　②メッセージを別の表現に言い換えてもらう
　③コミュニケーション・モードを切り替えてもらう
　④複数のアプローチを併用してみる
　⑤理解したふりをする

MEMO

和文索引

INDEX

ア

アーム　195
アイトーク　188
アイ・ポインティング　185
アイシング　133, 167
アグアヨ　134
アクリル樹脂板　185
アテトーゼ　13, 17, 46, 47, 63, 68
アナースリア　3
アミトリプチリン　131
アルファベットキーボード　195
アンダーシュート　67
アンフェタミン　136
あいうえ音　193
あくび–ため息法　133, 140, 148, 153
あくび発声　149
安静時の呼吸数　99
安静時振戦　46

イ

イメージ・トレーニング　164
インターネット　190
インテリキーUSB　194, 195
インテリスイッチ　191
伊藤　73, 86
医学的情報　88, 89, 106
医師・歯科医師　106, 125
医師カルテ　88
医療ソーシャルワーカー　106
医療保険　81
異常筋緊張　3
異常不随意運動評価尺度　46
萎縮　71, 103
意思伝達ソフトウェア　191〜193, 195
意思伝達装置　125, 179, 181, 189〜192, 195, 197
維持期　81
維持期リハビリテーション　82
1回換気量　99
一側性上位運動ニューロン性（UUMN）ディサースリア　32
一般的情報　83, 88, 106, 108, 111
一般的情報の収集　88, 89, 109
岩田　102
咽頭と喉頭の運動　31
咽頭の筋　34
咽頭後壁　102
咽頭神経叢　34
咽頭側壁　102, 162
咽頭弁移植術　125
咽頭弁形成術　131, 134

ウ

ウィード　111
ウィルソン病　13, 15, 73
ウェイス　155
運動プログラム中枢　163
運動のイメージ　163
運動の休止　13
運動の自発性消失　13
運動過多　44, 46
運動過多性ディサースリア　11, 12, 13, 29, 30, 32, 44, 46, 68
運動開始の遅延　17
運動学習　173, 174, 175, 176
運動学習理論　173
運動感覚　163
運動起始困難　63
運動機能減少　44, 67
運動系　29
運動系とディサースリア　29
運動失調　12
運動失調症　17
運動障害性（麻痺性）構音障害　2
運動神経　33
運動性伝導路　29
運動性脳神経　14, 16, 33
運動性脳神経核　14, 16, 30, 33, 49
運動性発話　4, 29
運動性発話障害　1, 2, 9, 12
運動前野　2, 163
運動速度の低下　13, 63
運動単位　33, 57
運動中枢　14
運動低下　44
運動低下性ディサースリア　11〜13, 29, 30, 32, 44, 61, 67, 132, 147, 149, 178
運動範囲　92
運動範囲の制限　13, 63
運動麻痺　3, 12, 16, 41, 43
運動療法的アプローチ　126

エ

エアロフォン　158
エイド　179, 190
エコ・メモ　183
エビデンス　129
絵　125, 179, 183
栄養管理プラン　107
延髄　31
遠赤外分光描画法　134
鉛管様固縮　43
塩化ビニール板　185

オ

オートスキャニング　189, 190
オートスキャン　189, 197
オートスキャン方式　191, 193
オーバーロードの原理　127
オーラルジスキネジア　67
オペレートナビ　193
オペレートナビ用スイッチコネクタ　193
オリーブ橋小脳萎縮症　14, 15, 49
オンオフ現象　46
おしゃぶり　170
折りたたみナイフ現象　43
嘔吐反射　161
横隔神経　34
横隔膜　34, 99, 100, 140
横紋筋　35
大型キーボード　189, 194
重り負荷法　183
音の繰り返し　3, 20, 59, 91
音の引き延ばし　21, 91
音声スキャン　186
音声外科的治療　131
音声言語病理学的所見　113, 117
音声言語病理学的情報　111
音声出力コミュニケーション・エイド　125, 188
音声出力機能　190
音声障害　2
音声振戦症　46
音節の反復運動　49
音節の反復課題　162
音節の反復速度　137

カ

カー　128, 129
カーテン徴候　101
カウンセリング　125
カリスキー　155
カンファレンス　88
かきポンくん　183
下位運動ニューロン　11, 16, 30, 33, 49, 50, 57

下位運動ニューロン障害　12
下位運動ニューロンの障害　49
下顎ジストニー　47
下顎に関連する課題　105
下顎の運動機能　105
下顎の下制　170
下顎の機能的訓練　170
下顎の抵抗運動　170
下顎の不随意運動　171
下顎反射　42, 64
下喉頭神経　101
加速歩行　44
仮性球麻痺　13, 41, 63, 64, 73, 102
仮面様顔貌　44, 45
過緊張性発声　148
過剰で平板なストレス　22, 66, 91
過負荷の原理　127, 142
過用性筋力低下　129
寡動　44, 45, 67
介護保険　81
介護療養型医療施設　82
介護老人保健施設　82
会話文予測　192
会話文予測機能　192
回旋　141
回復期　81
回復期リハビリテーション　81, 82
回復期リハビリテーション病棟　81, 82
開鼻声　3, 19, 59, 63, 91, 102
外転神経　34
外鼻孔の閉鎖　133
外腹斜筋　34
咳嗽力　100
踵膝試験　48
拡声器　125, 132, 140, 154
拡声器の活用　133
拡大・代替コミュニケーション　178
拡大・代替コミュニケーション・アプローチ　125
拡大鏡　194
核下性麻痺　41
核上性運動麻痺　64
核上性麻痺　41
核性麻痺　41
確定診断　84
顎の運動　34
顎運動　31
片麻痺　141
片麻痺運動機能検査　106
活動　88, 89, 107, 108
活動レベル　126

活動制限　107, 108, 111
活動制限レベル　109, 110, 138
活動制限の評価　109
活動性の問題点　111, 112
滑車神経　34
看護カルテ　88
看護師　106
患者数　10
寒冷刺激　167
喚語困難　84
換気機能障害　99
感覚神経　33
感情失禁　64
感染症　13
感染性　14
管理栄養士　107
関節可動域　127
関節性拘縮　44
関連スタッフ　88, 105
関連スタッフから得る情報　105
環境因子　88, 89, 106〜108
環境制御装置　197
環境調整法　198
鑑別診断手法　12
丸薬丸め運動　45
眼球運動　182, 186, 187
眼球陥没　51
眼瞼下垂　51
眼瞼挙筋　104
眼電信号　197
眼電スイッチ　197
眼裂狭小　51
顔面の運動　31
顔面神経　31, 34
顔面神経核　16
顔面神経吻合術　131, 134
顔面神経麻痺　103, 104
顔面表情筋　34

キ

キーボードの入力動作　189
キューン　157
ギガホン　154
ギラン・バレー症候群　13, 51, 57, 62, 63
企画　1, 2
企図時振戦　48
企図振戦　13, 46
気管切開　179
気息性嗄声　19, 59, 62〜64, 68, 91, 100, 147, 153
気息声発声　133, 149, 154
起声困難　63, 68
基礎情報　111
基本的情報　88, 89, 106

器質性構音障害　2
機器装置　125
機器的アプローチ　125
機能　107
機能レベル　126
機能障害　107, 108, 111
機能障害レベル　109, 110, 138
機能障害の評価　109
機能性構音障害　2
機能的自立度評価法　106
機能的発声障害　148
疑核　16, 50
吃音　2
吃様症状　68
拮抗筋　35, 49, 66
休止スロット　175
吸気運動　140
吸気筋　34, 99, 100, 140
吸気筋の増強訓練　142
吸啜運動　170
急性期　81
急性期リハビリテーション　81, 82
球麻痺　13, 50, 57, 63
嗅神経　34
居住の場の確保　106
挙上子　159
共同運動　42
共同運動障害　49
共同筋　49
協調運動障害　3, 17, 48, 63, 65
胸郭　140, 141, 143
胸郭の関節可動域　99
胸郭の関節可動域の拡大訓練　142
胸郭の弾性収縮　140
胸郭下部　142, 143
胸郭上部　142, 143
胸腹部の圧迫　133, 144
強制的な発話速度の調節法　174, 175
強度の変動性　65
教育制度　108, 109
橋　31
仰臥位　140
筋　49
筋ジストロフィー　13, 14, 51, 57, 63
筋の障害　51
筋(骨)系　35
筋萎縮　13, 18, 42, 50, 51, 63
筋萎縮性側索硬化症　14, 15, 71, 160
筋強剛　44
筋緊張　17

筋緊張の亢進　160
筋緊張の変動　63
筋緊張亢進　13
筋緊張症　51
筋緊張低下　13, 50, 63
筋原性筋萎縮　18, 50
筋原性疾患　33
筋固縮　17, 44, 45, 67, 160
筋疾患　12, 13, 51
筋性拘縮　44
筋線維　35
筋線維束収縮　50
筋電スイッチ　197
筋電信号　197
筋電図　125
筋力　92, 127
筋力増強　127, 128, 164
筋力増強訓練　125, 127〜129, 131〜134, 164, 170
筋力低下　3, 13, 17, 50, 51, 63
緊張性伸張反射　17

ク

クッションラバー　171
クリックモード　193
クローヌス　42
グラスプスイッチ　197
空気力学的動力源　99
空書　181
口すぼめ呼吸　144
口とがらし反射　42, 104
口の体操　138, 163
屈曲　141
屈筋共同運動パターン　42
訓練ドリル　171
訓練意欲　166
訓練頻度　128

ケ

外科的アプローチ　125, 148, 156
茎突咽頭筋　34
蛍光ペン　183
経済支援　106
経頭蓋的磁気刺激法　134, 166
経皮的動脈血酸素飽和度　145
経鼻的持続的陽圧呼吸器　157
痙縮　17
痙性　13, 17, 42, 43, 129, 160
痙性ディサースリア　11〜13, 19, 29, 30, 32, 41, 60, 64, 131
痙性拘縮　44
痙性麻痺　13, 17, 29, 41, 63
痙直型脳性麻痺　13
痙攣性発声障害　18, 69, 153
携帯型ペーシングボード　176

携帯型DAF　178
携帯型拡声器　154, 198
携帯用会話補助装置　154, 188, 190
頸椎装具の利用　133
結節　148
腱反射の亢進　63
腱反射の消失　63
言語 (language) の障害　2
言語 (language) 機能のスクリーニング検査　85
言語学的符号化の過程　1
言語治療ガイドライン　129, 130, 131
言語治療プラン　112, 113, 117
言語治療目標　126
言語病理学的鑑別診断　84, 85, 106
言語病理学的診断　83
原因疾患　14

コ

コミュニケーション　183
コミュニケーション・ニーズ　108, 180, 181
コミュニケーション・ノート　125, 179, 183〜185
コミュニケーション・パートナー　179, 181, 183, 185, 187, 198
コミュニケーション・ブック　183
コミュニケーション・モード　199
コミュニケーションの機会　199
コミュニケーションの破綻　187, 198
コミュニケーションの破綻の予防法　198
コミュニケーション速度　181, 192
コミュニケーション能力　180, 181
コラーゲン／自家脂肪の声帯内注入術　133
コレア　47
コンピュータースピーチラボ　153
ことばの体操　138, 163
呼気スイッチ　196, 197
呼気ボード　144
呼気圧　144
呼気圧・持続時間　99, 140, 143
呼気運動　99, 140
呼気筋　34, 99, 140
呼気筋の増強訓練　143

呼気筋力増強訓練　143
呼気筋力増強訓練用具　144
呼気段落　177
呼気段落の調節　133
呼気陽圧訓練器具　143
呼吸の支持性　138, 139
呼吸・発声の協調性　139
呼吸・発声機能　90
呼吸・発声機能の治療方針　139
呼吸器系　34, 99
呼吸機能　89, 92, 99
呼吸筋　34, 100
呼吸筋力増強訓練　139, 142
呼吸数/1分　99, 140
呼吸補装具　144
呼吸理学療法　132
固縮　13, 63
固定筋　49
固有受容感覚　127
個人因子　88, 89, 107, 108
語間代　68
口蓋垂麻痺　101
口蓋帆張筋　34
口腔顔面失行　86
口腔顔面失行検査　87
口腔構音器官　2
口腔構音機能　89, 90, 92, 102
口腔内圧　158, 162
口形　181
口形動作　180
口述　186
口述文字板　187
口唇・頬部 (顔面下部) に関連する課題　103
口唇の機能的訓練　165
口唇閉鎖訓練用具　169
口頭説明課題　172, 187, 190
口部ジスキネジー　63, 67
口部顔面ジストニー　46
口輪筋反射　42, 57, 64, 104
甲状軟骨の側方圧迫　133
甲状披裂筋切断術　153
交互反復運動での速度　92
交互反復運動速度　101
交互変換障害　48
光電タッチスイッチ　196, 197
行動的アプローチ　125
拘縮　43
後天性ディサースリア　3
咬筋　105
校正　150
高位頸髄　100
喉頭マッサージ　133, 140
喉頭枠組み手術　125
硬起声　147

硬起声発声　133, 148, 154
硬口蓋部　159
構音の誤り　85
構音の誤りのパターン　86
構音の誤りの一貫性　86
構音の企画過程　1
構音の基本訓練　171
構音の歪み　3, 20, 59, 63, 91
構音訓練　125, 131, 132, 155, 156, 162, 171
構音失行　3
構音障害　2
構音速度　177
合成音声　188
声のハンディキャップ指数　145
声のふるえ　3, 19, 59, 68, 91
声のfreezing現象　68
声の大きさの過度の変動　3, 21, 59, 63, 91
声の大きさの単調性　3, 20, 59, 63, 91
声の高さの異常　3, 19, 59, 91
声の高さの単調性　3, 20, 59, 63, 91
声の翻転　21, 91
国際生活機能分類　106〜108, 111
黒質　32
骨格筋　35
混合神経　33
混合性ディサースリア　11〜13, 30, 61, 71, 132
混合性喉頭麻痺　62

サ

サウンズ・アンド・シンボルズ　184
作業療法士　106, 107, 189
砂嚢　142
嗄声　3
座位　140
再生　134
再組織化　136, 164
最終共通路　33
最終評価　81, 82, 112
最大反復回数　127
最長呼気持続時間　99
最長発声持続時間　62, 100, 101, 137
先読み　187
三叉神経　31, 34
参加　88, 89, 107, 108
参加レベル　126
参加制約　107, 108, 110, 111
参加制約の評価　109

シ

シー・スケープ　157
シャイ・ドレーガー症候群　15, 49
シャドーイング　183, 186, 187, 198
シンボル　125, 179, 183
シンボル・ボード　183
ジェスチャー　125, 179, 181, 182, 198, 199
ジェスチャー補助法　177
ジェリービーンスイッチ　191, 195, 196, 197
ジスキネジー　13, 47, 63, 68
ジストニー　13, 15, 17, 46, 47, 63, 68〜70
ジスメトリア　48
ジョイスティック　191, 193
ジョイスティックプラス　191
ジョンソン　184
ジルデラツーレット症候群　13, 47, 63, 68
している発話　82, 106, 172, 175
支援技術　178
四肢失調　48
市販の吸気筋力増強訓練器具　143
自然度　108, 173, 177
弛緩性　17
弛緩性ディサースリア　11〜13, 29, 30, 35, 36, 50, 51, 57, 60, 131
弛緩性麻痺　13, 17, 29, 41, 63
姿勢の調整　133, 139, 140
姿勢異常　44, 45
姿勢反射障害　44, 45
思考過程　1
視覚的フィードバック法　134, 143, 152, 175
視床下核　32
視神経　34
視線　186
視線の一致　186, 187
自家脂肪の声帯内注入術　125, 131, 132
自主訓練　165, 169
自動運動　127, 164, 166
自動介助運動　127, 164, 166
自動選択モード　193
自動走査　189, 190, 197
自立支援給付　181
自律神経　33
持久力　127, 128
持続時間　128
持続的陽圧呼吸療法　157

磁気　182
失語症　1, 4, 5, 9, 10, 84, 85, 183, 193
失語症が合併する割合　10
失語症との鑑別　84
失語症の合併率　10
失語症患者数　11
失語症全国実態調査報告　22
失行　12
失構音　3
失声　19
失調型脳性麻痺　13
失調症　29
失調性ディサースリア　11〜13, 29, 30, 33, 48, 60, 65, 131, 177
下河原　192, 193
社会資源　180
社会福祉制度　109
社会復帰状況　22
社会保険制度　109
主観的運動強度法　164
主動筋　35, 66
腫瘍　13
終了時カンファレンス　82
集中的治療　150
重症筋無力症　13, 51, 57, 62, 63
重症度　64, 65, 66, 68, 69, 71, 72
重錘バンド　142, 183
重力　140
縮瞳　51
純粋語亜　3
初回カンファレンス　81, 82
初回評価　81, 82
書字障害　45
除外(的)診断　84
小字症　44
小書症　44
小声症　44
小脳脚　32
小脳系　11, 29, 32
小脳系の障害　48
小脳性運動失調症　17, 48
症候性ジストニー　46
障害モデル　131, 138
障害者自立支援法　180, 181, 190, 191
上位運動ニューロン　16, 29
上喉頭神経　101
情景画の説明課題　173
職業的アイデンティティ　108
職場復帰　22
心筋　35
心身機能　108
心身機能・身体構造　88, 89, 107, 108

和文索引　213

伸筋共同運動パターン　42
伸展　141
身体構造　108
身体障害者手帳　106
神経筋機能の病態特徴　12, 13
神経筋再教育　127
神経筋接合部　12, 35, 49
神経原性筋萎縮　18, 50
神経原性疾患　33
神経生理学的促通　163
神経性拘縮　43, 44
神経伝導路　14
神経変性疾患　3, 14
振戦　13, 17, 44〜46, 63, 67, 183
深部反射　17, 42, 50
深部反射の亢進　41
進行性核上性麻痺　15
診断の時代　137
人工喉頭　133, 180, 181

ス

スイッチ　190, 191, 195, 196
スイッチインターフェイス　191
スイッチインターフェースUSB　191
スキャン・モード　193
スクリーニング検査　84
スクリーンキーボード　193, 194
ストリングスイッチ　197
ストレッチング　134
ストローストッパー　100
スピーキング・カニューレ　180
スピーキング・バルブ　180
スプリント　183, 185
スペックスイッチ　196, 197
スポンジブラシ　163
すくみ現象　44, 45
すくみ声　68
錐体外路系　11, 29, 32
錐体外路系の障害　43
錐体外路系運動障害　12
錐体外路症状　43
錐体外路障害　67
錐体路　14
錐体路系　29, 30, 31, 41
錐体路系の障害　41
錐体路症状　17, 41
錐体路徴候　41
随意運動　31
随意最大筋力　127

セ

世界保健機関　107
生活機能　107
生活支援プログラム　110

生理学的アプローチ　131, 132
生理学的過程　2
生理的振戦　46
声帯の低内転障害　140
声帯内転訓練　145, 147
声帯麻痺　147
声帯溝症　19, 100, 147, 148
声門下圧　99, 144
声門閉鎖不全　100, 145, 147
声量の低下　3, 18, 59, 62, 63, 67, 68, 91, 149
性別内訳　10
静止時振戦　44, 45
咳払い　148
脊髄小脳変性症　3, 11, 14, 49, 63, 65, 131
脊髄前角　30
脊髄損傷　51
脊柱・胸郭の可動域の拡大訓練　133
脊柱・胸郭の関節可動域の拡大訓練　140
脊柱の関節可動域の拡大訓練　141
接触性潰瘍　148
摂食・嚥下障害　161
舌ジストニー　47
舌に関連する課題　102
舌の運動　31
舌の機能的訓練　163
舌の自動介助運動　164
舌の他動運動　163
舌の抵抗運動　165
舌咽神経　31, 34
舌運動　34
舌下神経　34
舌下神経核　16, 31, 34, 50
舌下神経麻痺　103
舌筋　103
先天性ディサースリア　3
線維束収縮　71
線維束性収縮　13, 63
線条体　32
線条体黒質変性症　14, 15, 49
全国患者調査　11
全部床義歯　161
前角細胞　33
前障　32
漸増的負荷　128, 142

ソ

ソフトキーボード　194
咀嚼筋　34, 105
咀嚼法　133, 140
粗糙性嗄声　18, 59, 62, 63, 91

相動性伸張反射　17
相反性神経支配　35
相反的活動性　101
騒音　198
側頭筋　105
測定異常　17, 48
測定過小　48
測定過大　48
側屈　141

タ

ターン　198
タイプごとの原因疾患　12, 13
タイプ分類　11
タウビー　166
タッピング法　175, 176
タッピング法・モーラ指折り法　134
ダーレィ　1, 2, 11, 12, 57, 62, 66, 72, 73, 137
ダウン症　14
ダニエル　161
ダフィ　9, 10, 62, 69
ダントロレンナトリウム　126
ため息発声　154
他動運動　126, 163, 164, 166
多シナプス性　32
多系統萎縮症　13
多発ニューロパチー　50
多発性筋炎　13, 51, 57, 63
多発性硬化症　11, 14, 15, 72
多発性単ニューロパチー　50
体幹後屈　133
体幹失調　48, 49
対照的アクセント・ドリル　134
対照的イントネーション・ドリル　134
対照的ストレス・ドリル　134
対照的生成ドリル　131, 132, 134, 156, 158, 162, 171
大脳基底核　32
代替マウス　191
代用音声　155
第一次運動野　163
脱感作プログラム　161
単シナプス性　32
単ニューロパチー　50
単語予測　192
単語予測機能　191
探索行動　86
淡蒼球　32
短期目標　112
段階的装着法　161
断綴性　177
断綴性発話　3, 49, 66

弾話　193

チ

チーム　105
チアノーゼ　145
チザニジン　126
チック　13, 17, 46, 47, 63, 68
チンキャップ　134, 171
地域リハビリテーション　109
地域生活支援事業　181, 190
地域保健制度　109
治療ガイドライン　137
治療プラン　111
治療の時代　125, 137
治療計画　83
治療頻度　112
治療目標　83, 112
遅延聴覚フィードバック　125, 134, 178
中位頸髄　100
中間評価　81, 82, 112
中枢神経系の再組織化　134
中枢神経組織の再生　136
中枢性運動麻痺　16, 41, 42
中枢性麻痺　129
中脳大脳脚　31
長期目標　112
張力　17
聴覚フィードバック・ツール　178
聴覚的フィードバック法　153
聴覚的な発話特徴　12, 18, 64～66, 68, 69, 71～73
聴覚的発話特徴　57
聴覚的評価　98
聴覚的評価システム　12

ツ

通所リハビリテーション　82

テ

ディアドコキネシス　49, 162
デイケア　82
ディサースリア　1
ディサースリアの出現頻度　15
ディサースリアの障害構造　3, 4
ディサースリアの障害モデル　108
ディサースリアのタイプ　11, 15, 29
ディサースリアの定義　2
ディサースリアの評価システム　109
ディサースリア全国実態調査　10, 22

ディサースリア全国実態調査結果　23
デローム　127, 164
デロームの法則　127
できマウス。　191
できる発話　82, 106, 172, 175
手ぶり　181
低位頸髄　100
定量化　150
抵抗運動　127, 164, 167, 170
抵抗運動理論　127, 128
伝の心　190
電気グロトグラフ　147, 153
電気式人工喉頭　140, 155

ト

トーキングエイド for iPad　189
トピック補助法　177
トラウベ　153
トラックボール　191
トラックボールプラス　191
ドーパミン　46
ドリル　172
ドリル・セット　156
兎眼　104
徒手筋力テスト　50
閉じ込め症候群　50, 71
努力性嗄声　19, 59, 62, 63, 65, 69, 91, 153
透明文字板　125, 179, 183, 185, 186
透明文字板の実用方法　186
等尺性運動　127, 128
等尺性収縮　35, 127
等速性運動　128
等張性運動　127
等張性収縮　35, 127
統語論的情報補助法　177
頭頸部回旋　133
頭部外傷　13, 14, 132
同語反復症　68
動眼神経　34
動眼神経麻痺　104
動脈血酸素分圧　145
特定疾患医療自給者証　106
特定疾患患者認定証　106
特定疾患登録者証　106
特発性ジストニー　46
突進現象　44, 45
呑気症　69

ナ

ナゾメーター　157
なんでもスイッチUSB　191
内喉頭筋　101
内耳神経　34

内転型痙攣性発声障害　148
内転不足　140
内腹斜筋　34
内包　31
軟起声発声　149, 154
軟口蓋　162
軟口蓋挙上装置　125, 156, 159, 162
軟口蓋挙上装置付き義歯　161
軟口蓋部　159
軟口蓋麻痺　101
軟口蓋麻痺例　160

ニ

ニューロパチー　50
日本ディサースリア臨床研究会　131, 137
日本語予測入力機能　191
西尾　10, 11, 22, 23, 57, 73, 108, 109, 127～129, 156, 165, 183
日常生活給付　181
日常生活給付事業　180
日常生活給付用具　190
日常生活活動　108
日常生活動作　106
日常生活用具　181, 190, 191
日常生活用具給付制度　106
日常生活用具給付等事業　154, 155
入力支援ソフトウェア　191, 192, 193, 195
認知過程　1
認知症　1, 69

ヌ

ヌードゥ　135, 136

ノ

ノーズクリップ　143
のどづめ発声　65
脳の可塑性　129
脳の再組織化　136
脳炎　13
脳血管障害　3, 11, 13, 14
脳磁図　134
脳腫瘍　14
脳神経　33
脳神経核　49
脳性麻痺　11, 14
脳脊髄神経　33
脳波　197
脳波スイッチ　197

ハ

ハーティ・ラダー　193
ハーテリウス　72
ハートチャット　188, 190
ハイテク　179, 190
ハンチントン病　14, 15, 148
ハンチントン舞踏病　47
バーセルインデックス　106
バイオフィードバック法　133, 134, 139, 140, 152, 157, 158, 162, 173
バイト・ブロック　98, 164〜167, 171
バトラー　163
バビンスキー徴候　43
バビンスキー反射　42
バリア　198
バリスム　13, 17, 46〜48, 63, 68
パーキンソニズム　17, 44
パーキンソン症候群　14, 17, 18, 29, 63, 67
パーキンソン病　3, 11, 13, 14, 63, 67, 68, 132, 149, 150, 154, 178
パーソナルコンピューター　179
パソパルマルチ　190
パタカラ　169
パルスオキシメーター　145
歯車様固縮　43
背景因子　88, 106〜109
肺　140
肺容量　99
廃用性筋萎縮　18, 50
爆発性の発話　66
発現率　9
発語失行　1〜5, 10, 12, 85, 86
発語失行との鑑別　85
発語失行の責任病巣部位　88
発語失行症検査　87
発声起始困難　44
発声機能　89, 92, 100
発声機能の改善訓練　139
発声時呼気流率　18, 64, 100
発声発語器官のプロフィール　57
発声発語器官の一般的所見　57, 62
発声発語器官の運動機能障害　16
発声発語器官の生理学的評価　109
発声発語器官検査　89, 92, 98, 108
発声発語器官検査のプロフィール　61
発声発語器官検査の簡易評価基準表　93
発話パターンの改善訓練　133
発話の異常度　90
発話の加速　22, 91
発話の加速化　44, 68
発話の検査　89, 90, 98, 108
発話の自然度　73, 74, 89, 90
発話の自然度の評価尺度　74
発話の重症度　73
発話の生成過程　1
発話の聴覚的評価　109
発話の短いとぎれ　3, 18, 59, 63, 91
発話の実行過程　1, 2
発話（speech）の障害　2
発話運動　32
発話運動スキーマ　175
発話改善装置　155
発話機能の重症度分布　59
発話時の吸気量の増大　133
発話速度　89, 90, 138
発話速度の異常　3, 20, 59, 63, 91
発話速度の調節法　125, 131, 132, 155, 172, 173
発話速度の変動　3, 20, 59, 63, 91
発話特徴　12, 58, 59, 89, 90, 92
発話特徴の測定項目　90
発話特徴の聴覚的測定項目　90
発話特徴の定義　91
発話補助法　177, 179
発話明瞭度　73, 74, 89, 90, 108, 173
速い不随意運動　13
反回神経　101
反回神経切断術　133, 153
反回神経麻痺　19, 51, 62, 64, 100, 147
般化　172
般化プログラム　110

ヒ

ビジピッチ　125, 147, 152, 178
ビックスイッチ　196, 197
ビックマック　188
ビバボイス　154
ピークフローメーター　139
ピート　192
ピエゾニューマティック・センサースイッチ　197
ピル・ローリング・トレモア　45
ピンタッチスイッチ　196, 197
ひらがなキーボード　195
日野原　111
皮筋　35
皮質延髄路　12, 14, 16, 30, 32, 33, 41
皮質延髄路（一側）　11
皮質延髄路（両側）　11
皮質延髄路の走行　31
皮質脊髄路　30, 33
披裂軟骨内転術　133
非エイド　179
非活動性の問題点　111, 112
被殻　32
尾状核　32
鼻咽腔ファイバースコープ　159
鼻咽腔閉鎖機能　89, 90, 92, 101, 156
鼻咽腔閉鎖不全　19, 99, 156
鼻息鏡　102, 158
鼻漏出　102
筆談　125, 179, 182
筆談用具　182
表意文字　176
表在反射　42, 50
表情　181
評価　83
評価のパラダイム　83
標準ディサースリア検査　18, 50, 57, 73, 83, 89, 93, 138, 140
標準ディサースリア検査結果の解釈の仕方　98
標準的検査の概要　88
病的泣き・笑い　43, 64, 73, 131
病的反射　17, 41, 42
病的反射の出現　63
頻度　127

フ

ファイバースイッチ　196, 197
ファイバースコープ　157
フィードバック　165
フィードバック機構　175
フィードバック法　132, 147
フィードフォワード　173
フェイディング法　173
フォークト　44
フォローアップ　160, 162
フランケル　106
フリードライヒ運動失調症　13, 15
フレージング法　132, 134, 155, 175, 177
ブルンストロームの運動検査　106
ブレスマイクスイッチ　196, 197
ブローイング・テクニック　143
ブローイング訓練　133, 143
ブローイング時の鼻漏出　102
ブローイング法　138
ブローカ失語　84
ブローダル　163

216 索引

ブロアースイッチ　197
プッシング・プリング法　133, 148
プッシング法　147, 154
プッシング—プリング法　140
プリング法　147
プロソディー　73
プロソディーの異常　69
プロソディーを維持した発話速度の調節法　174, 175
プロソディー機能　90
プロソディー障害　85
プロミネンス　177
2コマ漫画の説明課題　173
不規則な構音の崩れ　21, 91
不自然な沈黙　22, 91
不随意運動　3, 13, 17, 43, 46, 63, 69
不随意運動群　29
不正確な運動　13
不適当な沈黙　63, 68
負荷量　127, 128
賦活効果　162
賦活作用　159
部分発話　179
舞踏運動　47
舞踏病　13, 17, 46, 47, 63, 68〜70
副神経　34
副目標A　126
副目標B　126
福迫　57
福祉サービス　106
腹横筋　34
腹腔　140
腹式発声　133, 138
腹帯　125, 139, 144
腹帯の活用　133
腹直筋　34
腹部内臓　99, 140
腹筋群　34, 140
複数の運動系　11
分時換気量　99
文の完成課題　172, 187, 190

ヘ

ヘッド・ポインティング　185
ヘッド・ポインター　185
ヘティンガー　127, 128
ヘミバリスム　47
ベイン　155
ベリー　73
ベル現象　104
ペーシングボード　125, 132, 134, 147, 174, 175, 177
ペットボトル　143

ペンシルグリップ　183
ペンホルダー　183
平滑筋　35
平衡障害　49
閉鼻声　21, 91
偏見　109
PEP療法　143

ホ

ホルネル症候群　51
ボードメーカー　184
ボイスキャリーペチャラ　188
ボタン訓練　169
ボツリヌストキシン注入　126
ボツリヌストキシン注入術　133, 153
ボトルキャップ　100
ポインティング・スピーチ　134, 175, 176, 199
ポイントタッチスイッチ　195〜197
ポジトロンCT　134
ポリープ　148
ポリオ　13
歩行障害　44, 45
補助検査　89
補装具　106, 125, 181, 190, 191
補装具交付制度　180
補装具費　181, 191
補装的アプローチ　125, 144, 156, 159, 171
補足運動野　163
母音の引き延ばし法　132
放線冠　31
訪問リハビリテーション　82
報告書　117
星　10, 11
本態性振戦　46, 63, 69

マ

マイヤーソン徴候　44, 45
マウス　193
マウス・ステック　185
マウスピーススイッチ　197
マクトス　197
マグネットペン　182
マグネット式筆談用具　183
マハラージ　184
マルチスピーチ　153, 178
町田　191
末梢性運動麻痺　16, 41, 42, 49, 50
瞬き　186, 187

ミ

ミオクローヌス　17, 46, 47, 48

ミオクロニー　13, 63, 68
ミオパチー　51
ミオリトミー　48
ミニキャップスイッチ　197
身ぶり　181

ム

矛盾運動　44, 45
無意味単語集　171
無歯顎　161
無歯顎者用バイト・ブロック　98
無動　13, 44, 45, 63, 67
無力性嗄声　19, 59, 91

メ

メール　190
メイヨー・クリニック　9, 72, 137
メッセージメイト　188
メトロノーム　134
メビウス症候群　14
メモレ　183
メモレBR　183
メンタルリハーサル　163
明瞭度　177
迷走神経　31, 34
面談　89

モ

モーラ　147
モーラ指折り法　175, 176
文字板　125, 179, 183
目標志向的アプローチ　126
物井　10
問題志向型診療記録　111
問題点　83, 111〜113, 117
問題点リスト　111

ヤ

ヤール（Yahr）の分類　46, 106
ヤコブソン　145
薬理学的アプローチ　126

ユ

ユエ　163
有声-無声の調節訓練　156
指-鼻-指試験　48

ヨ

ヨークストン　108, 109, 144
予後　83
予防的リハビリテーション　81
用手全面接触　142

ラ

ライトジョイスティック2　191

ライトローラーボール2　191
ラクナ卒中　41
ラミッグ　149

リ

リー・シルバーマンの音声治療　132, 149
リアルタイム・ピッチ　125, 147, 152, 173
リアルタイム・ピッチの表示画面　174
リスク管理　81, 145
リズミック・キューイング法　131〜134, 147, 175, 177
リズムの訓練　134
リズム運動不能症　49
リハビリテーション（総合）実施計画書　109
リハビリテーション専門病院　81, 82
リフトアップ　165, 169
リラクゼーション　133, 134, 140
理学療法士　106, 107
立位　140
流涎　104
輪状甲状筋　101
臨床の流れ　81, 82
臨床経過　22, 111
臨床的プロフィール　4
臨床方針決定の時代　137

ル

ルード　167
ルード法　167
ルーピング　173

レ

レーザーポインター　185
レスピロレース　139
レッツ・チャット　189
連合反応　42

ロ

ローテク　179, 190
老人性喉頭　147

ワ

ワイヤースイッチ　197
ワレンベルグ症候群　50
話声位　100
話声位の調整　154
話声位の変更　153
笑った発声　154

欧文索引

A

/a/の交互反復　101
/a/発声時の視診　101
/a/発声時の鼻漏出　102
AAC　178
AACアプローチ　125, 131, 132, 140, 180
AACサポート　183
AACシステム　180, 198
AAC評価シート　181
Academy of Neurologic Communication Disorders and Sciences　99
ADL　106, 108
ADL評価法　106
ALS　13, 71, 72, 132, 160, 179, 182
AMSD　18, 50, 57, 73, 83, 88～90, 92, 93, 98, 106, 109, 112, 127, 137, 138, 140, 143, 159, 164
AMSDのCD-ROM　92
AMSD検査キット　98, 100
anarthria　3
ANCDS　99, 100, 101, 108, 129～131, 137, 139, 140, 142, 144, 148, 149, 153, 156, 159, 177
AT　178

B

Barthel Index　106

C

CIMT　132, 136, 166
CIセラピー　129, 132, 136, 166, ～169
CPAP　157
CPAP療法　133, 157
CSL　153, 178

D

DAF　125, 134, 175, 178
DDK　49, 162

E

EEG　197
EGG　147, 153

EMG　197
EOG　197

F

FIM　106
functional MRI　134, 166

G

GBS　51

H

Hearty Ladder　193

I

ICF　106, 107, 108, 109, 110, 111

K

KOTOBAX　193

L

LIS　50
LSVT　132, 133, 140, 145, 149
LSVT音声治療フォーム　151
LSVT自主訓練フォーム　152

M

MCTOS　197
MEG　134
MG　51
MMT　50
MPT　100
MS　72
MS-IME　194

N

NIRS　134

O

OPCA　49

P

Pスイッチ　196, 197
PPSスイッチ　197
Pa_{O_2}　145
PC　179, 188, 191, 194, 196
PCS　184
PCSガイド　184

PEP療法　143
PET　134
Pete　192
PIC　184
PLP　125, 131, 156, 159～162
PLPの装着　133
PLPの適応性　160
POMR　111, 112

Q

QOL　109, 110, 126, 179, 197

R

RM　127
RM法　164
ROM　141

S

SCD　49
SCI　51
SD　153
SDメモリーカード　188
SDS　49
SE　155
SHAPE FACE　169
SND　49
Sp_{O_2}　145

T

TMS　134, 166

U

UUMNディサースリア　11～13, 29, 30, 41, 61, 70, 84, 132, 147, 177

V

VHI　145
VHIスコアー　146
VOCA　125, 179, 188, 189, 190
VP機能　156
VPI　156

W

WD　73
WHO　107

【著者略歴】
西尾 正輝
にし お まさ き

1984年 明治大学第一文学部英文科卒業
1990年 大阪教育大学聴覚言語障害児教育教室修業
1991～96年 国保旭中央病院（言語聴覚士）
1996年 東京大学大学院医学系研究科音声・言語医学教室（旧医学部音声言語医学研究施設）
1999年 国際医療福祉大学保健学部言語聴覚学科講師
2002年 医学博士（東京大学大学院）
2005年 新潟医療福祉大学医療技術学部言語聴覚学科助教授
2015年 同大学教授

日本言語聴覚士協会 審議員（元理事）
日本摂食嚥下リハビリテーション学会 評議員
日本音声言語医学会 評議員
日本ディサースリア臨床研究会 会長

● 主要著書

コミュニケーション・ノート（インテルナ出版，1995），発話メカニズムの解剖と生理（翻訳）（インテルナ出版，1998），スピーチ・リハビリテーション①-構音訓練編-（インテルナ出版，2000），スピーチ・リハビリテーション②-プロソディー訓練・総合訓練編-（インテルナ出版，2000），言語障害と画像診断（共著）（西村書店，2001），新編言語治療マニュアル（共著）（医歯薬出版，2002），摂食・嚥下障害の患者さんと家族のために（改訂版）（インテルナ出版，2003），運動性発話障害の臨床-小児から成人まで- 監訳（インテルナ出版，2004），標準 ディサースリア検査（AMSD）（インテルナ出版，2004），標準 ディサースリア検査（AMSD）CD-ROM（インテルナ出版，2005），スピーチ・リハビリテーション③-2コマ漫画・情景画集編-（インテルナ出版，2005），スピーチ・リハビリテーション④-写真集編-（インテルナ出版，2005），ディサースリアの基礎と臨床 第1巻-理論編-，ディサースリアの基礎と臨床 第2巻-臨床基礎編-，ディサースリアの基礎と臨床 第3巻 臨床実用編-（第1～3巻いずれもインテルナ出版，2006），口と歯の事典（共著）（朝倉書店，2008），ケースで学ぶディサースリア（インテルナ出版，2008），Speech Disorders：Causes, Treatment and Social Effects. Nova Science Publishers, Inc（NY），2010（共著），Motor Speech Disorders：A Cross-Language Perspective. Multilingual Matters, UK, 2014（共著），言語聴覚障害と認知症がある人のための会話訓練集1．臨床家用マニュアル・訓練教材集（インテルナ出版，2014）．

ディサースリア 臨床標準テキスト	ISBN978-4-263-21306-3

2007年 6月10日 第1版第1刷発行
2017年 1月10日 第1版第10刷発行

著者 西尾 正輝
発行者 大畑 秀穂
発行所 医歯薬出版株式会社

〒113-8612 東京都文京区本駒込1-7-10
TEL．(03) 5395-7628（編集）・7616（販売）
FAX．(03) 5395-7609（編集）・8563（販売）
http://www.ishiyaku.co.jp/
郵便振替番号 00190-5-13816

乱丁，落丁の際はお取り替えいたします　　印刷・真興社／製本・愛干製本所
© Ishiyaku Publishers, Inc., 2007. Printed in Japan

本書の複製権・翻訳権・翻案権・上映権・譲渡権・貸与権・公衆送信権（送信可能化権を含む）・口述権は，医歯薬出版（株）が保有します．
本書を無断で複製する行為（コピー，スキャン，デジタルデータ化など）は，「私的使用のための複製」などの著作権法上の限られた例外を除き禁じられています．また私的使用に該当する場合であっても，請負業者等の第三者に依頼し上記の行為を行うことは違法となります．

JCOPY ＜（社）出版者著作権管理機構 委託出版物＞

本書をコピーやスキャン等により複製される場合は，そのつど事前に（社）出版者著作権管理機構（電話03-3513-6969，FAX 03-3513-6979，e-mail：info@jcopy.or.jp）の許諾を得てください．